L'ENFANT FOUDROYÉ

RENÉ SOULAYROL

L'ENFANT FOUDROYÉ
Comprendre l'enfant épileptique

Préface de Joseph Roger

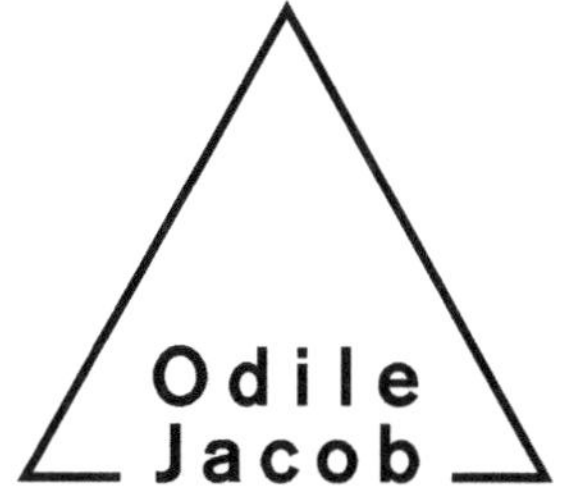

© ÉDITIONS ODILE JACOB, JANVIER 1999

15, RUE SOUFFLOT, 75005 PARIS

INTERNET : http://www.odilejacob.fr

ISBN : 978-2-7381-0664-3

Le Code de la propriété intellectuelle n'autorisant, aux termes de l'article L.122-5, 2° et 3° a, d'une part, que les « copies ou reproductions strictement réservées à l'usage privé du copiste et non desti-nées à une utilisation collective » et, d'autre part, que les analyses et les courtes citations dans un but d'exemple et d'illustration, « toute représentation ou reproduction intégrale ou partielle faite sans le consentement de l'auteur ou de ses ayants droit ou ayants cause est illicite » (art. L. 122-4). Cette représentation ou reproduction, par quelque procédé que ce soit, constituerait donc une contrefaçon sanctionnée par les articles L. 335-2 et suivants du Code de la propriété intellectuelle.

*À tous mes jeunes patients épileptiques
et à leurs parents.*

Remerciements

Merci à Michèle Bureau, Charlotte Dravet, Michel Weber et Joseph Roger pour leur aide et leurs conseils.

Je remercie tout particulièrement Christophe Guias, des Éditions Odile Jacob, pour sa douce obstination à me faire admettre la pertinence de ses remarques dans la composition de ce livre.

À Boris Cyrulnik j'exprime ma reconnaissance d'avoir été, par son intermédiaire, présenté aux éditions Odile Jacob.

Préface

Depuis mes premières publications et, en particulier, ma thèse en 1948, j'ai, sous l'impulsion de mon maître Henri Gastaut, consacré la quasi-totalité de mon activité de praticien et de recherche clinique à l'épilepsie.

Dès nos premiers travaux, il nous était apparu que les connaissances sur la sémiologie et l'évolution des épilepsies de l'enfant étaient très insuffisantes et qu'il fallait se doter des moyens de les appréhender.

Gastaut suscita la réunion d'un groupe de travail de l'OMS très spécifiquement centré sur les épilepsies de l'enfant qui, dans ses conclusions, reconnut l'urgence de la création de centres spécialisés en épileptologie infantile.

Toujours sous l'impulsion de Gastaut et grâce à la combativité de Germaine Poinso-Chapuis, ancien ministre de la Santé et alors présidente du Centre régional pour l'enfance et l'adolescence inadaptée (CREAI), fut créé à Marseille, en 1960, le centre Saint-Paul pour l'étude des épilepsies et des soins à donner aux enfants épileptiques.

J'ai depuis, et ce, jusqu'à ma retraite, travaillé dans ce centre et en ai, après Gastaut, assumé la direction médicale à partir de 1968.

Or René Soulayrol s'était intéressé avec moi dès 1959 aux problèmes des accidents neurologiques des traitements antiépileptiques [1] et aux syndromes cérébelleux observés chez des épilepti-

---

1. J. Roger, R. Soulayrol, « Les accidents neurologiques du traitement de l'épilepsie par les hydantoïnes », *Rev. neurol.*, 1959, 100, 783-785.

ques [2]. Il a fait tout naturellement partie des collaborateurs de Gastaut et de moi-même lorsque le centre Saint-Paul a commencé à fonctionner. Depuis cette époque et jusqu'à sa nomination de chef de service CHU et de professeur de pédopsychiatrie, il a donc participé à toutes les activités de diagnostic, de soins et de recherche clinique que ce centre suscitait. Mieux encore, il a continué avec son équipe et dans son propre service, toujours en relation avec le centre Saint-Paul, à assurer une consultation de psychopathologie de l'enfant épileptique qui est restée pour lui un centre majeur d'intérêt et qui lui a permis de poursuivre ses réflexions sur l'influence de l'épilepsie sur la personnalité des enfants qui en étaient atteints.

Il est vrai que, dès les débuts de notre collaboration, Soulayrol s'était déjà attaché à démontrer aussi les interactions entre le psychisme et les modalités d'expression ou d'évolution des épilepsies infantiles, mais que sa recherche ne rencontrait qu'un écho atténué et une attention amusée, parfois ironique, de moi-même et de nos collaborateurs tant nous restions fascinés et éblouis par l'accumulation de données cliniques, électro-encéphalographiques et neuro-radiologiques qui nous permettaient d'aller toujours plus avant dans la connaissance médicale de l'épilepsie de l'enfant. De même, la découverte et la facilité d'usage des nouveaux médicaments, grâce aux dosages sanguins, nous faisaient espérer une maîtrise quasi absolue du traitement de ces épilepsies.

Bien que les aspects psychologiques ou psychosociaux de l'affection ne nous aient pas été étrangers avant l'ouverture du centre Saint-Paul [3], l'extraordinaire outil de travail qu'il représentait nous renforça dans notre choix d'approfondir les aspects neurobiophysiopathologiques de l'épileptologie infantile, et nous avions beaucoup de réticences à envisager les problèmes psychopathologiques que pourtant Soulayrol nous agaçait à dénoncer. Peut-être craignions-nous à l'époque l'intrusion dans notre domaine des psy-

---

2. J. Roger, H. Payan, M. Toga, R. Soulayrol, « Manifestations cérébelleuses et lésions cérébelleuses chez les épileptiques », *Rev. neurol.*, 1960, 103, 410-430.

3. J. Roger, N. Lesèvre, « Étude psychologique d'enfants épileptiques en fonction des formes électrocliniques de la maladie », *Rev. neurol.*, 1957, 5, 296-312 ; H. Gastaut, J. Roger, J. Miribel, « Évolution médico-sociale de l'épilepsie de l'enfant », IIIe Congrès international d'hygiène scolaire et universitaire, Paris, Doin, 1959, p. 374-380.

chiatres et surtout des psychanalystes dont nous redoutions (parfois d'ailleurs à juste titre) certaines outrances et interprétations abusives.

Néanmoins, la psychopathologie de l'épilepsie s'est imposée à nous quand nous nous sommes heurtés à certains faits paradoxaux dans son expression clinique volontaire et dans l'imprévu des effets thérapeutiques. L'équipe des psychologues de Saint-Paul avec J. Guey[4] a mis alors en évidence le sens psychologique que pouvait avoir le phénomène de l'autostimulation (capacité qu'ont les enfants épileptiques de se provoquer volontairement des crises) et j'ai moi-même[5] été bien obligé de constater l'éclosion de troubles psychiatriques induits par l'efficacité de certains médicaments (en particulier l'éthosuximide) à supprimer les crises plutôt que par leur action toxique directe.

Malgré cela, ce n'est qu'en 1974 seulement, soit près de quinze ans après l'ouverture du centre Saint-Paul, que Soulayrol a osé publier pour la première fois sur la psychopathologie de l'enfant épileptique et encore sous un titre mesuré : « Influence de l'épilepsie sur le développement de la personnalité de l'enfant épileptique » et avec un sous-titre en forme d'interrogation : « À la recherche d'une personnalité épileptique chez l'enfant ?[6] ».

Or cette approche allait se révéler extrêmement féconde, et, par la suite, Soulayrol l'a largement développée, notamment dans les rapports que pouvaient entretenir entre elles structure psychotique et manifestations épileptiques. Sa triple formation de neurologue, de pédiatre et de pédopsychiatre l'a aidé considérablement dans cette démarche à la frontière des trois spécialités dont vous verrez, à la lecture du livre, comment elles fondent leurs points de vue pour révéler le relief d'une psychopathologie unitaire.

Soulayrol montre très bien comment l'approche psychopatho-

---

4. J. Guey, J. Faidherbe, H. Régis, H. Lob, J. Roger, « Facteurs et situations psychologiques sous-tendant l'autostimulation chez l'enfant épileptique. Contribution à l'étude psychophysiologique de la crise d'épilepsie », *Acta Neurologica et Psychiatrica Belgica*, 1966, 66, 959-999.

5. J. Roger, J. Guey, C. Charles, O. Coquery, R. Soulayrol, « Study of psychological effects of ethosuccinimide on twenty five children suffering from Petit-Mal epilepsy », *Epilepsia*, 1967, 8, 129-141.

6. R. Soulayrol, P. Recours, C. Dravet, J. Roger, « Influence de l'épilepsie sur le développement de la personnalité. À la recherche d'une personnalité épileptique chez l'enfant ? », *Rev. neuropsychiatr. infant.*, 1974, 22, 177-183.

logique, loin de s'opposer à la neurobiologie, peut au contraire l'enrichir. Elle peut aussi infléchir l'attitude des neuropédiatres tant en ce qui concerne l'écoute de l'enfant et de ses parents que dans ses décisions thérapeutiques. L'abord de l'enfant épileptique ne peut plus se contenter de la vidéo des crises, de la lecture des tracés électro-encéphalographiques, de la vision des images du cerveau obtenues par la résonance magnétique ou par le contrôle des taux sanguins de médicaments.

Je ne saurai mieux terminer qu'en citant le dernier paragraphe de l'ouvrage de François Jacob, *La Souris, la Mouche et l'Homme* : « Nous sommes un redoutable mélange d'acides nucléiques et de souvenirs, de désirs et de protéines. Le siècle qui se termine s'est beaucoup occupé d'acides nucléiques et de protéines ; le suivant va se concentrer sur les souvenirs et les désirs. Saura-t-il résoudre de telles questions ?[7] »

Joseph Roger.

---

7. F. Jacob, *La Souris, la Mouche et l'Homme*, Paris, Odile Jacob, 1997.

Enfants inanimés, avez-vous donc une âme ?

Stéphane est là, devant moi, massif, têtu, le front plissé par l'attention intérieure que je lui impose. Il cherche ses mots, ne les trouve pas. Il bute contre les scellés de son inconscient qui les lui défendent. Il veut m'expliquer, me communiquer ce qui dans sa condition est inexprimable et que, depuis des années, je m'entête à vouloir lui faire dire.

Il avait onze ans quand ses parents me consultèrent parce qu'il était réveillé la nuit par des crises qui pouvaient évoquer des épisodes somnambuliques mais qui se sont révélées épileptiques[1].

C'était encore un enfant au regard profond et déjà inquiet. Un enfant que j'ai vu, au fil des ans, se transformer en adulte. Il a grandi, forci, ses traits se sont affirmés, son menton a bleui, et son corps s'est empâté, mais son regard n'a pas changé, ni mes questions.

Depuis ce temps, il tente de comprendre « ce » qui lui arrive et moi d'y trouver un sens qui soulagerait son malaise d'exister avec « ça ». L'imprécision des termes traduit bien la difficulté de notre dialogue. Même les demi-mots ne suffisent pas. Les silences seraient-ils plus explicites ? Ils sont souvent tombés entre nous. Mais avant qu'ils soient enfin acceptés par nous deux comme

---

1. L'observation de Stéphane sera détaillée plus loin. Pour respecter la confidentialité des observations rapportées, les prénoms des patients ont été changés à l'exception de ceux pour lesquels j'ai obtenu l'autorisation de les conserver dans leur authenticité. Par ailleurs, dans les observations, les noms de médicaments figureront sous ceux de leurs spécialités.

pauses d'élaboration thérapeutiques, combien d'échanges infructueux n'avons-nous pas eus ! Moi, d'un côté du bureau, fouaillant maladroitement dans la substance même de sa souffrance ; lui, de l'autre, se colletant avec son amnésie ou avec les brefs éclairs d'un éprouvé qui se dérobe aux mots qui voudraient le traduire.

Car il sent bien que ses crises ont à voir avec ce qui l'attache à sa mère et la lui fait haïr dans le même moment. Il ressent bien que l'exceptionnel de ce qui se passe en lui en fait un être à part, obligé de se confiner en lui-même alors que ses camarades s'ébattent dans l'insouciance d'un âge qui est le sien ; il sent bien, maintenant que le désir de femme se fait si voluptueusement précis, que son état l'écarte des joutes amoureuses ; il est tenté de trouver dans ses crises une excuse complaisante aux difficultés de ses études, aux ratés de ses apprentissages et aux échecs de la recherche d'un emploi. Quelle occasion pour lui de s'y laisser aller chaque fois que le nœud d'un conflit paraît inextricable ! Mais le reconnaître ajoute une nouvelle torsade à la pelote conflictuelle, et l'hiatus des crises à nouveau lui fait perdre le fil d'un sens qu'il commençait à saisir.

Alors ?

« Alors, guérissez-moi de mes crises — dit-il — et qu'on n'en parle plus ! »

Et si c'était si simple qu'on n'en parle plus ? Quel contrat mirifique me propose Stéphane en me demandant de me borner à être un épileptologue heureux plutôt qu'un psychiatre torturé et torturant.

Au risque d'être tout à la fois sadique et masochiste, je crois qu'il faut continuer à « en » parler et pas seulement à lui. C'est à moi maintenant à passer de l'autre côté du bureau, c'est à moi à parler de ce « en ». C'est à moi d'hésiter, de balbutier et de chercher les mots pour vous dire ce que ce « en » veut dire.

D'ailleurs, je ne suis pas sûr qu'il se trouve des épileptologues heureux. L'épilepsie n'est réjouissante pour personne. L'épilepsie est un scandale, l'épilepsie est scandaleuse car elle attente à la dignité corporelle, intime et sociale de l'individu.

Curieuse maladie (mais est-ce une maladie ?) dont le principal symptôme est la mise à feu incohérente de circuits neuronaux qui confisque la conscience d'un être pour le livrer au déchaînement de ses seules forces toniques et instinctuelles ou pour l'exposer, passif, aux fantasmes des autres. Car l'épilepsie, par contamination projective, blesse autant les autres que celui qu'elle terrasse.

Curieuse maladie, certes du cerveau, mais qui profite de ce parrainage pour s'insinuer dans les rouages délicats d'une organisation mentale et qui, si elle ne les grippe pas en entier, l'oblige à fonctionner sur un mode que provisoirement j'appellerai « épileptique ».

Curieuse maladie qui permet, de par cet accord intime entre elle et l'individu, de mettre ses symptômes au service des embarras névrotiques ou des énigmes psychotiques de celui qu'elle envahit. À tel point que les crises, qui sont pourtant l'expression d'une décharge neuronale, ne semblent pas éclater par le seul caprice d'un détonateur biologique, mais signifier des solutions ou des résolutions d'une situation de charge psychique devenue insupportable. Le mot « décharge » prend ici toute la valeur que pourrait lui donner un docker qui dans un ahan libérateur se débarrasserait du sac pesant sur ses épaules. Ces crises à valeur paradoxalement et temporairement libératrice se doivent tout autant d'être respectées, d'être explicitées que combattues par les armes chimiques. Elles ont leur place dans le contexte de la vie psychique consciente ou inconsciente d'un sujet qui trouve dans sa maladie l'occasion de les utiliser.

Curieuse maladie dont l'étymologie, qui est à elle seule « un vrai langage », reste une source d'inspiration et de réflexion inépuisable pour celui qui s'intéresse au-delà du sens du mot à celui de la maladie qu'il définit.

Quelle leçon d'humilité de voir que ce que j'essaie maladroitement d'exprimer était clairement contenu depuis des siècles dans le seul mot du verbe epilambanein : ἐπιλάμβανειν.

D'après Bailly, dans son acception première, ce verbe signifie « saisir » et même « saisir par-dessus », illustrant bien par là la brutale surprise qui fond sur le sujet et le prend tout entier, qui le surprend. En créole réunionnais[2], les crises d'épilepsie sont parfois appelées « crises de saisissement ».

Mais il peut vouloir aussi dire « détourner de la route » qui rappelle le « delinare » du délire dans son contexte de folie, ou encore « empêcher un écoulement » qui nous évoque les théories

---

2. R. Chaudenson, *Le Lexique du parler créole de la Réunion*, Paris, Honoré Champion, 1974.

du phlegme d'Hippocrate ou du blocage d'énergie chère à Kardiner, ou encore « attaquer » au sens où une maladie vous prend d'assaut ; or les crises sont parfois nommées attaques. Il peut aussi souligner la notion d'« interrompre » avec la connotation d'interrompre le sens, c'est-à-dire la conscience, la pensée, ce qui est le propre de l'absence. Il peut à lui seul se charger d'une notion de temps en voulant dire « prendre à nouveau », voire « prendre de plus en plus », donnant ainsi l'idée d'une répétition de ces saisissements ou même de leur aggravation.

Et, de façon plus spécieuse, je ne peux passer sous silence un sens lointain, mais qui servira dans les interprétations psychoéconomiques et psychanalytiques des crises, ce verbe polysémique peut aussi vouloir dire « obtenir », ou « jouir de », « avoir la disponibilité de ». Les créoles de la Réunion (Chaudenson) disent volontiers : « y gagn' criz », et je ne voulais rien dire d'autre quand je me risquais à dire qu'un sujet « doué » d'épilepsie peut s'en servir dans le règlement de ses conflits.

Il en est de même dans la recherche étymologique du mot crise *krisis (κρισισ)* qui caractérise l'épilepsie et qui pose au psychiatre la question de son sens au sein de la personne de l'épileptique.

La crise qui, pour le clinicien, est trou noir, obscurité, néant, suspension de la conscience, est pour l'étymologiste, et donc pour le psychopathologiste, une « action ou une faculté de distinguer » un choix, un tri et, par extension, « la faculté de décider, voire de juger devant un doute ». Nous verrons que le sujet épileptique, acculé dans une impasse conflictuelle, est souvent confronté à cette possibilité de choisir de faire ou non sa crise (ce qui est un pléonasme) pour s'en sortir. Car la crise est aussi une « issue », « une phase décisive dans la résolution d'une maladie », souvenons-nous de la « crise » urinaire qui marquait la fin de la pneumonie. Elle a enfin valeur d'« interprétation », sans doute par les choix qu'elle propose, ce qui nous replonge au cœur du domaine psychopathologique.

Il me faut justifier mon choix à ne parler, ici, que de l'épilepsie de l'enfant. Pourquoi l'enfant ? Parce que l'enfant est plus exposé à l'épilepsie que l'adulte. Certes, il ne faut pas céder à l'engouement pour l'aphorisme d'un grand maître parisien qui enseignait : « L'enfant convulse comme l'adulte respire », mais l'épidémiologie moderne reflète cette tendance.

Les statistiques sont là pour nous confirmer la plus grande prévalence de l'épilepsie pour le jeune âge. Olivier Laurent dans sa thèse (1988) a colligé les résultats de cent quatre enquêtes mondiales menées aussi bien dans les pays en voie de développement que dans les pays industrialisés. On trouve, dans une population de moins de vingt ans, une fourchette de prévalence allant de 1,4 pour 1 000 (Hauser, Rochester 1980) à 35 pour 1 000 (Baumann, Clay, États-Unis 1977). En 1968, dans notre propre enquête menée à l'île de la Réunion, pour la tranche d'âge des dix-quatorze ans, les chiffres atteignaient 37,17 pour 1 000 pour les garçons et 40,52 pour les filles. Alors que, chez les adultes, Dartigues et coll. (1987) estiment la prévalence d'une population générale de Haute-Vienne à 16,8 pour 1 000, elle n'est que de 4 à 6 pour 1 000 aux États-Unis, chiffre avancé par Wun Jung Kim en 1991.

Les neurophysiologistes expliquent cette facilité de l'enfant à convulser par le fait que ses synapses sont plus labiles et l'équilibre entre sécrétion-recapture des neuromédiateurs plus précaire que chez l'adulte. Le terme commode d'immaturation recouvre notre ignorance, mais il se justifie par l'optimisme de la clinique qui nous montre que la grande majorité des épilepsies de l'enfance sont bénignes, fonctionnelles et finissent par guérir avec l'âge.

Mais l'intérêt que l'on peut porter à l'épilepsie de l'enfant dépasse les considérations statistiques ou neurophysiologiques ; il tient aussi à la malléabilité de sa structure mentale en remaniement permanent qui reste très soumise à ses mécanismes corporels. L'enfant a tendance à parler avec son corps. Ses dispositions convulsives lui sont une occasion de le faire pour exprimer les difficultés relationnelles rencontrées sur le chemin de son individuation. Il peut jouer de sa pathologie comme d'un don qui lui permet d'exercer un pouvoir sur les autres. Du point de vue de l'enfant, son épilepsie (si l'on excepte les 20 % d'épilepsies sévères qui évidemment ne répondent pas à ce schéma) ne serait donc pas grave ; il est en pleine insouciance des tours que son corps lui joue, et les crises partielles qui lui tordent la bouche ou les absences qui lui trouent le présent ne prennent pour lui de l'intérêt que par l'effet qu'elles font aux grandes personnes. Et il découvre leur prix, dans la relation avec l'autre, au taux des inquiétudes qu'elles font grimper. Combien m'ont dit : « Je ne savais pas ce qui m'arrivait mais j'ai compris que ce n'était pas rien quand j'ai vu la panique de mes parents ou la mine grave du médecin ».

Et personne ne songe à reprocher quoi que ce soit à ces derniers. D'abord, parce que ni les uns ni l'autre ne savent à l'avance ce que réserve une première crise, ensuite parce que le mot épilepsie prononcé par l'un est entendu par les autres avec le poids de l'horreur véhiculée par leur culture, leur imaginaire et leurs fantasmes. Et l'enfant est pris à son propre jeu ; il se trouve isolé, distingué, étiqueté, surveillé, médicamenté, ligoté par une dépendance préjudiciable à sa liberté, y compris à sa liberté de penser. Sa vie psychique naissante et ses expériences structurantes sont tout aussi menacées par la dramatisation que ses crises déclenchent que par les ruptures qui en interrompent la continuité ou, pire encore, par la menace permanente qu'elles puissent à tout instant le faire.

Pour un enfant plus que pour un adulte, l'enjeu psychologique, parental, social et médicamenteux est élevé. C'est celui d'une prise en considération du poids de l'épilepsie sur cette construction psychique encore fragile avant que ne s'installent des mécanismes de défense rigides et répétitifs parmi lesquels les crises, à leur tour, peuvent être choisies.

Pourquoi une maladie qu'Hippocrate le premier a affirmé être une maladie du cerveau aurait-elle une psychopathologie ?

Le vouloir ainsi, n'est-ce pas annuler les patients efforts des cliniciens et des neurologues qui ont contribué à dégager l'épilepsie de l'emprise psychiatrique qui lui a donné une si mauvaise réputation à tel point qu'épilepsie et folie étaient synonymes ?

Certainement pas si l'on privilégie plus dans psychopathologie son sens de souffrance psychique plutôt que celui de psyché anormale, encore que nous ne pourrons éviter le débat entre le normal et le pathologique chez l'enfant.

Par bonheur, Jean-Louis Lang[3] est plus précis dans la définition des limites de cette discipline dont l'essentiel reste pour moi la recherche du sens des symptômes au sein du dynamisme de la pensée de l'individu.

La psychopathologie concerne donc pour Lang « l'étude des organisations mentales sous-jacentes aux symptômes, aux

---

3. J.-L. Lang, *Introduction à la psychopathologie infantile*, Paris, Dunod-Bordas, 1979.

conduites, aux dires ou à la souffrance directement — et plus souvent chez l'enfant, indirectement — exprimée par un individu considéré à tort ou à raison comme malade, perturbé ou déviant dans son fonctionnement psychique ».

La psychopathologie s'attache donc « aux seuls phénomènes psychiques y compris dans leurs rapports avec le corps (malade ou pas) mais indépendamment des organes ou des instruments qui sous-tendent leurs activités ».

La psychopathologie s'adresse à « l'être humain en tant qu'individu ». Elle cherche à rendre compte « de son mode d'être au monde, d'y agir et d'y réagir dans son unité et son identité propre, de ses conduites en tant qu'elles sont individualisées, de ses dires en tant que sujet de son discours, de son organisation mentale dynamique, singulière, originale et unique, tous termes qui circonscrivent la notion de personne ».

La psychopathologie a donc le souci de replacer l'étude de l'organisation mentale du sujet et des signes qui la révèlent (symptômes, projections, productions, discours) dans le moment de son développement et dans un espace mésologique afin de comprendre le sens de la vie qu'il veut nous communiquer ainsi que le négoce qu'il est obligé d'entretenir entre lui et sa maladie pour qu'elle lui soit le moins coûteuse pour lui, c'est-à-dire le plus économique.

Jean Bergeret[4], pour sa part, nous propose de bien distinguer structure, caractère et symptomatologie.

Rappelons que la structure chez l'adulte constitue l'ensemble de base des aménagements stables des éléments métapsychologiques, de la deuxième topique essentiellement. Celle qui a remplacé les notions de subconscient, préconscient et conscient par les instances mieux définies de Ça, Moi et Surmoi.

Tandis que le caractère est la manifestation normale, non morbide de cette structure, alors que le symptôme en représenterait la décompensation exprimée à grand bruit.

Ainsi conçue, la notion de structure est inséparable de la théorie métapsychologique freudienne et des théories structuralistes utilisant l'analyse pour décortiquer les mécanismes de fonctionnement de cette structure au contraire des théories phénoménologiques.

---

4. J. Bergeret, *La Personnalité normale et pathologique*, Paris, Dunod-Bordas, 1974.

Et, d'autre part, la notion de structure, à la base de toute approche psychopathologique dans l'hypothèse d'une structuration imparfaite arrêtée dans son évolution ou altérée par des événements déstructurants, est inhérente à la notion de normalité, si bien que les limites entre des manifestations de caractère qui témoignent de cette structure et des expressions symptomatiques qui en révèlent les dysfonctionnements restent floues. Ce qui a permis à Ajuriaguerra de faire malicieusement remarquer que : « La santé est un état statistiquement rare, mais pas anormal pour autant. »

Par ailleurs, chez un enfant livré dans sa structuration au jeu des interactions entre les dispositions biologiques de ses fonctionnements et les influences de son environnement, on conçoit que la stabilité structurale puisse évoluer par stades qui ne sont que des états provisoires d'équilibre sujets à retards, à stagnation, à régression et à modification. Un système de pensée ou de relation peut toujours se transformer en un autre sous l'influence des pressions pulsionnelles ou des moyens engagés pour les aménager. Ainsi, l'enfant reste en permanence en voie d'organisation structurelle, et toute psychopathologie est heureusement provisoire chez lui. Si bien que l'on peut toujours se demander si la normalité chez lui n'est pas liée à la notion statistique de moyenne et à la notion de stades issue de la psychologie génétique au sens de Piaget.

On conçoit alors que devant une telle labilité structurelle une maladie aussi bouleversante que l'épilepsie puisse exercer des ravages. C'est donc une maladie qui habite la personne, qui la tourmente de ses retours imprévisibles, qui la rend étrangère à ses proches et bientôt à elle-même, qui finit par ronger sa pensée et lui imposer un mode de vie qui l'isole au point qu'elle lui reste suspecte même lorsqu'elle en est libérée. Bien que l'épilepsie soit un syndrome neurologique, le retentissement de ses influences mentales est tel qu'il va peser sur le développement du sujet et ce, avec d'autant plus d'effets qu'il est plus jeune. C'est donc l'étude de la prégnance de l'épilepsie dans ces déviations de la construction de la pensée et de sa structuration que l'on devrait appeler psychopathologie de la personne épileptique et non psychopathologie de l'épilepsie.

Mais c'est aussi une maladie dont les autres se méfient et qui aliène celui qui en est atteint au point, qu'objet de méfiance, il soit frappé d'interdiction, soupçonné de commerce avec le Malin, et si possible empêché de se reproduire. C'est donc encore de nos jours une maladie sociale.

Cet aspect humaniste me paraît élargir le cadre de la simple psychopathologie si on lui permet d'étendre sa mission au-delà du simple défrichement du sens de la maladie mentale et d'inclure, dans ses explications, les influences historiques et sociales qui ont contribué à faire de l'épileptique un sujet qui est tout autant malade de se sentir épileptique que d'avoir des crises.

Enfin, bien que l'épilepsie soit directement liée aux altérations du fonctionnement biologique des neurones, la psychopathologie de l'enfant épileptique ne peut donc se satisfaire des conceptions organodynamiques ou physiologiques qui voudraient voir une raison de cause à effet entre une lésion ou un dysfonctionnement d'une structure cérébrale et une mauvaise organisation psychique.

Les rapports de l'épilepsie avec les troubles mentaux ont été envisagés de cette manière par les auteurs anglo-saxons. Ils sont rappelés dans le livre de Trimble[5].

Il est vrai que, pendant longtemps, avant que l'on sache mieux diagnostiquer et soigner les épilepsies, les syndromes les plus graves, c'est-à-dire ceux qui donnaient le plus de crises, s'accompagnaient d'une cascade de conséquences qui conduisaient à une détérioration mentale plus ou moins prononcée, à des réactions caractérielles violentes qui pouvaient aboutir à l'internement et à des traitements sédatifs par le bromure ou le Gardénal à dose massive, qui n'étaient pas sans retentir sur l'agilité de l'esprit.

C'est dans ce contexte que F. Minkowska a décrit à partir du test de Rorschach, la fameuse « personnalité épileptique » et ses traits dont le plus célèbre était la « glischroïdie[6] », masquant sous un terme savant la pitoyable dépendance et le besoin collant d'affectivité de l'épileptique. Les cliniciens de l'époque, qui étaient surtout des psychiatres, pensaient d'ailleurs que les crises et la

____

5. M.R. Trimble, *Neuro-psychiatry*, Chichester, New York, Brisbane, Toronto, John Wiley & sons Ltd, 1981.

6. Ensemble de traits caractériels et comportementaux considérés par Françoise Minkowska comme formant une constitution épileptoïde où domine une viscosité affective et intellectuelle, entrecoupée de réactions explosives. J. Sutter *in* A. Porot, *Manuel alphabétique de psychiatrie*, Paris, PUF, 1952.

structure du caractère chez ces patients ressortaient à une origine neuropathologique unique.

Les progrès de la neurologie qui ont permis le démembrement de l'épilepsie en syndromes topologiques ont montré que les épilepsies temporales, comme on disait à l'époque, s'accompagnaient plus volontiers de troubles psychiques. L'association aux psychoses de l'enfant et de l'adulte sera discutée ultérieurement.

Chez l'enfant, Ounsted, Rutter, Stores, Rodin soulignent eux aussi les difficultés de caractère, les scores déficitaires aux tests, voire une symptomatologie évoquant la paranoïa ou la dépression chez leurs jeunes patients souffrant d'une épilepsie temporale. Tous ces troubles entrant dans le cadre d'un « syndrome psycho-organique ».

L'épilepsie, vedette neurologique sous les feux des progrès actuels, ne risquait-elle pas de masquer la scène où elle se jouait, c'est-à-dire le sujet épileptique lui-même ?

Au contraire, les finesses de la clinique neurologique, les découvertes de la neurochimie, l'utilisation thérapeutique de nouvelles molécules, les précisions de l'imagerie fonctionnelle, du repérage microtopologique du point de départ épileptogène et les espoirs de la chirurgie augmentent la complexité des interrogations psychopathologiques en fonction de la spécificité des problèmes qu'ils soulèvent.

Il serait également faux de croire que l'accélération de ces progrès ait découragé les psychopathologistes. Depuis plus de trente ans, un certain nombre de psychiatres et de psychanalystes se sont intéressés à la compréhension psychodynamique de l'enfant souffrant de troubles organiques, épileptiques. Chacun, par des petites phrases qui portent la griffe de leurs auteurs, a souligné cette préoccupation. Beauchesne, dans le titre de son livre, nous avertit qu'il va s'agir de l'« épileptique » et non de l'épilepsie, Guey se propose de « rendre la parole au sujet », Melèse fait un distinguo subtil entre « avoir une épilepsie et être épileptique », moi-même je constatai dans les années 1970 que « s'il n'y a pas de personnalité épileptique, le sujet doué d'épilepsie la met volontiers au service de sa personnalité ».

On ne peut donc pas dire que l'épilepsie à elle seule crée la structure psychotique, névrotique ou psychopathique de la personnalité, mais on ne peut pas dire non plus qu'elle n'intervient que comme un épiphénomène, il semble plutôt qu'elle lui soit inextricablement liée comme une couleur est fondue dans la masse d'une matière et qu'un psychotique, un névrotique ou un narcissique porte la couleur épileptique qui le fait reconnaître et jouer sa partie comme tel.

Peut-on aller plus loin encore en tentant de préciser, dans le psychisme naissant de l'enfant et dans les interrelations qu'il tisse avec ses proches, l'influence de l'épilepsie sur son développement, sa dynamique conflictuelle, les rouages de son économie et l'orientation de ses fantasmes ?

Mieux connaître cette influence pour la rendre aussi banale au psychisme de l'être épileptique que n'importe quel événement signifiant aurait la simplicité des grandes ambitions. Mais l'épilepsie est-elle une maladie ordinaire et se laissera-t-elle imposer cette banalisation ?

Première partie

L'ÉPILEPSIE, UNE RÉALITÉ BIOLOGIQUE ET CLINIQUE
« L'ÉPINE DANS LA CHAIR »

On n'imagine pas une pensée sans cerveau. Mais on peut toujours se demander s'il est licite d'imaginer une psychopathologie sans une dysfonction cérébrale de base. La complexité de l'organe cerveau masque souvent sa participation dans l'éclosion des troubles de la pensée qui paraissent primitifs. Inversement, l'organicité de l'épilepsie est à ce point évidente qu'on lui fait endosser toutes les perturbations psychiques qui l'accompagnent.

Les vapeurs de l'encens qui chatouillent les narines des dieux ont, pour s'exhaler, tout autant besoin de la graine qui les contient que du feu qui la consume. La graine, c'est le neurone, le feu, c'est l'épilepsie, et la vapeur, c'est la psychopathologie qui résulte de leur combustion. Avant de vous convier au banquet des dieux et de vous griser de psychopathologie, ne convient-il pas de prendre de la graine et de savoir comment elle est torréfiée ?

Un neurone susceptible

LES VÉRITÉS D'HIPPOCRATE

Hippocrate, en 400 avant Jésus-Christ, a posé et résolu très lucidement le problème de l'origine organique de l'épilepsie en affirmant sur le seul donné de son expérience clinique que : « La vérité est que le cerveau est l'origine de cette affection comme de toutes les autres très grandes maladies ; de quelle façon et par quelle cause ? Je vais l'expliquer clairement. »

Il montre alors assez clairement que la division du cerveau en deux hémisphères expliquerait, en cas de lésion, la possibilité d'une focalisation unilatérale des attaques, voire de leur généralisation secondaire. « Le cerveau est double chez l'homme comme chez tous les autres animaux ; le milieu en est cloisonné par une membrane mince. Aussi la souffrance ne se fait-elle pas toujours sentir dans le même point de la tête, mais elle est tantôt d'un côté, tantôt de l'autre et quelquefois aussi partout. »

En revanche, ses démonstrations sur les mécanismes de l'épilepsie nous laissent aussi perplexe que Géronte devant Sganarelle qui lui martèle : « Et voilà pourquoi votre fille est muette ! » Elles font appel en effet aux connaissances anatomiques et physiologiques d'une époque où l'on pensait que les vaisseaux charriaient des « vents » et des « phlegmes ». L'épilepsie s'explique alors par des engorgements d'écoulement des vents ou du phlegme.

Hippocrate remarque ensuite que l'épilepsie « attaque les phlegmatiques et non les bilieux » et que le « germe en commence chez l'embryon encore enfermé dans l'utérus » du fait que la purgation naturelle du cerveau s'est mal faite. Trop abondante, il peut y avoir « fonte considérable » (atrophie cérébrale ?) et l'enfant aura, en grandissant, « une tête malsaine », voire « si l'écoulement est plus localisé à l'œil ou à l'oreille (otite ?), cette partie est lésée en proportion de la fonte qu'il y a eu lieu » (épilepsie partielle symptomatique ?). En revanche, ceux qui n'exsudent pas assez de phlegme, notamment « sans avoir, dans la matrice, passé par la purification préalable, sont dans le danger d'être ainsi affectés ».

Car cette surabondance de flux, semblable à une crue, l'oblige à trouver des voies de décharge, tantôt vers le cœur, où il produit des palpitations, tantôt vers le poumon, où il provoque des étouffements, tantôt vers le ventre, où il cause la diarrhée, jusqu'à ce que, « surmonté », « échauffé », il puisse s'en retourner, « dispersé », dans le lit des veines.

Mais si ce phlegme en excès vient à atteindre les veines du cerveau pour y « intercepter » l'air qui y circulait librement, alors l'accès survient, et on peut suivre la topographie de ses effets dans les zones où se livre le combat entre le froid du phlegme et le chaud du sang. La victoire du premier se fait par la coagulation qui est la mort du sang, tandis que le second triomphe par la dispersion et l'évaporation de cette humeur froide et visqueuse.

On comprend alors pourquoi l'épilepsie est plus grave chez les enfants, dont « les veines étant menues ne peuvent recevoir une pituite épaisse et abondante, le sang se coagule et la mort survient », alors que, si par bonheur « la fluxion est petite » ou si elle ne se porte que sur une veine d'un côté, le sujet peut survivre mais au prix d'une paralysie unilatérale. L'adulte est moins exposé que l'enfant, car, ses veines étant plus chaudes et plus grandes, les forces du sang y sont supérieures à celles de la pituite qui, « promptement vaincue », est contrainte à venir se soumettre à la chaleur de celui-ci et à rentrer sagement dans les veines où elle ne fait plus d'obstruction.

A-t-on beaucoup avancé depuis Hippocrate ? Certes oui, en ce qui concerne le cerveau avec son anatomie et sa neuropathologie qui, grâce à l'IRM, s'appréhendent sur le vivant. Certes oui, en ce qui concerne sa neurophysiologie et sa neuropsychologie qui nous ont montré à la fois l'unité du fonctionnement cérébral et sa fragmentation thématique qui mobilise, pour la moindre de ses productions, des séries de réseaux appartenant aussi bien à l'un ou à l'autre des hémisphères ou à des lobes à orientation fonctionnelle spécifique, n'hésitant pas à se plonger dans les humeurs du cerveau limbique pour que l'émotion imbibe toute action ou pensée. Certes oui, en ce qui concerne l'histomorphologie de l'ensemble neuronal avec ses efflorescences axono-dendritiques et la neurobiologie de son fonctionnement hormonal intrinsèque ou chimiquement médiatisé.

Mais plus la machine cérébrale se complique, plus l'épilepsie dans la rude simplicité de ses décharges demeure mystérieuse. La brutalité grossière de ses interventions dans le délicat système de la régulation cérébrale apparaît comme l'irruption d'un barbare dans une société raffinée dont il aurait fait sauter toutes les défenses.

Considérons comme acquis le principe hippocratique que l'épilepsie vient du cerveau et des éléments qui le composent. Essayons de comprendre à l'échelon cellulaire pourquoi la cellule cérébrale, ou neurone, se trouve ainsi sommée de rendre gorge.

L'ACTUALITÉ DU NEURONE

L'histoire de la cellule nerveuse commencée en 1824 par Dutrochet qui la découvre, par Valentin qui l'arborise et par Deiters qui lui donne son unité dans la trinité de son soma, de ses dendrites et de son axone est loin d'être terminée.

Neurones au sommet

Les six couches du cortex de Brodman sont constituées de deux grands types de neurone connectés entre eux par l'affleurement de leurs terminaisons membranaires ou synapses :

— Des neurones dits épineux, grandes et aristocratiques cellules pyramidales ou cellules étoilées, dont on pourrait penser qu'ils sont nommés ainsi parce qu'ils sont particulièrement irritables, toujours prêts à exploser sous l'effet de leur excitant préféré, le glutamate.

— Des neurones non épineux moins rageurs, moins déterminés, plus tolérants de par leur double arborisation et qui portent des noms plus domestiques comme « cellules en doubles bouquets », « cellules en paniers », « en chandeliers », voire « en toile d'araignée ». Ils puisent, dans la médiation de l'acide gamma aminobutyrique, leur vocation apaisante et régulante. Ainsi, les cellules pyramidales ont beaucoup perdu de la superbe qu'on leur attribuait du fait précisément du droit de veto qu'exercent sur elles ces cellules non épineuses.

La fonction essentielle de ces cellules nerveuses est de produire de l'influx nerveux ou potentiel de membrane et de le transmettre d'une synapse à l'autre.

Il le fait en troublant l'étale du potentiel de repos de la membrane cellulaire où, de part et d'autre, les ions sodium extra-cellulaires équilibrent leurs vis-à-vis potassiques intra-cellulaires. Deux types de potentiels d'action ou potentiels de membranes sont ainsi créés selon les mouvements de la marée ionique. Un courant d'entrée sodique prévalent produit un potentiel postsynaptique excitateur ou PPSE, tandis qu'un courant de sortie potassique ou une entrée de chlore provoque un potentiel postsynaptique inhibiteur ou PPSI.

Ces potentiels d'action sont appelés postsynaptiques parce que, transmis le long de l'axone jusqu'à sa terminaison, ils provoquent la libération d'un médiateur qui ouvre une autre classe de canaux dans la membrane postsynaptique d'un autre neurone.

Les cellules gliales

Mais une autre régulation des cellules épineuses vient de l'activité d'une autre catégorie de cellules, celles de la glie. Inexcitables et dépourvues de terminaisons transmetteuses, elles ont longtemps été considérées comme de simples éléments de charpente, ou comme un tissu d'emballage, ou permettant la réparation cicatricielle du réseau neuronique. En fait, les cellules gliales jouent le rôle de faire-valoir des cellules vedettes en leur sécrétant une gaine de myéline qui augmente leur vitesse de conduction. Elles les protègent grâce à leurs relations avec le système immunitaire. Elles leur fournissent des précurseurs de neurotransmetteurs tout en étant capables de résorber tout excès de production. Très solidairement proches les unes des autres, elles peuvent assurer une transmission en cas de défaillance du circuit principal, et cette proximité sans frontières donne à l'ensemble du cerveau une continuité de fonctionnement.

Leur capacité de régulation sur le système GABA ou la résorption ionique ne s'exerce pas par l'intermédiaire d'un circuit mais par voie interstitielle. Ainsi, leur propriété de pompe à potassium fait qu'elles récupèrent cet ion craché par l'activité des neurones voisins pour les empêcher de devenir de plus en plus excitables sous l'effet de leur propre activité. Par l'intermédiaire des concentrations de potassium extra-cellulaires, cellules gliales et neurones sont donc fonctionnellement liés. D'ailleurs, une des hypothèses de l'origine gliale des épilepsies rappelée par Jean-Didier Vincent[1] serait « qu'un fonctionnement anormal de la glie qui, en favorisant l'accumulation du potassium dans les régions du cerveau, provoquerait leur embrasement électrique ».

L'organisation structurale et fonctionnelle des cellules et des fibres nerveuses, Internet cérébral

Avec les nouvelles techniques d'histofluorescence, de cartographie des systèmes de neuromédiateurs et d'immunohistochimie, l'idée d'un cerveau organisé en circuits systématisés topologiquement et fonctionnellement a été quelque peu battue en brèche, portant un coup sensible aux théories localisationnistes.

Déjà, dès 1949, Magoun et Moruzzi avaient décrit, traversant le tronc cérébral et irradiant vers le cerveau, la nébuleuse de la substance réticulée à laquelle ils avaient attribué un rôle à la fois intégrateur des afférences sensori-motrices et activateur de l'ensemble du système nerveux central et des formations végétatives.

Depuis la démonstration d'une redondance des fibres dans les jonctions axodendritiques ou dendrodendritiques, la non-spécificité des systèmes neuronaux impliqués dans la régulation de multiples fonctions, les capacités extrêmement étendues des possibilités de jonction intercellulaire (un seul neurone peut se voir influencé par quarante mille synapses) font que l'on puisse envisager la conception d'un « cerveau diffus » capable de distribuer en tous sens et à tous l'information neuronale d'un seul élément.

---

1. J.-D. Vincent, *Biologie des passions*, Paris, Odile Jacob, coll. « Opus », 1994.

Mieux que cela, le grand canal de la conduction nerveuse qui passe par les écluses des synapses peut être évité en prenant les biefs des « varicosités ». Il s'agit de structures moins bien différenciées anatomiquement et fonctionnellement que les synapses, mais capables de répandre des neuromédiateurs dans l'intercellulaire de régions plus étendues en diffusant une information moins précise, moins ciblée mais la reflétant tout de même. C'est ainsi que Fuxe oppose « la transmission volumique » à « la transmission synaptique » que nous connaissions jusque-là.

Enfin, la neurochimie moderne ne cesse de découvrir à la fois de nouveaux neuromédiateurs, voire des substances neuroactives comme les neuropeptides (endorphines) ou des neurohormones (la vasopressine ou l'ocytocine) dont il est difficile de dire si leur action sur le fonctionnement cérébral est neuromédiateur *stricto sensu* ou par imprégnation immédiate.

Alors le couple médiateur-membrane n'est plus aussi étroitement fidèle qu'on le croyait. Le médiateur a étendu son champ d'action au-delà de la simple ouverture des canaux ioniques, sur le métabolisme cellulaire lui-même en lui permettant la fabrication d'enzymes membranaires facilitant leur propre réception. Il a perdu son emprise exclusive sur la synapse qui est, quant à elle, de plus en plus sensible aux charmes d'autres substances comme les hormones circulantes, ou les messagers du système immunitaire (cytokine ou interleukine) ; elle puise aussi à la source de jouvences de facteurs de croissance relativement spécifiques (NGF : *nerve, growthfactor* ; BDNF : *brain derived neuronal factor* ; BFGF : *basic fibroblast growth factor*) qui, très actifs pendant la période du développement cérébral, peuvent encore assurer la survie cellulaire à l'âge adulte.

Heureuse nouvelle pour le psychiatre qui n'est pas fâché d'apprendre que le cerveau n'est pas coupé des informations endocriniennes et immunologiques qui le font participer à l'unité de l'être, et qui n'a donc pas forcément, dès vingt ans passés, commencé une dégénérescence inéluctable !

Mais ce « pluralisme du fonctionnement neuronal au niveau synaptique » nécessitait que les neurobiologistes un peu dépassés par la pagaille qu'ils avaient eux-mêmes créée y remettent de l'ordre en distinguant deux grandes classes de récepteurs :

— Les récepteurs canaux ou ionotropiques qui sont des protéines capables de prendre une forme canalaire adaptée à l'entrée des ions Na⁺ ou Ca⁺⁺ et à la sortie des ions K⁺, condition que l'on sait être celle d'une dépolarisation membranaire et de la création d'un PPSE, tandis que d'autres, qui règlent la conductance de l'ion Cl-, conduisent à l'hyperpolarisation correspondant au PPSI. Chacun de ces deux sous-groupes de protéines pouvant être sensible à des neuromédiateurs excitateurs (groupe des aspartates, acétylcholine, sérotonine) ou inhibiteurs (système de l'acide gamma aminobutyrique ou glycinergique).

— Les récepteurs métabotropiques qui permettent au niveau membranaire la production de systèmes enzymatiques synthétisant à l'intérieur de la cellule des « seconds messagers ». Leur rôle est d'activer de nombreuses protéines kinases qui vont modifier et réguler la transconduction membranaire. Parmi ces seconds messagers, il en est un qui nous intéresse dans l'épilepsie, c'est celui qui agit sur la liaison du calcium avec des protéines et qui règle la concentration de Ca⁺⁺ ionisé intra-cellulaire dont on connaît le rôle excitateur.

Est-il possible que cette multitude d'informations neurobiologiques puisse offrir au psychiatre matière à représentations et à interprétations au risque que les premières soient par trop subjectives et les secondes trop simplistes ?

Une nouvelle dualité autre que la division proposée par Vincent entre « cerveau sec » et « cerveau humide » se dessine dans les fondements et les mécanismes de fonctionnement du cerveau.

On peut imaginer qu'il y ait dans le cerveau un système de transmission câblé, d'action phasique, très largement interconnecté, organisé point par point, hiérarchisé par rapport à un pouvoir central, relativement prédéterminé par le génome et transmettant l'influx grâce à des relais synaptiques dont la capacité d'excitabilité est réglée par l'action des récepteurs médiato-dépendants sur la perméabilité des canaux ionotropiques de leur membrane. Ce système serait indispensable pour fournir un jeu d'actions ou de comportements précis, stéréotypés, bien articulés, perfectionnés par l'apprentissage ou l'habitude de leur répétition et relativement indépendant des influences du milieu.

Mais il existe aussi des systèmes diffus, non topographiquement représentés point par point, dont l'action, moins spécifique, serait à prédominance tonique, utilisant les propriétés régulatrices des récepteurs métabotropiques, pour apporter aux systèmes câblés une meilleure organisation dans la réalisation de leurs fonctions. En particulier dans l'accommodation de celles-ci aux variations de l'environnement. Ces systèmes, au regard de la théorie de l'auto-organisation[2] d'Atlan, ne seraient-ils pas ceux capables d'absorber ce qu'il nomme les « bruits » ? Les bruits étant ces dérangements produits par le milieu dans une structure biologique stable qui se voit contrainte de les assimiler pour retrouver un nouvel équilibre au prix d'une complexité toujours plus grande mais aussi plus riche. Lorsque l'on admet, de plus, que ces systèmes neuronaux diffus sont les plus sensibles aux variations de l'imprégnation hormonale interne, on peut les considérer comme des interfaces entre l'individu et son environnement modulant ses réponses phasiques à la fois en fonction des humeurs internes et de la nécessité de s'adapter à la variabilité du monde extérieur.

Ainsi se dessinent les capacités intégratives d'un cerveau qui n'est coupé, dans son fonctionnement le plus intime, ni des dispositions instinctuelles ou affectives (hormone), ni du degré de qualité de ses défenses vitales (système immunitaire), ni des informations toujours nouvelles venues de l'extérieur (environnement). L'unité, la spécificité et l'équilibre de l'être semblent, comme le disait Ajuriaguerra, bien passer aussi par le cerveau et non point exclusivement par l'« auréole ». Cela est à retenir pour le psychopathologiste lorsque sonnera l'heure des dérèglements.

LE MÉCANISME DE L'ÉPILEPSIE

L'épilepsie du point de vue neurophysiologique reste toujours définie par la décharge hypersynchrone (c'est-à-dire simultanée) d'une population plus ou moins étendue de neurones.

La classification des crises et des épilepsies, qui est une classification clinique, ne peut nous aider que dans la compréhension des conséquences de cette hyperexcitabilité, mais en aucun cas sur le pourquoi de sa survenue. La classification des crises nous précise que la population neuronale soumise à l'hypersynchronie peut être restreinte à des zones fonctionnelles localisées du cortex cérébral (crises partielles, motrices, sensitives ou sensorielles) ou au

---

2. Je développerai plus loin cette théorie.

contraire s'étendre à l'ensemble du cerveau (crises généralisées). Mais nous ne savons toujours pas d'où part la mise à feu (thalamus ? partie haute du tronc cérébral ? ou au contraire ensemble du cortex ou d'une partie de celui-ci, les autres zones étant contaminées par contiguïté ?).

Quant à la classification des épilepsies, elle reflète davantage encore notre ignorance puisqu'elle emploie des expressions floues et provisoires comme « épilepsie idiopathique » ou « épilepsie cryptogénétique ».

Aussi faut-il revenir à ce que l'on sait de la physiologie du neurone, de sa transmission synaptique et de l'action des médicaments antiépileptiques pour formuler quelques hypothèses sur cette levée en masse protestataire de ces populations neuroniques.

L'épilepsie centrencéphalique

Autour des années 1950, l'enthousiasme provoqué par la découverte de la substance réticulée à double fonction excitatrice et inhibitrice et le rôle révélateur du sommeil sur les anomalies de l'électrogenèse faisait considérer qu'on avait trouvé un véritable centre régulateur central de l'activité corticale dont la fragilité héréditaire ou acquise pouvait expliquer la dysfonction et la mise à feu à partir de la base de tout ou partie des hémisphères. Et les schémas inspirés par Penfield allaient bon train qui montraient, jaillissant d'une source centrale « centrencéphalique », les deux gerbes d'un geyser qui, renforcées par leur traversée du thalamus, enflammaient la concavité des couches corticales. Ce schéma simpliste, longtemps appris aux étudiants, pouvait à la rigueur expliquer l'épilepsie idiopathique à crises Grand Mal d'emblée ou Petit Mal, mais nous laissait cois si l'un d'entre eux nous poussait à l'appliquer aux épilepsies partielles symptomatiques d'une lésion cérébrale.

L'épilepsie corticale

Par bonheur travaillait à Marseille, aux côtés d'Henri Gastaut, Robert Naquet, un neurophysiologiste qui s'est fait le champion de l'origine corticale des épilepsies en prenant pour modèle l'épilepsie animale photosensible des babouins papio-papio ou des poules fayoumi.

Dans cette conception, la décharge primitive était corticale partant d'un lobe particulièrement excitable (lobe frontal pour Browning, ou occipital pour Naquet) qui communiquait, par contiguïté, son embrasement aux autres.

L'épilepsie cortico-sous-corticale

Actuellement, une théorie mixte cortico-sous-corticale, concernant l'épilepsie animale à crises tonico-cloniques, tente d'expliquer la phase tonique de la crise par activation des structures mésencéphaliques tandis que la phase clonique ou myoclonique dépendrait de celle du néocortex.

Plus difficile était l'explication des crises partielles corticales dont la clinique, l'EEG, et la neurophysiologie démontraient l'existence. Certaines régions du cerveau (hippocampe, couches 4 et 5 du cortex) sont en effet particulièrement sensibles aux agents provoquant une dépolarisation paroxystique géante (*paroxysmal depolarisation shift* ou PDS) qui est la marque de l'épilepsie. Par ailleurs, ce PDS s'accompagne à la fois :

— d'une hypersynchronisation des synapses d'une population neuronique ;

— de variations de l'équilibre ionique avec une entrée de Ca^{++} et une sortie massive de K^+

— et d'une réduction du pouvoir inhibiteur des systèmes d'inhibition gabaergiques.

Trois conditions essentielles de l'épileptogenèse.

L'épilepsie neuronale

Actuellement donc, on s'attache à envisager l'épilepsie comme un dysfonctionnement du neurone lui-même et de son environnement en tentant de rechercher les causes de ces trois conditions épileptogènes et des mécanismes régulateurs qui peuvent exister au sein même des foyers épileptiques.

C'est ainsi que ces foyers seraient composés d'une partie centrale de cellules hyperexcitables responsables, de par leur hypersynchronisation, de la dépolarisation géante du PDS, et d'une partie périphérique de cellules hyperpolarisées qui contiennent en quelque sorte le foyer excitable et empêchent sa propagation.

Au risque de nous répéter, les conditions de l'épileptogenèse, et donc de son traitement, sont à chercher :

— Dans l'excitabilité naturelle, génétique (?) de certains neurones de zones particulièrement sensibles à des médiateurs excitateurs (acide aspartique, acide glutamique), éventuellement à des agents acquis (traumatismes, anoxie, ischémie).

— Dans la capacité des cellules cérébrales, y compris des cellules gliales, d'empêcher l'extension de la dépolarisation des cellules excitables en agissant notamment sur la résorption du K^+ extra-cellulaire ou sur la sommation de potentiel de Ca^{++} dendritiques.

— Dans la diminution de l'inhibition du système gabaergique qui agit au niveau des canaux ionotropiques et peut-être aussi sur les métabotropiques, en particulier dans leur action sur le métabolisme intra-cellulaire du Ca^{++} lié aux protéines.

Cela explique l'intérêt des médicaments qui renforcent au niveau cellulaire le système des récepteurs GABA dont l'action est de provoquer par entrée de Cl- une hyperpolarisation donc une inhibition de la décharge.

Nous sommes tous des épileptiques

Ces conditions de l'épileptogenèse expliquent la variabilité d'excitabilité cérébrale non seulement entre les individus, mais aussi, pour une même personne, selon l'âge de maturation de son cerveau ou selon les aléas de ses rencontres possibles avec des circonstances épileptogènes.

On conçoit donc que l'épilepsie puisse être révélée par une cause additionnelle minime chez un sujet aux membranes synaptiques génétiquement susceptibles ou, inversement, qu'un sujet normalement équipé ne puisse résister à des doses plus ou moins élevées de produits convulsivants comme le Cardiazol.

Cette notion de « seuil convulsivant », terminologiquement plus correcte que « seuil épileptogène », est la limite de la retenue de la décharge extensive au-delà de laquelle un individu fera une crise.

La propension du cerveau humain à décharger des potentiels d'action fait de nous tous des épileptiques potentiels et devrait nous rendre solidaires de nos frères convulsivants. Alors qu'en fait c'est précisément cette menace qu'ils nous rappellent à chacune de leur crise qui nous les fait rejeter comme des pestiférés.

CHAPITRE II

Du symptôme crise aux syndromes épileptiques

L'épilepsie pourrait à la rigueur être une maladie dans le cas où les crises en seraient le symptôme principal et unique se reproduisant spontanément, apparemment sans cause et constituant à elles seules la totalité de l'affection. Mais même dans ce cas, il est préférable de parler d'épilepsie idiopathique car toute maladie suppose que l'on connaisse l'agent causal responsable du mécanisme de ses symptômes, ce qui est loin d'être le cas pour l'épilepsie.

Aussi est-il préférable de considérer l'épilepsie comme un syndrome électroclinique dont les symptômes témoignent d'une excitabilité anormale d'un groupe plus ou moins important de cellules cérébrales sous l'influence de causes variées.

La conséquence clinique la plus caractéristique de cette excitabilité est la survenue spontanée de crises d'épilepsie, crises cérébrales provoquant des manifestations paroxystiques, somatiques, végétatives ou psychiques qui tantôt sont limitées aux fonctions de la population neuronique qui décharge, tantôt entraînent perte de conscience et crise généralisée lorsque tout l'encéphale est investi.

La traduction électro-encéphalographique de cette décharge se fait par le recueil sur le scalp d'une activité électrique cérébrale anormale à type de pointe (potentiel négatif) correspondant à une aire de dépolarisation paroxystique géante, suivie d'une onde lente qui marque l'hyperpolarisation (potentiel positif) durant laquelle l'excitabilité neuronale est réduite. Ainsi s'enregistre « la pointe-onde » qui est le graphoélément le plus caractéristique de l'épilepsie (voir figure 1).

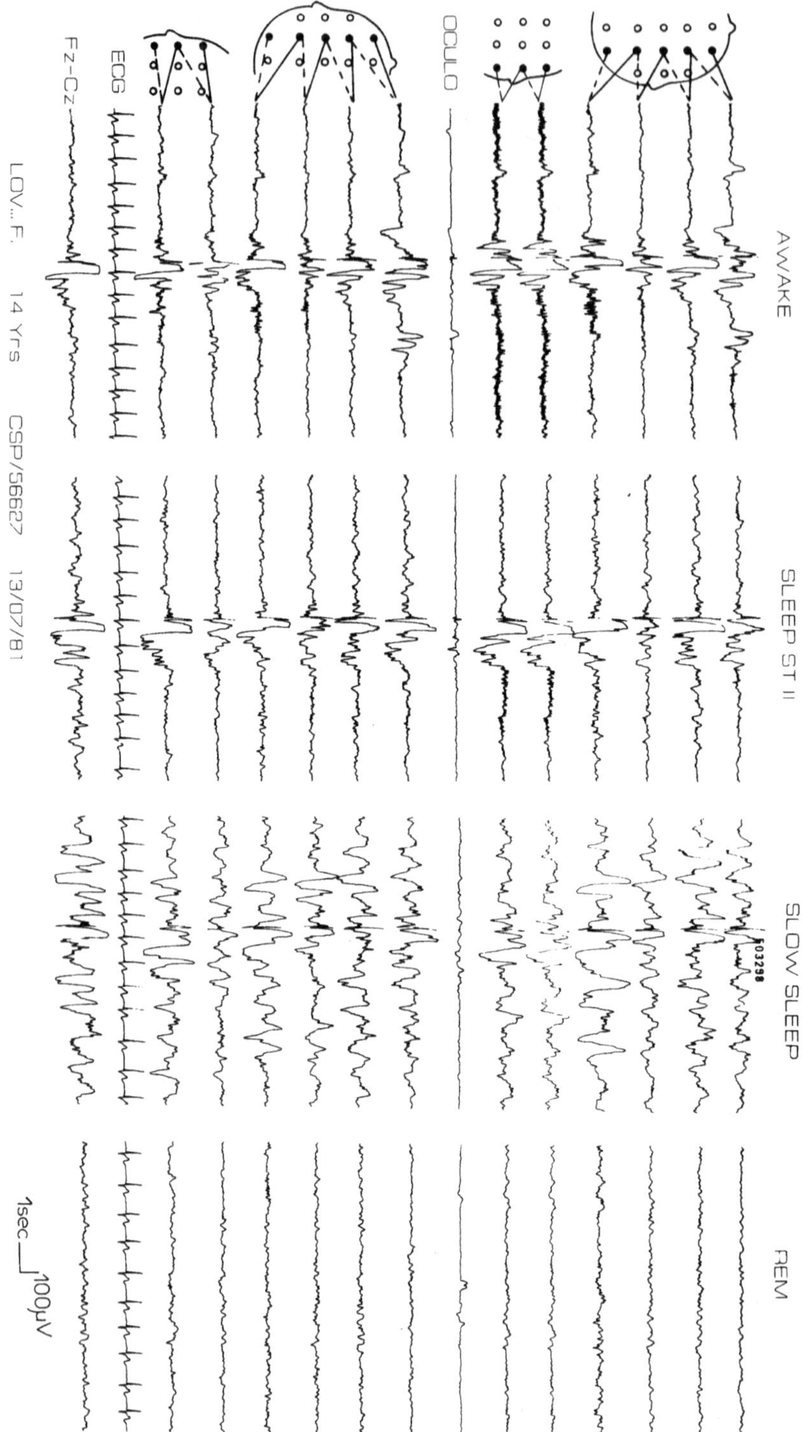

Figure 1. Image électro-encéphalographique de pointes-ondes isolées à l'éveil et pendant le sommeil. Cliché centre Saint-Paul (Marseille).

Ces définitions qui paraissent simples méritent qu'on les assortisse de remarques.

Pour que l'on puisse parler d'épilepsie, il faut que les crises cliniques, ainsi qualifiées, apparaissent de manière récurrente et spontanément ou sous l'effet facilitateur d'un certain nombre de conditions physiologiques considérées comme activatrices de l'excitabilité neuronique ; il en est ainsi du sommeil, de l'hyperpnée, de la lumière intermittente, voire à la limite de la fièvre. On ne répétera jamais assez qu'une seule crise, même authentiquement épileptique dans son mécanisme neurobiologique, ne suffit pas à définir cliniquement un sujet comme épileptique. La fonction même des neurones étant de produire des potentiels d'action contrôlés par les mécanismes activateurs et inhibiteurs que nous rappelions plus haut fait que l'extension anormale de leur décharge peut se produire à certaines occasions qui perturbent exceptionnellement ces mécanismes régulateurs. Il s'agit là de crises occasionnelles qui ne font pas l'épileptique, en ce sens qu'elles n'auront pas le même retentissement personnel et social que les crises récurrentes qui font entrer le sujet dans l'habitus épileptique.

La concordance entre crises cliniques et manifestations irritatives sur l'EEG conventionnel n'est pas absolue. Certes, si l'enregistrement de la décharge est concomitant de la crise clinique, la nature épileptique de celle-ci est confirmée. L'affirmation de cette nature est probable mais moins absolue chez les sujets qui font des crises cliniques et chez lesquels l'EEG révèle, dans leurs intervalles, des manifestations irritatives paroxystiques. Parfois, l'EEG conventionnel n'enregistre aucun signe irritatif intercritique alors que le patient présente des crises qui ont tous les caractères cliniques de crises d'épilepsie. Inversement, chez des sujets qui n'ont jamais fait la moindre crise, il est possible que, selon certaines conditions d'âge ou de maturation cérébrale, on puisse voir s'inscrire sur les tracés EEG simples, ou pratiqués pendant le sommeil, des graphoéléments à type de pointes ou de pointes-ondes. Ici encore, la clinique est souveraine à la fois pour affirmer l'absence de crise et pour ne pas traiter, comme on l'a souvent dit, le tracé plus que le patient.

Ainsi, comme nous le verrons plus tard, la certitude du caractère épileptique d'une crise est-elle peut-être des plus difficiles à affirmer tant certaines crises, larvées ou noyées dans une symptomatologie psychiatrique bruyante, échappent à la sagacité du clinicien ou tant, au contraire, toute manifestation paroxystique, surtout si elle touche à la conscience, peut-être attribuée, à tort, à l'épilepsie.

Le seul diagnostic de certitude se fait lorsque la concordance électroclinique est à ce point parfaite que l'on puisse enregistrer une crise en vidéo avec sa signature concomitante sur le tracé EEG.

LES CRISES D'ÉPILEPSIE

Mon dessein étant de me pencher sur la psychologie de l'enfant épileptique plus que sur la description de ses symptômes que l'on peut trouver dans les traités d'épileptologie, je me limiterai à ne puiser dans la sémiologie des crises que ce qui servira à leur compréhension psychopathologique.

L'épilepsie est donc caractérisée par la survenue brutale de crises cérébrales qui se traduisent en clinique par des tableaux variés.

Ces crises peuvent être spectaculairement évidentes, comme c'est le cas de la crise Grand Mal qui a longtemps été considérée comme le paradigme de l'épilepsie tant elle frappait et frappe encore celui qui en est le témoin d'une fascination terrifiée.

D'autres peuvent passer inaperçues parce que trop brèves, comme les absences Petit Mal, ou de par leur symptomatologie complexe où se mêlent des signes végétatifs, des signes psychiques et des troubles du comportement qui égarent le diagnostic sur d'autres pistes.

L'analyse fine de la sémiologie des crises permet d'y reconnaître la fonction du réseau neuronique touché par la décharge. C'est ainsi que l'on décrit des crises motrices, des crises sensitives, des crises visuelles, auditives, des crises illusionnelles, des crises végétatives et psychomotrices, où se mêlent à des automatismes moteurs et parfois végétatifs, des manifestations psychiques complexes où l'idéation et la mémoire sont impliquées. Et l'habitude ancrée de notre terminologie localisationniste nous conduit à parler de crises rolandiques, temporales, occipitales, frontales, hippocampiques ou de l'aire motrice supplémentaire.

L'état de la conscience, abolie ou non, a longtemps été l'objet de discussions subtiles qui devaient permettre aux cliniciens de trancher entre crises épileptiques et crises d'autre nature, hystériques notamment. Or on sait maintenant que la conscience, au sens neurophysiologique de vigilance, présente des états extrêmement variables. D'emblée et totalement abolie dans la crise Grand Mal, elle peut simplement s'obscurcir dans d'autres crises ou s'altérer dans des distorsions de jugement, des états d'étrangeté, d'angoisse, plus rarement de bonheur ineffable.

On peut rassembler en un tableau (voir tableau I) la classification internationale des crises.

LES ANOMALIES ÉLECTRO-ENCÉPHALOGRAPHIQUES

Le deuxième élément du syndrome électroclinique de l'épilepsie est la traduction graphique du foyer épileptogène qui, soumis à une dépolarisation paroxystique géante, produit une bouffée de potentiels d'action suffisamment puissants pour être enregistrés sur le scalp.

Les anomalies EEG, dites irritatives, sont celles produites par la dépolarisation paroxystique géante et se traduisent par l'inscription de pointes positives qui sont des déflexions rapides, donc pointues, souvent suivies du dôme arrondi d'une onde plus lente, négative, qui correspond à la phase d'hyperpolarisation où l'excitabilité cérébrale est réduite. L'ensemble donnant l'image caractéristique du complexe pointe-onde parfois isolé (voir figure 1), parfois groupé en bouffées (voir figure 2). Mais des pointes peuvent s'inscrire isolément, comme c'est le cas dans l'EPR (voir figure 3), ou se presser les unes contre les autres donnant des images de poly-pointes.

Comme pour leurs correspondants cliniques, ces bouffées sont focalisées ou généralisées. Elles sont dites « intercritiques » lorsqu'elles ne sont pas accompagnées de manifestations cliniques, et bien entendu « critiques » dans le cas contraire. Elles peuvent s'inscrire sur un enregistrement EEG de routine avec ou sans activation ou sur un enregistrement pratiqué au cours d'un sommeil.

Critiques ou intercritiques, ces anomalies irritatives peuvent être focalisées ou généralisées.

Dans le premier cas, il suffit que la synchronisation d'une population neuronale reste limitée à un territoire et soit recueillie sur l'EEG entre deux électrodes d'une partie d'un hémisphère.

| CLASSIFICATION INTERNATIONALE DES CRISES D'ÉPILEPSIE |

| CRISES PARTIELLES | CRISES GÉNÉRALISÉES |

CRISES PARTIELLES

I CRISES PARTIELLES SIMPLES
  1/ Motrices
   — Focales motrices
   — Jacksoniennes
   — Versives
   — Posturales
   — Phonatoires
  2/ Sensitivo-motrices
   — Somato-sensitives
   — Visuelles
   — Auditives
   — Olfactives
   — Gustatives
   — Vertigineuses
  3/ Psychiques
   — Dysphasiques
   — Dysmnésiques
   — Cognitives
   — Affectives
   — Illusionnelles
   — Hallucinations structurées

II CRISES PARTIELLES COMPLEXES
1/ Début partiel simple puis altération de la conscience
2/ Avec d'emblée altération de la conscience
— Sans automatismes
— Avec automatismes

III CRISES PARTIELLES SECONDAIREMENT GÉNÉRALISÉES.
1/ Crises partielles simples puis généralisées.
2/ Crises partielles complexes, puis généralisées
3/ Crises partielles simples, complexes, puis généralisées

CRISES GÉNÉRALISÉES

I CRISES À TYPE D'ABSENCES
  1/ Altération isolée de la conscience
  2/ Avec des éléments cloniques
  3/ Avec des éléments atoniques
  4/ Avec des éléments toniques
  5/ Avec des automatismes
  6/ Avec des éléments végétatifs

II CRISES À TYPE D'ABSENCES ATYPIQUES
  1/ Avec des éléments toniques plus prononcés
  2/ À début et à terminaison moins brusques

III CRISES MYOCLONIQUES

IV CRISES TONIQUES

V CRISES TONICO-CLONIQUES

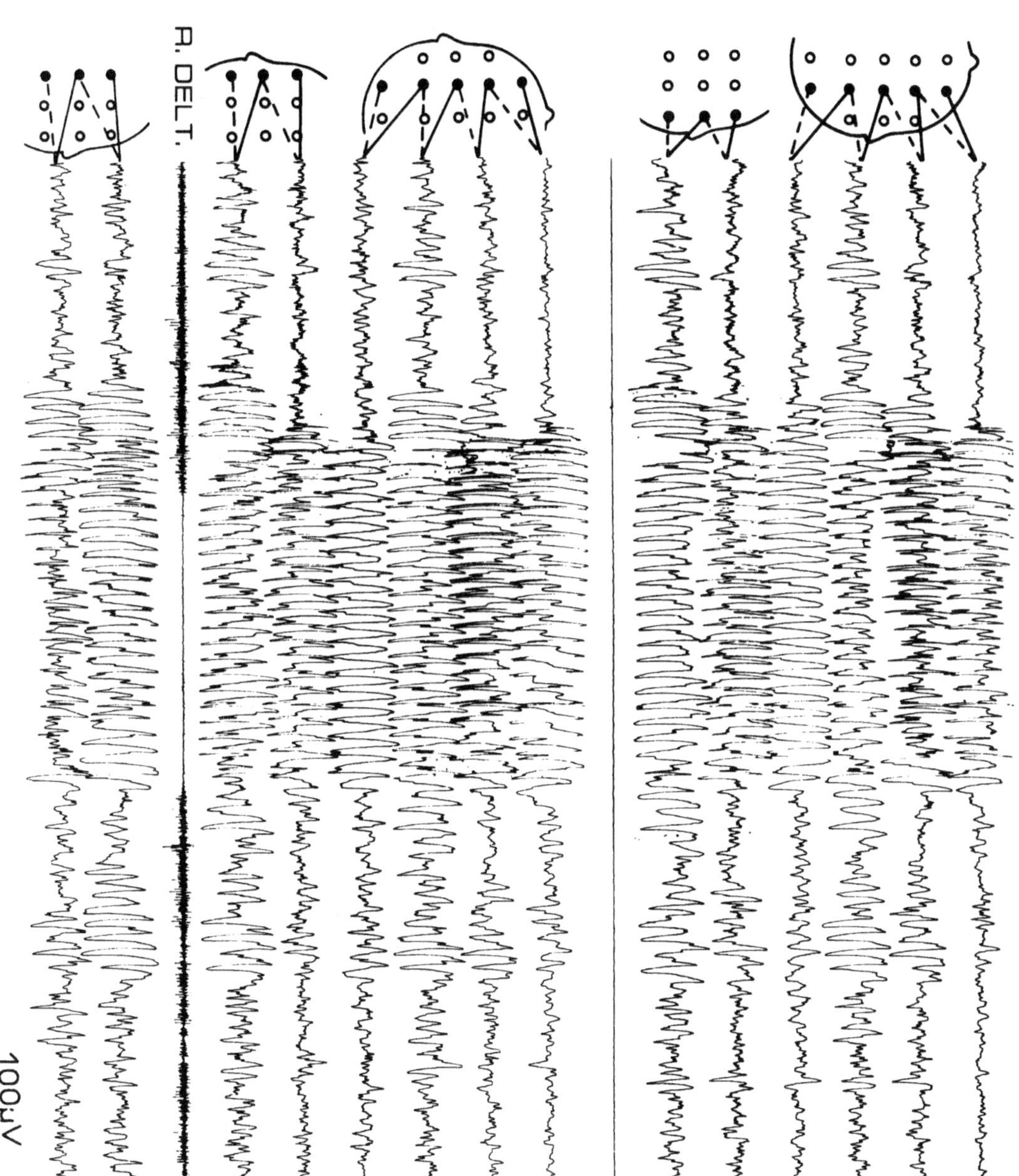

Figure 2. Bouffées de pointes-ondes généralisées à trois cycles par seconde d'une épilepsie absence de l'enfant. Cliché centre Saint-Paul (Marseille).

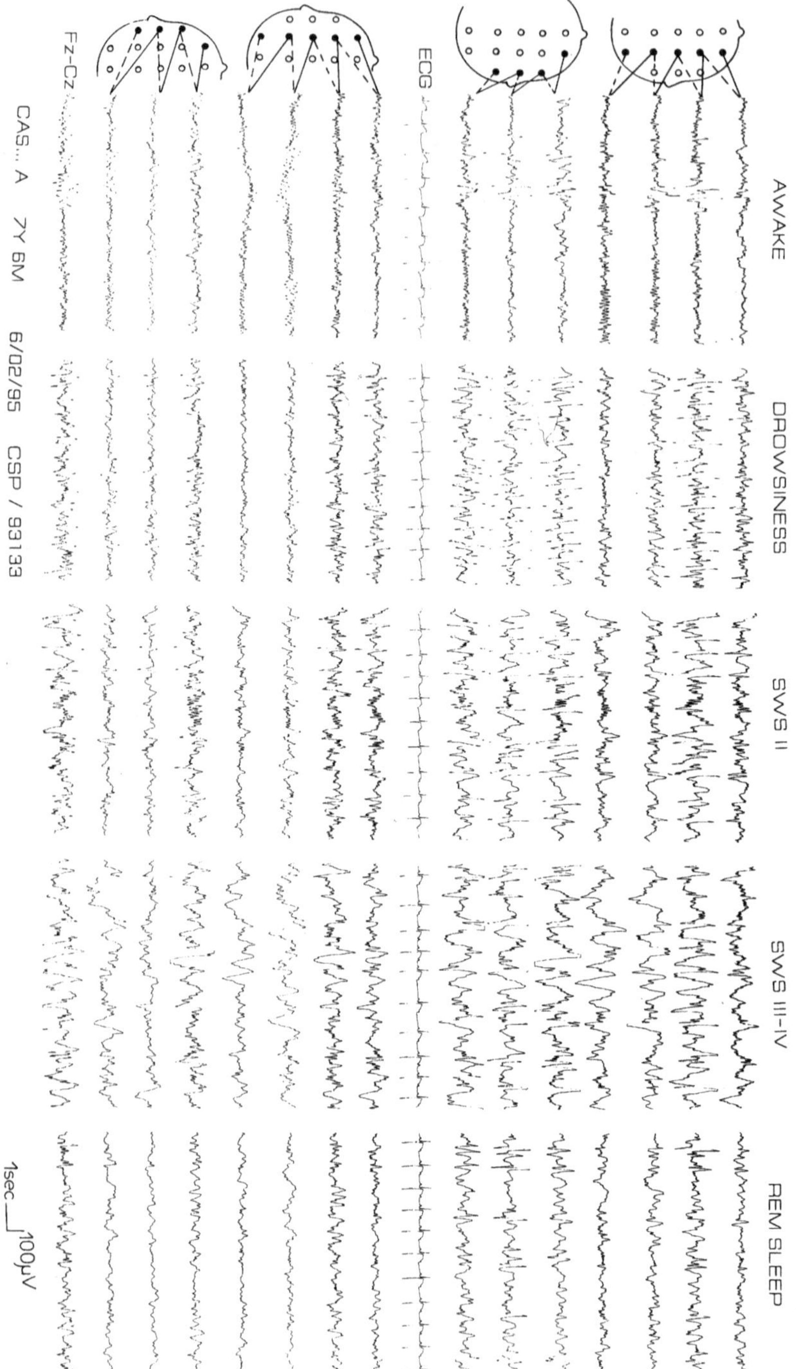

Figure 3. Images de pointes centro-temporales hémisphériques droites d'une épilepsie à pointes rolandiques ou EPR. Cliché centre Saint-Paul (Marseille).

Tandis que dans le second les deux hémisphères déchargent en même temps de façon « bilatérale synchrone et symétrique », selon la formule consacrée. L'exemple le plus démonstratif de telles anomalies est la décharge à début et à terminaison rapide de pointes-ondes à trois cycles par seconde qui est la signature du Petit Mal (voir figure 2).

Ce parfait accord dans le temps et l'espace implique des systèmes régulateurs synchronisants. Boucle thalamo-corticale pour les décharges de pointes-ondes du Petit Mal, tandis que dans les crises tonico-cloniques du Grand Mal les anomalies rapides de la phase tonique suivies par les pointes-ondes de plus en plus lentes de la phase clonique dépendraient d'une mise en jeu réticulo-corticale.

Les correspondances électrocliniques ne sont pas toujours aussi parfaites qu'elles le sont pour les absences Petit Mal, encore que pour celles-ci on soit parfois obligé, pour les enregistrer, d'user de méthodes d'activation simple de l'EEG conventionnel comme l'hyperpnée ou la stimulation lumineuse intermittente (SLI) pour les formes photosensibles.

Mieux encore, un tracé EEG standard normal chez un patient que la clinique soupçonne d'être épileptique doit inciter à débusquer les anomalies soit par un enregistrement de longue durée, soit par un enregistrement de sommeil.

LES SYNDROMES ÉPILEPTIQUES

Un syndrome étant un ensemble de signes (objectifs) et de symptômes (subjectifs) qui caractérisent une affection, on peut reconnaître à l'épilepsie la constance de trois éléments qui permettent de l'identifier :

— un élément neurophysiologique : la dépolarisation hyper-synchrone d'une population neuronale ;

— un élément bioélectrique : les anomalies irritatives recueillies sur l'EEG qui reflètent cette excitabilité ;

— un élément clinique : la crise cérébrale dont on peut observer les manifestations dans divers domaines.

Aussi, mieux vaut aborder l'étude des épilepsies sous l'angle syndromique plutôt que sous l'angle nosologique, car la trilogie de base va être modulée selon l'extension de la décharge, l'âge, l'équipement génétique, les étiologies, les causes favorisantes, les signes associés, le traitement et peut-être même l'environnement du sujet atteint.

Les progrès de la génétique et de l'ontogenèse du développement cérébral nous ont appris que les épilepsies de l'enfant ont une incidence qui diminue avec l'âge et se présentent comme des syndromes bien définis, âge-dépendants, qui nous permettent de déterminer un premier axe de classification selon l'âge :

— Syndromes épileptiques du nouveau-né.
— Syndromes épileptiques du nourrisson et du jeune enfant.
— Syndromes épileptiques de l'enfant.
— Syndromes épileptiques de l'adolescent.

Enfin, la description syndromique des épilepsies a l'avantage de regrouper, pour chacun des syndromes, ses caractéristiques cliniques, électro-encéphalographiques, évolutives, étiologiques, ses critères de gravité et son retentissement sur le développement cognitif ou affectif.

Ce regroupement syndromique qui est tiré du livre de J. Roger et coll.[1] est plus proche de la clinique quotidienne. Il ne sera pas développé ici. Il sera utilisé plus tard lorsque nous le confronterons avec les étapes du développement psychoaffectif de l'enfant.

Néanmoins, on peut rappeler sous forme de tableau la classification internationale des épilepsies.

Quoi qu'il en soit, réalité biologique et réalité électroclinique sont insuffisantes à rendre compte de l'étendue des troubles provoqués par l'épilepsie qui ne sont pas strictement proportionnels à la gravité des désordres cérébraux. L'épilepsie sape sournoisement de l'intérieur la charpente mentale de celui qu'elle atteint, mais aussi les regards portés sur lui de l'extérieur sont tout aussi déstructurants en fonction de ce que chacun connaît ou imagine de ce mal qui hante l'humanité depuis des siècles.

---

1. J. Roger, M. Bureau, C. Dravet, F.E. Dreifuss, A. Perret, P. Wolf, *Les Syndromes épileptiques de l'enfant et de l'adolescent*, Londres, John Libbey & Company, 2ᵉ éd., 1992.

CLASSIFICATION INTERNATIONALE DES ÉPILEPSIES ET DES SYNDROMES ÉPILEPTIQUES

ÉPILEPSIES ET SYNDROMES ÉPILEPTIQUES EN RELATION AVEC UNE LOCALISATION	ÉPILEPSIES ET SYNDROMES ÉPILEPTIQUES GÉNÉRALISÉS	ÉPILEPSIES ET SYNDROMES ÉPILEPTIQUES INDÉTERMINÉS QUANT À LEUR GÉNÉRALISATION OU FOCALISATION
I Épilepsies partielles idiopathiques (âge-dépendantes) II Épilepsies partielles symptomatiques (lésionnelles) III Épilepsies partielles cryptogénétiques	I/ Épilepsies généralisées idiopathiques (âge-dépendantes) II/ Épilepsies généralisées symptomatiques III/ Épilepsies généralisées cryptogénétiques	

Deuxième partie

L'ENFANT ÉPILEPTIQUE : MODE D'EMPLOI
« LA FOUDRE JUSQU'À L'ÂME »

CHAPITRE III

L'épileptique et la dynamique de son développement

NAISSANCE DE LA VIE PSYCHIQUE

Nous voici arrivés au point où il faut bien aborder la rencontre d'une maladie avec un individu qui se présente aux portes de la vie avec la boîte à malice encore fermée de son bagage génétique que seul le commerce avec l'environnement lui permettra d'ouvrir et d'exploiter.

L'enfant surtout, et pourquoi pas l'homme, est donc en quête permanente d'un avenir virtuel orienté par les potentialités de ses compétences mais moulé sur le réel qui lui donne forme et sens. Ce foisonnement d'échanges dynamiques entre une structure biologique prédéterminée et les rencontres hasardeuses avec un milieu polymorphe crée et entretient une vie psychique qui devient toujours plus spécifique de l'individu et de plus en plus autonome vis-à-vis des structures premières qui lui ont servi de socle.

La vie psychique peut alors se définir comme l'ensemble des phénomènes de pensée liés au vivant qui permettent à un individu une adaptation de plus en plus abstraite, de plus en plus médiatisée, de plus en plus immatérielle, de plus en plus sereine avec son milieu.

Elle reste, malgré son indépendance, toujours étroitement liée au soma qui l'a fait naître puisqu'elle peut être affectée par les événements qui touchent le corps (sommeil, menstrues, fatigue ou, plus gravement, variations des neuro, ou psychomédiateurs, ou maladies somatiques). Inversement, elle peut retenir sur le corps :

tout le monde sait que les émotions ou les sentiments, peur, joie, angoisse, sentiments amoureux, se traduisent en signes neurovégétatifs, comme nous le montre si bien Phèdre à la vue d'Hippolyte : « Je rougis, je pâlis à sa vue », et encore nous épargne-t-elle ses tremblements et sa tachycardie ! Plus gravement, les conflits psychiques non exprimés peuvent entraîner des lésions somatiques selon le modèle de la psychosomatique (ulcère de l'estomac, eczéma, asthme). Il ne sera donc pas étonnant qu'une affection qui touche le corps comme l'épilepsie puisse aussi influer sur les processus psychiques qui, à leur tour, peuvent entraîner des modifications de l'expression épileptique.

La vie psychique a donc un double ancrage, un ancrage corporel qui la relie au corps et un ancrage relationnel interactif qui fait que son développement dépend du « détour par l'autre [1] » (relation d'objet) qui va donner un sens à ses expériences sensori-motrices premières (interactions).

P. Aulagnier [2] émet l'hypothèse qu'à partir des données sensori-motrices, il y aurait des processus originaires de pensée qui ne demandent qu'à donner donc un sens aux sensations pour les transformer en perceptions puis en représentations. C'est à la mère de faciliter cet accrochage entre processus originaires et expériences sensorielles. Tout se passe comme si la mère était dotée d'un appareil psychique lui permettant d'accueillir, de contenir et de transformer les premières manifestations de la pensée informelle de son enfant. C'est l'activité de ce processus psychique que l'on désigne sous le nom de « fonction contenante » de la mère qui lui permet de recevoir les émissions brutes de l'enfant pour les lui restituer sous forme de contenus pensables, c'est-à-dire signifiants. Ainsi naît la fonction symbolique qui est la caractéristique de la pensée. Ainsi, l'enfant deviendra capable d'évoquer symboliquement la mère absente et de conquérir l'autonomie en même temps que l'individualité.

Mais la vie psychique peut s'affranchir de son substratum corporel et accéder à l'autonomie dans son fonctionnement (raisonnement, opérations intellectuelles, créations artistiques, éprouvé des sentiments, nuances de l'humeur, etc.).

---

1. Selon l'heureuse expression de B. Golse dans « Naissance de la vie psychique », *Psychiatrie française*, 1993, I, 96-103.

2. P. Aulagnier, *La Violence dans l'interprétation. Du pictogramme à l'énoncé*, Paris, PUF, 1981.

Elle a une dynamique propre qui retentit des conflits qui s'y forment et de leur résolution (conflit entre les désirs profonds et la pression de la vie sociale, conflit entre le principe de plaisir et le principe de réalité).

Elle a une économie propre basée sur le principe de constance analogue à celui de l'homéostasie en biologie pour éviter toute tension désagréable afin que le fonctionnement psychique soit le moins coûteux possible en déplaisir et en angoisse.

Elle possède des mécanismes de défense qui, en réduisant les tensions psychiques internes nées de la contradiction entre processus primaires et principe de réalité, maintiennent la cohésion du Moi.

Elle a une topique propre qui la divise en vie consciente, vie inconsciente et préconsciente.

Elle a une réalité intérieure qui peut être différente de la réalité matérielle externe.

Elle a peut-être enfin une finalité eschatologique qui, selon la théorie platonicienne, pourrait représenter la démarche qui nous fait passer du monde visible des choses sensibles (sensations, perceptions) et de leurs images (image mentale) au monde invisible de la connaissance scientifique par le raisonnement de la dianoia (διανοια) (hypothèses, synthèses, déductions, compositions, divisions, etc.) pour arriver au monde des idées ou noésis (νοεσισ).

C'est dire combien est fragile et influençable la vie psychique d'un être en advenir et combien la barbarie de l'épilepsie peut en affecter le fonctionnement délicat, d'autant plus que, non contente d'altérer les structures cérébrales, elle peut perturber précocement les interactions maturatives mère-enfant, enrayer le jeu mental et modifier les réponses du milieu. Toutes conditions défavorables à un développement harmonieux.

Il me paraît intéressant de faire appel ici à la théorie de l'auto-organisation d'Atlan[3] pour comprendre comment l'organisation précoce de la vie mentale de l'enfant et ses perturbations éventuelles vont dépendre de la façon dont l'appareil cérébral, avec ses récepteurs et ses effecteurs, va s'ajuster aux modifications que l'environnement lui fait subir. Cette théorie a le mérite d'être en parfaite cohérence à la fois avec les données les plus modernes de

____

3. H. Atlan, *Entre le cristal et la fumée*, Paris, Seuil, 1979.

la neurophysiologie et avec celles de la psychologie dynamique et relationnelle, tout en laissant au psychisme la possibilité de se structurer (point de vue topique) et de fonctionner (point de vue dynamique) selon les lois (point de vue économique) de la métapsychologie freudienne.

L'AUTO-ORGANISATION

Le concept d'auto-organisation ose aborder la question sinon de l'origine du vivant, tout au moins de ses structures premières en postulant, comme dans la Bible, que l'ordre peut naître du chaos et que le hasard lui-même peut-être prévu ou accepté dans une structure qui, loin de s'en trouver désorganisée, s'en trouverait enrichie dans sa complexité et renforcée dans son organisation.

Appliquée au vivant et au psychisme, la théorie de l'auto-organisation est une synthèse qui s'appuie sur les modèles de la biologie (génétique, neurophysiologie, biologie moléculaire), de la cybernétique, de la théorie de l'information et, comme Atlan nous l'a montré, des mathématiques.

Les données actuelles sur le développement du cerveau, sur son architectonie en réseaux, sur ses connexions, sur son fonctionnement en deux sous-systèmes de « cerveau sec » et de « cerveau humide[4] » ou de « cerveau câblé » et de « cerveau diffus », montrent la complexité de ce système que l'on serait tenté de comparer à la plus sophistiquée des machines cybernétiques. Mais le cerveau de l'homme est un système vivant qui produit de la pensée libérée de la machine. Or c'est précisément le mystère de cet adjectif « vivant » et l'immatériel du mot « pensée » qui font que l'homme ne peut être assimilé à n'importe quelle machine cybernétique et que, comme le rappelle A. Bourguignon[5], « l'espoir de traduire le comportement et la pensée de l'homme en terme physiologique voire physico-chimique est resté vain ». Néanmoins, appliquée aux prémices de la vie psychique et avant qu'elle-même ne prenne avec l'objet ses distances, la théorie de l'auto-organisation peut nous

---

4. J.-D. Vincent, *op. cit.*

5. A. Bourguignon, « Fondements neurobiologiques pour une théorie de la psychopathologie », *Psychiatrie de l'enfant*, 1981, 24, 445-540.

aider à comprendre les mécanismes adaptatifs d'un individu avec son environnement au sein des interactions sujet-objet dont on a tant parlé ces dernières années.

La structure du cerveau se prête à l'auto-organisation. Il a toutes les qualités pour être, comme les autres systèmes complexes, auto-organisé et auto-organisateur. Le cerveau adulte est un organe complexe dans ses neurones et ses synapses, et compliqué dans ses réseaux autorégulés par des sous-systèmes. Il s'organise très tôt dans l'ontogenèse et poursuit un lent développement programmé jusqu'à quinze-vingt ans. C'est un système relativement plus fermé qu'ouvert puisque les voies d'entrée et de sortie ne représentent que 0,02 % de l'ensemble des neurones alors que le réseau de connexion en représente 99,98 %. C'est un système extrêmement protégé par sa redondance puisque la plupart des voies de transfert sont dédoublées, que chaque neurone peut entrer en connexion avec le même neurone postsynaptique par plusieurs synapses ; et que plusieurs milliers de neurones ont la même fonction rendant peu sensibles les effets de la mort cellulaire. C'est un système fiable, chez l'adulte surtout, qui non seulement ne se laisse pas désorganiser par des informations aberrantes ou agressives, imprévues ou aléatoires (Atlan les nomme les « bruits »), mais est capable de les intégrer pour les assujettir.

Dans un tel complexe en éveil, lorsque survient « un bruit », événement déstabilisant produit lors des rencontres hasardeuses avec l'environnement, il se passe à la fois un brouillage de l'information par cumulation d'erreurs et une augmentation d'informations par mise en jeu des systèmes d'analyse sollicités par ce corps étranger. Après, donc, une désorganisation passagère de la fiabilité d'un circuit décontenancé par ce bruit, le système se dote de sous-systèmes capables d'intégrer ce bruit, structurellement et fonctionnellement nouveaux, plus complexes, plus spécifiques et de redondance plus faible.

Cette capacité de choix, de création, d'apprentissage, de nouveauté, de mise en mémoire est évidemment maximale dans un cerveau adulte qui est de plus en plus détaché des processus imposés par le code génétique (programmation génétique) ou remodelés par les interactions avec l'environnement immédiat (épigenèse), mais il semble qu'elle s'exerce, dès le début de la vie, où tout semble nouveau.

Et mieux encore, la programmation génétique, dont le rôle est pourtant de reproduire l'invariant, a été en fait influencée par les mutations et les variations que l'environnement lui a fait subir au cours de la phylogenèse et les a gardées en mémoire (adaptétude évolutionnaire de l'environnement de Bowlby). Bref, pourrait-on dire, « tel qu'en lui-même l'hérédité le change », le code génétique lui-même a donc été soumis aux processus d'auto-organisation.

Par ailleurs, s'il fournit au nouveau-né des mécanismes perceptifs de base (par exemple la compétence à reconnaître un visage), il lui laisse la possibilité de les adapter à ce qu'il reçoit de l'environnement (comme la possibilité de reconnaître le visage de sa mère parmi d'autres visages).

Même l'épigenèse, qui permet l'adaptation du programme génétique aux contraintes externes prévues et nécessaires grâce à la stabilisation sélective des synapses, n'est pas exempte d'une micro-auto-organisation. Ainsi s'explique que d'autres synapses que celles qui ont été programmées pour être stabilisées puissent s'ouvrir à des événements aléatoires, distincts de ceux relativement codifiés des interactions environnementales de proximité et de créer des circuits nouveaux. La route de l'autonomie et de la liberté est ouverte assez tôt.

Plus tard, l'auto-organisation proprement dite, ou macro-auto-organisation, devient le processus prépondérant d'adaptabilité lorsque l'environnement est inadéquat ou aberrant et que l'individu, affranchi de la prévision génétique, déborde le cadre de ses acquisitions épigénétiques.

L'auto-organisation permet de ne pas mettre en péril la structure lorsqu'elle est confrontée à des événements imprévus ; mieux, elle utilise « les phénomènes aléatoires pour les intégrer dans le système et les faire fonctionner comme des facteurs positifs, créateurs d'ordre, de structure et de fonctions[6] ».

Les processus d'auto-organisation supposent une organisation suffisamment évoluée pour présenter des qualités de complexité, de redondance, de fiabilité, de compétence et de plasticité telles que la survenue de perturbations aléatoires, les « bruits », loin de désorganiser ce système, vont créer des sous-systèmes structurellement et fonctionnellement nouveaux qui vont augmenter la complexité de l'ensemble.

---

6. *Ibid.*

Mais peut-on appliquer la théorie de l'auto-organisation à la structuration de la vie psychique ? Il n'est pas interdit de penser que la complexité croissante des comportements humains puisse correspondre aux étapes de l'auto-organisation. On pourrait envisager ainsi :

— des comportements élémentaires liés à la programmation génétique (période fœtale, néonatale et des réflexes archaïques) ;

— des comportements épigénétiques liés aux relations maternelles, aux apprentissages et à l'environnement immédiat (interactions mère-bébé) ;

— des comportements auto-organisés plus libres, plus créateurs, liés aux rencontres hasardeuses que nous propose le monde (stade des apprentissages).

En termes de hiérarchie et de topographie, les structures inférieures, davantage liées aux instincts et aux grandes fonctions vitales, sont plus étroitement dépendantes de la programmation génétique, tandis que les couches supérieures du cortex et les aires associatives en seraient plus indépendantes et capables d'initiative dans la création de réseaux nouveaux et de schèmes toujours plus riches et plus complexes.

En termes de fonctionnement, Atlan stipule que l'auto-organisation serait un processus inconscient au sens où, pour lui, « l'inconscient est l'ensemble des mécanismes par lesquels notre organisme tout entier réagit aux agressions aléatoires, à leur nouveauté ainsi qu'à leur répétition ».

Dans le processus psychique d'auto-organisation, le système moteur initial serait inconscient y compris dans sa fonction d'organiser des activités psychiques constructives nouvelles, mais il serait couplé à un système conscience-mémoire, en interaction avec lui, qui stockerait ou redistribuerait les acquisitions nouvelles selon les besoins. Ainsi, ces processus organisateurs inconscients pourraient devenir conscients, donnant lieu à une interprétation de la situation nouvelle et lui donnant un sens.

La part laissée à l'aléatoire dans le développement du bébé nous montre paradoxalement l'importance de l'éducation précoce dans les expériences interactives mères-bébés. Chaque rencontre avec le monde extérieur, chaque état d'insatisfaction intérieur peut être considéré comme un bruit à absorber dans un entrelacs de réseaux nouveaux destinés à l'apprivoiser. Et la mère, ou tout substitut, peut aider à les renforcer par répétition de l'expérience qui devient de moins en moins difficile, de moins en moins douloureuse et de plus en plus réussie.

Cette propriété auto-organisante des systèmes complexes et vivants serait un argument biopsychologique pour prouver que tout individu est un être unique. Unique sur le plan génétique, épigénétique, et dans ses rencontres avec les aléas de l'environnement.

D'abord parce que la reproduction sexuée et méiotique fait que chaque individu n'est semblable génétiquement à aucun de ses parents puisqu'il possède les deux hémigénomes de chacun d'entre eux. Hémigénomes dont on pourrait dire qu'ils sont eux-mêmes infinitésimalement modifiés et travaillés par les lentes mutations génétiques que la phylogenèse imprime à l'espèce. Si bien que s'éteint lentement en nous le patrimoine exact légué par nos ancêtres lointains qui, s'ils revenaient, auraient raison de ne pas nous reconnaître. Gouyon[7] peut écrire : « Les individus ne se reproduisent pas, leur mort est programmée et ils disparaîtront à tout jamais ; s'ils produisent des descendants (ce qui est la fonction des ancêtres), ces descendants ne seront pas eux, ils seront autres. » Ainsi les ancêtres meurent-ils deux fois, et la résurrection de la chair ne pourra jamais remonter le fil génétique !

Doit-on le regretter ? Certainement pas. Nous connaissons trop les méfaits d'une consanguinité de classe chez les Rougon-Macquart ou de nécessité chez les « petits blancs des hauts » de la Réunion pour ne pas nous réjouir du renouvellement que font subir les lentes mutations de la phylogenèse à notre bon vieux patrimoine génétique.

Mais, dans la singularité de l'individu, il faut tenir compte aussi de l'originalité de chacune de ses expériences intéro- ou extéroceptives, de ses ajustements épigénétiques, des effets de chacune de ses interactions, et des perfectionnements spécifiques que lui aura permis l'auto-organisation. Si bien qu'au niveau de l'organisation psychologique fine aucun être, fût-il jumeau homozygote, ne ressemblera à son frère.

Cette vision des choses ne doit jamais être perdue de vue par celui qui se considère comme un psychopathologiste. Car s'il est licite de rassembler en syndromes les effets d'une pathologie organique comme l'épilepsie, il l'est moins d'emballer les épileptiques

---

7. Cité par J.-D. Vincent, *op. cit.*

dans les cartons rigides d'une classification psychologique où l'étiquette « épilepsie » recouvrirait des traits de caractère qui seraient communs à tous ceux frappés de ce mal. Un même type d'épilepsie représente pour chacun de ceux qui en sont atteints une expérience unique, spécifique et non généralisable.

Mais l'épilepsie n'est-elle pas un trop gros morceau à absorber pour l'auto-organisation ?

Tout le problème consiste à savoir pour chacun ce que le « bruit » de l'épilepsie, et en ce qui la concerne ce bruit est un sacré tonnerre, a modifié dans la structure naissante de la personnalité de l'enfant, en sachant que ses grondements résonnent non seulement dans les profondeurs du sujet mais aussi dans les représentations de son entourage.

De quel poids, en effet, vont peser l'épilepsie et tout ce qu'on lui rattache dans les conflits normaux de développement ? Y aura-t-il une spécificité « épileptique » dans le mode des échanges affectifs ou intellectuels de leur expression ? Et apportera-t-elle une solution « épileptique » à leurs résolutions ? Ces solutions vont-elles façonner une personne où se reconnaîtraient des traits communs à tous les épileptiques ?

Autant de questions auxquelles la clinique ne peut répondre dans l'absolu tant la confrontation avec chaque patient est singulière.

Alors ?

CLASSIFICATION PSYCHODYNAMIQUE DES ÉPILEPSIES

Alors c'est à nous, les épileptologues de l'enfant, de proposer une méthodologie d'approche de l'enfant épileptique adaptée aussi bien à la clinique de l'épilepsie qu'à celle de la pédopsychiatrie. Elle devrait permettre d'analyser dans le temps la demande spécifique des parents afin que nos réponses ne soient pas en dysharmonie, voire en dyschronie avec elle.

La première demande s'adresse à l'épileptologue. Les parents, encore sous le coup de la première crise, lui réclament un diagnostic précis de la nature de la crise, de la cause de la maladie et un traitement empêchant le retour des attaques. La réponse sera d'autant plus rassurante qu'elle prendra en considération les préoccupations immédiates des parents.

La deuxième se fait au pédopsychiatre auprès duquel on s'inquiète de l'intégrité du développement psychomoteur de l'enfant atteint et de son intégration scolaire et sociale, malgré les contraintes qu'imposent les crises et leur traitement.

La troisième ne se fait pas, c'est au psychopathologue de la provoquer afin d'aider les parents et l'enfant à mieux supporter l'envahissement par l'épilepsie non seulement de leur vie quotidienne, mais de leur vie psychique en s'adressant à leurs représentations de la maladie et aux fantasmes qu'elle a réveillés.

Ces trois demandes et l'éventail des réponses qu'elles supposent dépendent de la période spécifique du développement où apparaît l'épilepsie et des contraintes que sa réalité impose.

La maladie peut éclore à des moments reconnus comme critiques dans le développement de la personnalité (proximité mère-enfant, interactions précoces, positions paranoïde ou dépressive kleiniennes, formation de l'objet total, séparation-individuation, phase d'opposition agressive, de frustration œdipienne, de méditation intellectuelle de la période de latence, de doute identitaire dans une adolescence explosive). L'épilepsie peut donc brouiller le jeu relationnel déjà fragile du bon déroulement de ces étapes structurantes.

Mais la maladie a aussi son génie propre.

Elle peut infiltrer tous les rouages des mécanismes moteurs affectifs et cognitifs d'une personne, l'envahissant tout entière et rappelant par la fréquence de ses crises qu'il faut compter avec elle.

Elle peut n'effleurer que l'individu qui s'efforce de se construire en dehors d'elle, mais chacun de ses passages, même les plus brefs ou les plus discrets, va laisser une empreinte.

L'épilepsie peut aussi être ravalée au rang de simple symptôme parmi ceux autrement destructeurs d'une encéphalopathie responsable directement ou indirectement de tout ou partie des phénomènes psychiques. Dans ce cas, la psychopathologie spécifique de l'épilepsie, noyée elle-même dans l'arriération psychose, se voit considérablement diluée.

Ce n'est qu'après avoir tenu compte de ces impératifs que l'on peut essayer d'apprécier, dans chaque cas, la part de l'angoisse et de la culpabilité qui vient affoler davantage une famille vulnérable aux conflits de son histoire. Et, bien souvent, il n'existe pas de concordance entre la gravité objective d'un syndrome épileptique et son retentissement adaptatif sur la vie du patient et de ses parents.

C'est ce que je voudrais illustrer dans l'opposition des deux observations suivantes.

Xavier, encore langé dans le désir de sa mère

Xavier est né en 1958. Je ne trouve chez lui aucun antécédent obstétrical, infectieux, traumatique, convulsif ou même familial lorsque je le vois pour la première fois à l'âge de douze ans. Il a des crises partielles qu'il sent parfois venir et qui provoquent un spasme tonique de son hémicorps droit avec extension du membre supérieur et parfois inférieur, et déviation de la bouche et de la tête vers la gauche ; quelquefois, il se retrouve par terre au cours de ses malaises sans avoir ressenti de phénomènes pré-monitoires, mais il n'a jamais présenté de clonies. Après la crise, il reprend assez vite ses activités, mais il est gêné par une salivation abondante. Ses crises surviennent exceptionnellement la nuit, elles sont très espacées, il peut rester plus de deux ans sans que les crises se renouvellent, elles surviennent apparemment au hasard, mais deux ont eu lieu le jour de la fête des Mères et une autre le jour de son trente-huitième anniversaire. Xavier a maintenant trente-neuf ans, ses crises n'ont pas totalement disparu, mais sont très espacées. Il continue à prendre du Tégrétol et de l'Urbanyl. Ses différents EEG sont tantôt normaux, tantôt montrent des bouffées de pointes-ondes dégradées temporales droites ou des anomalies thêta-delta pointues bitemporales prédominant à droite, plus rarement à gauche. Le scanner est sans anomalies. Il n'est pas allé à son rendez-vous d'IRM.

Bref, Xavier présente une épilepsie partielle sans doute symptomatique dont la cause n'est pas apparue clairement ; la mère signale toutefois que ses crises sont survenues l'année qui a suivi trois anesthésies générales subies pour des raisons diverses.

On peut dire que Xavier a toujours été « traîné » en consultation par sa mère qui continue de venir avec lui, c'est elle qui parle des crises de son fils, c'est elle qui lui donne son traitement « de peur qu'il l'oublie », c'est encore elle qui, alors que je rédigeais l'ordonnance, m'a dit : « Alors, docteur, qu'est-ce que vous me donnez aujourd'hui ? » Xavier, lui, reste en retrait comme si tout cela ne le concernait pas. On a beaucoup de difficulté à lui faire préciser la sémiologie de ses crises et encore davantage à lui faire exprimer ses sentiments sur elles ou sur la vie en général. Il est toujours chez ses parents, il mène une petite vie de petit employé de bureau, il ne s'intéresse à pas grand-chose, il a peu d'amis, il ne sort pas, sa vie sexuelle paraît pauvre sinon inexistante, il est vrai que la présence de sa mère ne favorise pas la confidence. De toute façon, je n'ai jamais pu le voir seul, bien que je le lui aie souvent proposé, mais il se demande pourquoi.

Bref, cette épilepsie relativement bénigne, chez cet adolescent puis chez cet homme, a pérennisé une fusion mère-enfant qui a considérablement rétréci la vie de chacun, une vie qui semble leur convenir à tous deux. Je n'ai jamais vu le père.

Jacques le non-fataliste

Jacques est né le 20 janvier 1967. Quand je le vois pour la première fois, il a cinq ans, c'est un enfant sourd, aveugle, sans langage, autistique et épileptique !

Jacques a été victime d'une embryopathie rubéolique au quinzième jour de la grossesse de sa mère.

Sa surdité, explorée par le Pr Portman, est profonde, bilatérale et sans reste auditif. Une tentative d'appareillage s'est soldée par un échec. Il a une cataracte bilatérale opérée à l'âge de huit mois par le Pr Paufique, ce qui lui a assuré quelques dixièmes de vision, mais en 1985, à la suite d'un décollement de la rétine, il perd complètement la vision de l'œil droit.

Enfant, Jacques se comporte comme un autiste. Il n'a pas de langage, il pousse des cris rauques, il a des stéréotypies gestuelles, une horreur de tout changement, de toute nouveauté, qui peut aller jusqu'à la phobie avec des réactions anxieuses extrêmement pénibles. Pour lui faire anticiper la consultation à Marseille, les parents ont imaginé de lui montrer des photos du service, du laboratoire d'EEG et de moi-même à mon bureau de consultation. Ainsi peut-il anticiper ce qui l'attend.

Il se stimule à la lumière du soleil avec ses doigts écartés, et c'est d'ailleurs au cours d'une de ces stimulations qu'il fait, à l'âge de huit ans et demi, une première crise repérée par ses parents avec évanouissement, bave, pertes d'urines et coma ou sommeil postcritique de deux heures et demie. Puis Jacques développe un syndrome de Lennox-Gastaut avec un mélange d'absences atypiques, de crises toniques brèves versives gauches parfois suivies d'une perte de tonus et de grandes crises toniques brutales au cours desquelles le spasme de tout le corps entraîne des chutes où il se blesse et risque d'endommager son œil unique. Ses crises ont un sens, elles peuvent traduire une joie ou une peine. Ses EEG de veille et son EEG de sommeil, obtenus à grand-peine, montrent des décharges bilatérales, synchrones et symétriques de pointes-ondes lentes, parfois à prédominance bifrontales. Cette épilepsie très active persiste pendant des années, elle réagit peu aux différents traitements proposés, lorsqu'elle cède brusquement après l'ajout d'Urbanyl en 1985 qui entraîne la disparition « miraculeuse » de toute crise depuis, à l'exception d'une, survenue en 1994, à l'aéroport de Poitiers où il avait dû attendre l'avion pendant cinq heures et avait omis une prise de médicaments. Les tracés aussi se sont normalisés, bien qu'ils se soient aggravés pendant une période, en 1995, où ils montraient des décharges de pointes-ondes non plus lentes mais rapides revêtant parfois l'aspect de polypointes-ondes retrouvées à la SLI qui faisait craindre une évolution vers une épilepsie myoclonique. Mais, en octobre 1995 et en octobre 1996, ses tracés étaient redevenus normaux.

Heureusement, Jacques est issu d'une famille extrêmement chaleureuse, compréhensive et unie. Son père, sa mère et ses deux frères l'entourent beaucoup et savent déceler et exploiter ses tentatives de contact. Il habite un petit village des Hautes-Alpes, ce qui lui ouvre un champ de communication social au-delà de sa famille et lui a permis d'aller à l'école maternelle. Ses capacités proprioceptives et son sens de l'équilibre sont tels que ses parents, montagnards, l'emmènent avec eux en escalade et lui font faire du ski. Par bonheur venait de s'installer à Gap une de mes élèves, psychomotricienne de qualité qui a utilisé chez Jacques toutes les capacités sensorielles dont il était doué ; il arrive ainsi à classer les formes et les couleurs, et se révèle extrêmement compétent en orientation. Petit à petit, j'ai vu cet enfant sortir de son autisme au prix de violentes réactions caractérielles et d'angoisses qui survenaient par périodes.

À l'âge de son adolescence, les parents de Jacques acceptent de le faire entrer dans une excellente institution de sourds et aveugles à Poitiers où il fait l'apprentissage de l'autonomie et d'un nouveau cadre social tout en poursuivant des activités qu'il aime, piscine, escalade, judo, cheval. L'équipe éducative, remarquant que les crises de Jacques sont parfois en rapport avec des moments dépressifs dus à l'éloignement, décide de faire revenir Jacques dans sa famille tous les quinze jours lorsque l'intervalle des vacances scolaires est trop grand. C'est alors que Jacques fait plusieurs voyages en avion, Poitiers-Lyon tout seul, confié à l'équipage qui en accepte la responsabilité, et attendu par ses parents à Satolas. Chez lui, aux vacances, Jacques, devenu maintenant adulte — il a trente ans —, est heureux de retrouver sa famille, il continue à faire de l'escalade et du ski de fond.

Cette observation prouve que, malgré les handicaps sévères présentés par ce sujet, la convergence maîtrisée de l'extraordinaire prise en charge familiale, sociale et institutionnelle a pu le faire accéder à un certain degré d'autonomie, et on peut toujours se demander quelle a été la part du psychologique dans cette disparition, je n'ose encore dire « guérison » de ce syndrome de Lennox-Gastaut dont on connaît le sombre pronostic habituel.

Grâce à ces mises en garde sur le respect du particularisme de chacun de nos patients que nul ne doit oublier, je me sens plus à l'aise pour proposer un modèle d'approche psychodynamique qui tienne compte des grandes étapes du développement de l'enfant. Je le fais d'autant plus volontiers que la classification des syndromes épileptiques est une classification chronologique naturellement issue de la pratique clinique qui force à constater qu'à certains âges correspondent des syndromes qui leur sont sinon spécifiques, tout au moins plus volontiers associés. Or cet aspect âge-dépendant est également en accord avec ce que l'on sait sur le développement encore inachevé du cerveau et la plasticité de ses structures.

Ainsi s'individualisent trois périodes du développement où la survenue d'une épilepsie puisse avoir des effets relativement généralisables sur le règlement des conflits caractéristiques de ces époques et sur le modelage d'une personnalité encore malléable :

Les épilepsies du nourrisson et du jeune enfant

Peut-on parler de psychopathologie à leurs propos ? Certainement oui, à condition de renoncer à vouloir isoler le fil du neurologique de celui du relationnel dans l'écheveau embrouillé des conséquences psychologiques d'une atteinte si précoce.

L'important pour tout le monde, parents et médecin, est de rassembler un nombre suffisant d'arguments pour établir clairement un clivage entre une affection menaçant les fondements psychomoteurs du développement de la pensée et une atteinte fonctionnelle passagère ou occasionnelle. L'établissement de ce clivage est nécessaire pour répondre différemment aux mêmes questions angoissées des parents sur l'intégrité du système nerveux de leur enfant, sur la menace de récidives dans l'immédiat et sur celle qui peut peser sur sa vie mentale et sociale ultérieure.

Dans les cas d'*encéphalopathie myoclonique précoce* ou *d'encéphalopathie épileptique avec « suppression burst »*, qui sont les deux syndromes les plus malins mais aussi les plus rares de la période néonatale, la gravité saute aux yeux : les crises sont fréquentes et variées, spasmes toniques, pour le second, myoclonies erratiques segmentaires et massives, crises partielles, spasmes infantiles pour le premier ; les anomalies EEG sont évidentes, bouffées de pointes, de pointes-ondes plus ou moins lentes, de plus ou moins grande amplitude, séparées par des phases de tracés plats qui peuvent prendre le caractère rythmique des « suppressions burst » ; l'aspect du bébé, ses comportements, les signes neurologiques indiquent à l'évidence qu'il s'agit d'une atteinte grave conduisant au décès ou — doit-on dire au mieux ? — vers une arriération sévère. L'attitude de chacun des soignants ne peut être autre que celle d'un contenant humain et respectueux prêt à aider de jeunes parents à faire le deuil de l'enfant sain qu'ils étaient en droit d'imaginer. Deuil qui peut prendre du temps et qui nécessitera de nombreux entretiens dont l'acceptation d'une réalité sans illusions est la première étape.

Le syndrome de West. Il est plus difficile encore pour des parents de voir, comme l'a signalé le premier en 1841 le Dr West sur son propre enfant, un bébé, dans le deuxième semestre d'une vie qui avait apparemment bien commencé puisqu'il lui souriait, perdre assez vite tout contact avec l'entourage, ses yeux devenir vides d'expression, ne plus sourire à sa mère, rester indifférent aux hochets agités devant lui, ne se tenir assis qu'en vacillant et se montrer grognon — « grimaud », dirait Balzac — et irritable.

Bien vite, cette introversion morose est traversée de spasmes en flexion de la durée d'un éclair, sortes de myoclonies massives, itératives, bilatérales et synchrones qui forcent l'enfant à courber la tête (tic de salaam), cependant que jambes et cuisses se replient sur son thorax comme « un canif qui se ferme ».

L'EEG, de veille et de sommeil, confirme qu'il s'agit bien d'un syndrome de West avec ses tracés d'ondes lentes de grande amplitude (hypsa), dysrythmiques, entremêlées de pointes diffuses ou asynchrones qui se fragmentent sous l'effet du sommeil lent (voir figure 4). L'enregistrement, hélas facile, des spasmes montre tantôt un aplatissement du tracé précédé d'une onde ample correspondant à la myoclonie enregistrée sur l'EMG, tantôt d'une onde lente généralisée surchargée ou suivie de rythmes rapides.

Si les spasmes et l'hypsarythmie disparaissent assez rapidement, spontanément ou sous l'effet du traitement cortisonique, l'évolution vers une atteinte mentale sévère, autisme ou arriération-psychose, reste, en sus d'une épilepsie secondaire, la menace la plus grave de ce syndrome.

Qu'il soit, dans son étiologie, symptomatique d'une encéphalopathie, ou cryptogénétique, on ne peut que s'inquiéter d'un état d'empêchement aussi massif qui tend quasi expérimentalement à pervertir les moyens sensoriels de la continuité relationnelle mère-bébé à des moments réputés critiques du développement.

Il faut donc tout faire pour assurer une prise en charge psychologique précoce et globale de l'enfant et de sa famille visant à ne pas interrompre les interactions structurantes mère-enfant, fortement perturbées par le brutal repli autistique du bébé, l'angoisse de la mère, les séparations éventuelles autrefois imposées par les hospitalisations, et les effets secondaires du traitement, en particulier le changement d'aspect physique d'un bébé que les corticoïdes ont rendu à ce point soufflé et velu qu'il risque de devenir étranger à sa propre mère. L'équipe du centre Saint-Paul a pu observer l'évolution psychologique différente d'un frère et de sa sœur, tous deux atteints d'un syndrome de West, sous l'influence de la continuité de la vigilance maternelle.

Dans ce couple encore jeune, le père était d'origine indienne, la mère française, mais ils pratiquaient tous deux la religion hindoue empreinte de tolérance, d'acceptation et d'absence d'agressivité. Leur premier-né, un garçon, a eu un syndrome de West traité à l'époque classiquement par corticothérapie intensive ayant nécessité une hospitalisation et donc une séparation mère-enfant. L'enfant a guéri assez rapidement de ses spasmes et de son hypsarythmie, mais il demeurait encore lointain. La mère, très attentive, a bien perçu le moment où son enfant a repris le contact avec elle. « Un jour, il m'a regardée, avec ses yeux d'avant, et je ne l'ai plus lâché. »

Peu d'années après, les parents ont eu un autre enfant, une fille. Celle-ci semblait se développer normalement lorsque, vers l'âge de six mois, la mère, qui avait malheureusement aiguisé son

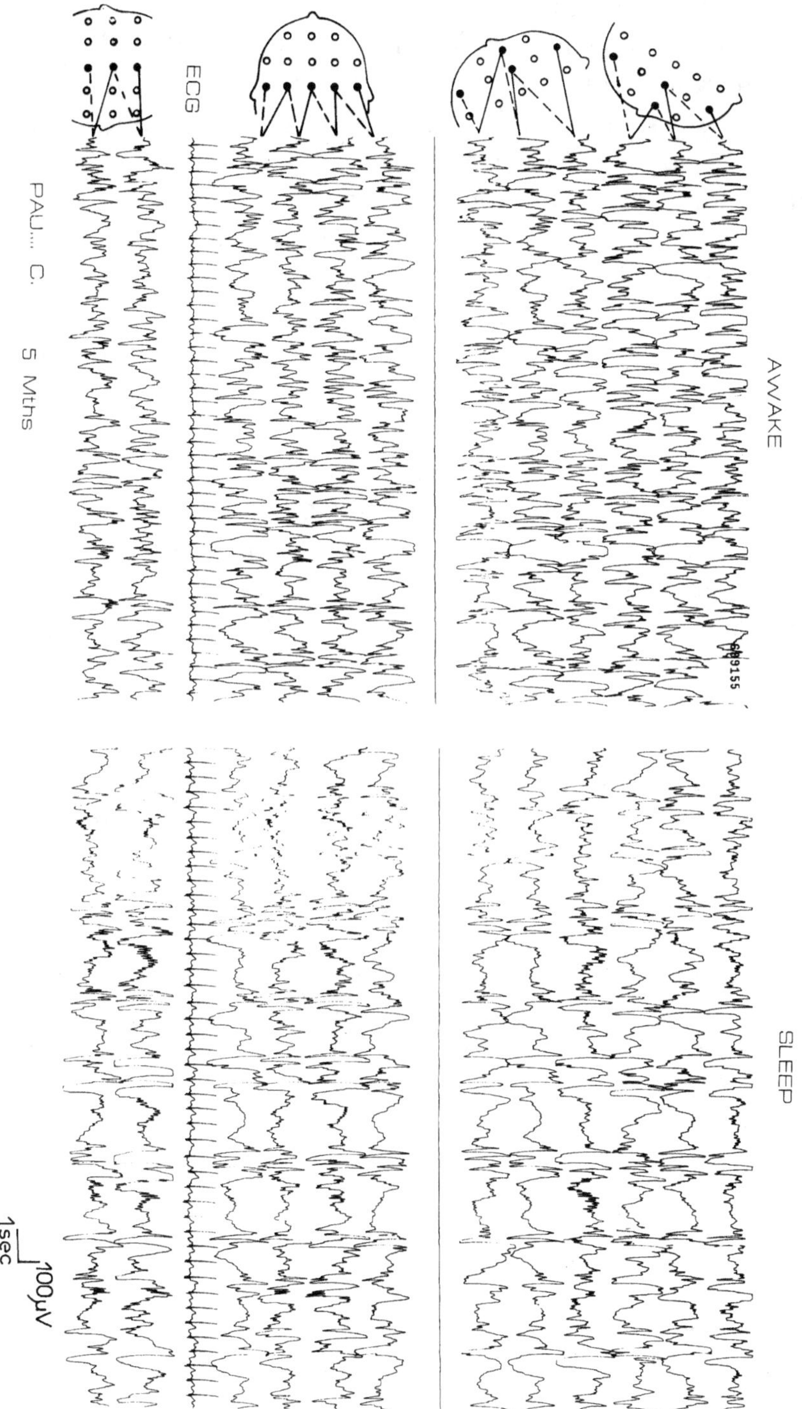

Figure 4. Syndrome de West. Hypsarythmie à la veille
et pendant le sommeil. Cliché centre Saint-Paul (Marseille).

sens clinique à la souffrance de son aîné, s'aperçut que sa fille aussi présentait des spasmes en flexion. Conduite à l'hôpital, l'enfant a reçu un traitement cortisonique, mais la mère n'a pas voulu s'en séparer. Alors, dit-elle, « pour elle aussi je n'ai plus lâché son regard, je suis restée constamment auprès d'elle, lui communiquant ma présence et la sollicitant sans cesse ».

L'aîné a évolué vers une débilité moyenne nécessitant une éducation spécialisée, la seconde a conservé une intelligence normale et a pu faire des études secondaires.

Bien sûr, pourra-t-on dire, ces deux syndromes n'ont pas eu la même gravité, le traitement a été plus précoce chez la fille que chez le garçon puisque le diagnostic a été fait sans atermoiements, mais on ne peut négliger l'acharnement instinctif de la mère à ne pas couper son enfant d'une relation d'objet menacée.

Une observation récente de Didier Weil[8] confirme l'intérêt d'impliquer très tôt les parents dans la relance de leur fonction contenante, soutenante et de stimulation sensorielle, pour ne pas rompre le contact avec l'enfant dont les spasmes et l'hypsarythmie peuvent être interprétés sur le plan psychodynamique comme des mouvements de retraits régressifs qui font le lit de l'autisme.

Tout autre est le climat dans le cas de *convulsions fébriles du nourrisson ou du très jeune enfant entre trois mois et cinq ans*.

Il s'agit ici d'un enfant qui a été normal dans son développement et pour lequel on ne se faisait aucun souci. C'est un enfant qui paie normalement son tribut aux maladies obligatoires de l'enfance, infections virales, rhinopharyngées, réactions aux vaccinations, et chez lequel, en dehors de ses antécédents familiaux, rien ne pouvait laisser prévoir une telle sensibilité cérébrale à la fièvre.

Or c'est précisément ce passage brutal de la quiétude au drame qui produit l'effet catastrophe et ses effets secondaires post-traumatiques.

Le choc psychique encaissé par les parents est celui d'avoir vu leur enfant en crise. La crise est le détonateur d'une explosion d'angoisse immédiate. La crainte de la récidive — Docteur, est-ce que ça va se reproduire ? — précède en général celles sur l'origine, les effets et *a fortiori* sur le sens d'une telle catastrophe — Docteur, est-ce de l'épilepsie ? Est-ce grave ? Va-t-il rester « fada » ? Pour-

---

8. D. Weil, « Syndrome de West : une approche psychothérapeutique », *Neuropsychiatrie de l'enfance et de l'adolescence*, 1997, 45, 1-2, 62-67.

quoi ça nous arrive, à nous ? Et de chercher les causes, les fautes d'éducation, d'hygiène, et de tenir un coupable penaud d'avoir eu lui-même des convulsions ou d'en compter parmi les membres de sa famille !

On le voit, les parents n'ont pas les mêmes raisons que les neuropédiatres d'être optimistes, d'autant qu'il n'est pas sûr que ceux-ci le soient avec autant de sérénité. Ils savent que, chez l'enfant d'avant un an, les convulsions fébriles unilatérales ou de longue durée peuvent s'accompagner d'une paralysie transitoire *a fortiori* définitive, ou peuvent induire ultérieurement une épilepsie postconvulsive.

Comment accepter qu'une affection aussi banale qu'un rhume ait provoqué pareils dégâts ? et les soupçons qu'il existait « quelque chose avant » ne sont pas là pour calmer les craintes sur l'avenir.

Même si le souci du médecin est d'accumuler pour les parents les preuves de la bénignité actuelle et future de ces épisodes, comment leur faire oublier que, pendant des minutes qui leur ont paru des heures, leur bébé ait pu être secoué de spasmes qui déformaient son corps et le faisaient glisser vers la mort, comment leur faire oublier les heures passées à attendre les résultats, pourtant rassurants, des examens demandés, comment leur faire comprendre que la recherche d'antécédents familiaux, loin d'être culpabilisante, soit un élément favorable de plus ? Ce bébé aura bien des efforts à faire pour que sa compétence et son appétit de vie guérissent ses parents de leur blessure première et d'une sourde méfiance à son égard. La révélation de ce dysfonctionnement neurologique est venue chez la mère glisser un doute sur l'intégrité de son bébé et sur sa capacité à intégrer tout ce qu'elle lui apporte de bon et de définitif. Chaque nouvelle convulsion, ou souvenir de la convulsion, ou simple risque fébrile de la convulsion, vient raviver ce doute et les angoisses qui lui sont attachées. La spontanéité des échanges interactifs entre la mère et son nourrisson n'est-elle pas quelque peu entravée par la retenue de cette inquiétude ? Et l'enfant ne sent-il pas les limites plus ou moins étroites que l'on assigne au libre jeu de son corps ? En souvenir d'une convulsion passée, une mère défendait à sa fille de courir pour ne pas qu'elle ait chaud et que sa température ne s'élève. L'enfant, comme dans les secrets de famille, a la révélation progressive qu'il a fait quelque chose qu'il n'aurait pas dû faire, dont la dimension réelle ne lui apparaîtra que plus tard. Mais même si la convulsion n'a pas été suivie d'épilepsie, il risque de mettre du temps à s'en guérir d'autant que les interrogatoires ou les estampilles du carnet de santé la lui rappelleront à chaque intervention médicale.

À ce point de vue, nous devons nous féliciter que l'emploi du Diazépam en solution par voie rectale administré par les parents sans attendre le médecin ait désacralisé l'acte médical, renforcé la maîtrise et la puissance des parents sur le phénomène, et ait rendu inutile la prescription d'un traitement prophylactique dont l'efficacité sur les récurrences était discutable, et qui entretenait chez l'enfant et ses parents la virtualité épileptique.

Les épilepsies de l'enfant

Ici encore, nous opposerons syndromes graves et déstructurants aux manifestations épileptiques plus bénignes.

Le syndrome de Lennox-Gastaut et les syndromes associés ou différenciés sont les prototypes des épilepsies graves de l'enfant.

Il survient en moyenne entre trois et cinq ans. Il est contemporain des phases d'organisation structurelle des grands conflits pulsionnels anaux et œdipiens, au moment où la fonction symbolique s'épanouit et se renforce dans l'usage du jeu et du langage, mais aussi où les pulsions ne sont pas encore entrées en latence et se lisent à inconscient ouvert dans les comportements agressifs ou amoureux des petits Sade ou des petits Œdipe. Comment toute cette effervescence va-t-elle être balayée, modifiée, contenue, mise en réserve, ou lâchée, sans retenue quand le cerveau convulsera ? Comment, pour les parents, mettre de l'ordre quand ils sont eux-mêmes occupés tout entiers et quotidiennement par le tourbillon désorganisant de la maladie ? Et quelle maladie !

Plus souvent que dans le syndrome de West, dont les cas cryptogénétiques ont toutefois diminué de 40 à 10 %, le syndrome de Lennox-Gastaut débute rarement chez un enfant qui n'avait donné aucune inquiétude. Le plus souvent déjà, un retard psychomoteur, des troubles de la personnalité avaient exaspéré la relation affective et perturbé les interactions. Dans 20 % des cas, le syndrome de Lennox-Gastaut n'est que la suite douloureuse d'une situation inaugurée par un syndrome de West, et les difficultés psychologiques s'inscrivent dans sa continuité.

Les crises sont fréquentes, pluriquotidiennes, ne laissant à la vigilance du patient et à celle de sa famille aucun repos, y compris la nuit, puisqu'elles surviennent aussi bien à l'endormissement qu'au réveil.

Les crises sont dangereuses en elles-mêmes puisque l'hypertonie brutale qu'elles provoquent peut entraîner des chutes sans amortissement, en état de tension extrême dont l'effet de masse aggrave les heurts sur le sol ou sur les angles des objets d'alentour. Et l'on peut en déceler les traces sous forme de plaies, d'ecchymoses, de bosses ou de cicatrices sur les arcades sourcilières, le menton ou le nez de l'enfant qui lui donnent le visage pathétique d'un boxeur vétéran.

La variété même des crises (myoclonies, absences, atonies), par leurs métamorphoses et leurs changement, renforce l'inquiétude de ne pouvoir s'attendre à la forme que le mal va prendre pour frapper. L'entourage fait d'ailleurs fort bien la différence entre « les petites crises », qu'ils sont presque heureux de signaler comme une amélioration, et « les grandes crises », les méchantes, celles qui les blessent dans leur chair comme elles le font dans celle de leur enfant.

Les parents apprennent assez vite à lire à l'envers, de l'autre côté du bureau, les nombreuses anomalies irritatives du tracé (voir figure 5) que, devant eux, feuillette, muet de désolation, le médecin. Sur des rythmes le plus souvent lents s'inscrivent de très nombreuses décharges de pointes-ondes lentes à 2-2,5 cycles par seconde, tantôt bilatérales, tantôt multifocales qu'interrompent les rythmes rapides bilatéraux des crises toniques. Les absences atypiques regroupent les POL en bouffées, plus ou moins longues, plus ou moins irrégulières à début et terminaison peu nets. Enfin, les myoclonies se marquent de leurs polypointes-ondes brèves. Les tracés sont désespérément semblables pendant l'évolution qui se fait vers une chronicité, entrecoupée de périodes d'amélioration relative et d'aggravation déprimante.

Les perturbations psychiques structurales seront d'autant plus profondes que le syndrome a commencé précocement, encore que les formes d'apparition tardives signalées par J. Roger évoluent souvent elles aussi sur un mode psychotique. L'évolution la plus classique est celle de l'arriération psychose où les crises, noyées dans une symptomatologie caractérielle et égocentrique, sont souvent utilisées comme moyen d'expression ou de résolution de

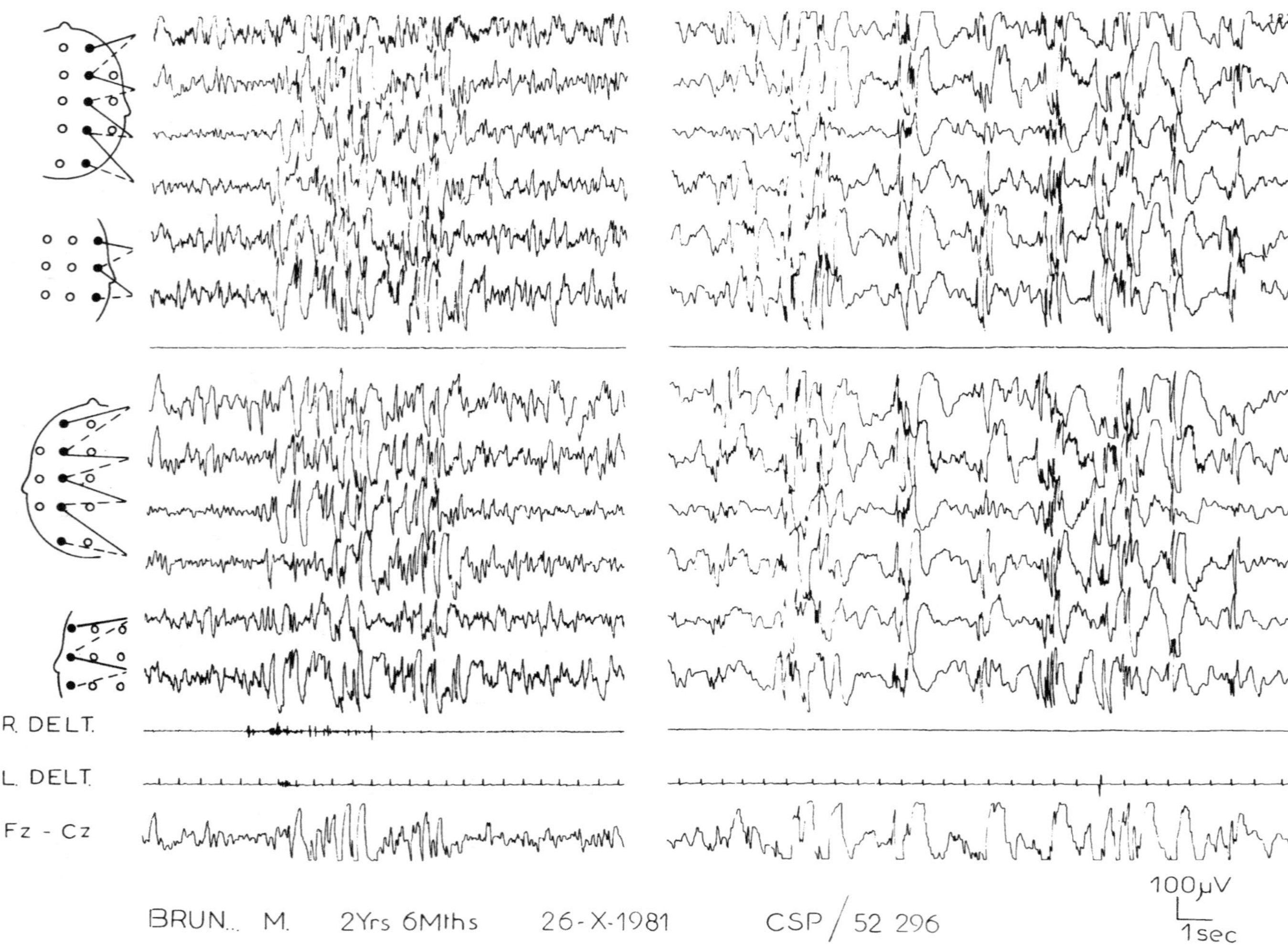

Figure 5. Syndrome de Lennox-Gastaut. Pointes-ondes lentes à la veille et polypointes-ondes lentes pendant le sommeil. Cliché centre Saint-Paul (Marseille).

conflits intra-familiaux ou intra-institutionnels pas toujours décelables.

Il est évident que plusieurs facteurs participent à la constitution de ces états : des facteurs organiques, bien sûr, d'une « encéphalopathie » qui n'a pas fait sa preuve mais qui a gravement perturbé le développement cognitif et empêché tout apprentissage. Des facteurs relationnels évidents chez un enfant handicapé soumis du fait de l'imprévisibilité et du danger de ses crises à une totale dépendance à ses parents. Des facteurs sociaux qui le font rejeter de l'école et de toutes autres activités sociales. Des facteurs thérapeutiques enfin qui, du fait d'une polythérapie, cumulent leurs effets secondaires souvent nocifs ou souvent paradoxaux sur le psychisme. Psychiatres et parents doivent naviguer à vue au milieu de ces écueils et improviser la meilleure conduite pour que la souffrance de tous soit la plus supportable à chacun.

Il est malgré tout possible de voir des guérisons neurologiques de ce syndrome, ces cas sont rares (entre 6,7 et 4 %), mais les séquelles psychiques sont toujours importantes[9].

À ce prototype de syndrome épileptique malin de l'enfance il faut opposer deux syndromes réputés bénins, celui de l'épilepsie généralisée idiopathique absence et les syndromes d'épilepsie partielle idiopathique qui seront décrits chez les préadolescents et adolescents, mais qui peuvent se voir chez l'enfant plus jeune.

Il s'agit pour le premier de l'ancien Petit Mal, terme frappé de tant d'ambiguïté qu'il nous est conseillé de ne plus l'employer.

La réputation neurologique de ce syndrome est bonne. Les critères principaux de cette *épilepsie absence de l'enfant* (EAE) sont assez clairs et rassurants.

Il existe des facteurs familiaux diversement appréciés entre 15 et 44 % des cas, et les recherches génétiques tentent à localiser son gène.

Cette épilepsie commence le plus fréquemment entre six et sept ans, avant donc la puberté, en période de latence.

Elle survient chez des enfants normaux, qui en général le restent.

Les premières crises sont des absences typiques, simples, interruption brève de la conscience, pouvant se nuancer de compo-

---

9. C'est le cas dans l'observation de Jacques rapportée plus haut.

santes tantôt cloniques légères, tantôt atoniques, toniques, ou s'accompagner d'automatismes ou de signes végétatifs dont l'énurésie est le plus invalidant psychologiquement.

Les signes électro-encéphalographiques sont évidents. L'activité de fond du tracé intercritique est habituellement normale bien que quelques patients puissent présenter un rythme delta ample postérieur assez typique. Ce tracé normal est interrompu par des décharges, bilatérales, particulièrement sur les régions centrales, synchrones et symétriques de pointes-ondes rythmiques à trois cycles par seconde à début abrupt et à terminaison qui l'est à peine un peu moins (voir figure 2).

Le pronostic neurologique de cette EAE est relativement bon si les absences disparaissent assez vite sous l'effet du traitement. Cela se verrait dans 79,3 à 78,6 % des cas. Il est un peu moins bon si les absences persistent en résistant au traitement, moins bon encore si des crises tonico-cloniques remplacent les absences à l'âge adulte, et franchement mauvais si absences et crises tonico-cloniques coexistent.

Quant au pronostic mental, l'optimisme initial prôné par les premiers auteurs qui opposaient Petit Mal à Grand Mal, grand y compris dans sa gravité, a été quelque peu battu en brèche depuis que l'on prête davantage d'attention au retentissement psychologique de tout mal épileptique, fût-il même dénommé « petit ».

Examinons donc à la lumière de la psychodynamique les effets de ce mal à éclipses sur le développement.

Les pédopsychiatres ne rendront jamais assez hommage au génie de Freud d'avoir individualisé la phase de latence. C'est une période subtile où se tisse la trame de la personnalité qui ne fera plus tard que s'épaissir sans changer beaucoup sa texture. Les outils moteurs et cognitifs se perfectionnant, les apprentissages les plus complexes et les plus définitifs deviennent exubérants de richesse. Les moyens de détourner les émois que l'enfant vient d'éprouver pendant sa période œdipienne, fortement teintée de sexualité comparée, développent, en même temps que des défenses subtiles, un imaginaire teinté d'angoisse. Les productions langagières, motrices, affectives, de brutes qu'elles étaient, se raffinent au bain du symbolisme et au filtre du refoulement. Le jeu, l'humour, l'esthétisme, le sentiment amoureux, la pudeur, la compétitivité, le désir de savoir, d'expérimenter bouillonnent au prix souvent d'une souffrance psychique qui vient rappeler les affres du manque et de l'imparfait nécessaires. Bref, le repli pulsionnel, loin de laisser un désert, découvre au contraire une plage pleine de vie qui a gardé sans les effacer les traces du passé et sur laquelle s'impriment avec aisance les expériences présentes.

Or le Petit Mal absence est le mal de la période de latence. Ces trous qui déchirent la cohésion du Moi, ces éclipses qui obscurcissent une pensée en travail, ces effritements de l'attention, ces baisses de tension d'une conscience en éveil, voire ces parasites du tonus perturbent les délicats mécanismes du travail de la latence. Combien d'enfants du CP au CE2 voient leur enthousiasme scolaire brusquement refroidir ! Combien sont rappelés à l'ordre pour leur distraction, leur inattention à la leçon proposée, incapables de répéter ce qu'on vient de leur dire, restant hébétés, le regard vague, passant pour des idiots. Combien émaillent leur dictée de « trous » irrattrapables, ou de déformations brutales de leur écriture, quand ils n'écrivent pas n'importe quoi. J'ai même vu une petite fille se faire tancer pour son insolence car elle levait les yeux au ciel quand la maîtresse s'adressait à elle ! Devant cette baisse de rendement scolaire et la convergence des remarques des maîtres, relayées par les hauts cris des parents, comment ne pas se renfrogner et devenir caractériel ? D'autant que les autres enfants parfois ont fait le diagnostic et se moquent de ce camarade qui part « dans la lune », ratant une passe de balle, un tour de corde à sauter ou qui les fixe d'un air ahuri.

Parfois c'est plus grave : une patiente m'a avoué bien plus tard que, lorsqu'elle avait ressenti ses premières absences, elle a pensé qu'elle était anormale, différente des autres, elle avait honte même d'en parler à ses parents, elle avait la conscience confuse qu'elle faisait ou éprouvait quelque chose de mal. Les plaies précoces de son narcissisme étaient telles qu'elles n'ont pu jamais se fermer, elle s'est isolée des autres, y compris de ses parents ; adolescente, elle est devenue psychopathe ; adulte, elle est droguée et séropositive.

On peut se demander si l'absence, qui est capable de provoquer des affects sans qu'ils soient accompagnés de représentations, ne facilite pas l'affleurement à la conscience de ce que voudrait cacher l'amnésie infantile et si ses répétitions ne finissent pas par gêner le travail nécessaire du refoulement. L'épilepsie, même bénigne, infiltrée au sein des rouages les plus délicats de la psyché infantile, viendrait alors gâcher ce qui fait le cristal de l'enfance en troublant la latence.

Les épilepsies du préadolescent et de l'adolescent

Ce n'est pas un hasard si cette période de bouleversement hormonal, corporel et psychique est contemporaine de la révélation d'un certain nombre d'épilepsies fonctionnelles qui, pour bénignes qu'elles soient, démontrent l'intrication des secousses de la psyché et de la réactivité bioélectrique. Ce terme paraissant convenir pour englober les patients (méritent-ils ce nom ?) qui ne présentent à cette période que des anomalies électro-encéphalographiques à l'exclusion de toute crise clinique, comme je l'ai montré dans la thèse de P. Bergougnoux.

Il paraît donc s'agir d'épilepsies assez spécifiques non seulement de l'âge pubertaire mais des manifestations pubertaires. À la difficulté d'être adolescents va s'ajouter pour eux la difficulté d'être épileptiques, tandis que pour ceux qui sont épileptiques depuis l'enfance va s'ajouter la difficulté d'être adolescents. Ces deux aspects de l'adolescence épileptique sont donc à envisager séparément.

Les épileptiques adolescents sont donc ceux qui voient leur épilepsie généralisée idiopathique se transformer à l'adolescence ou dont l'épilepsie partielle symptomatique se poursuit à l'adolescence.

À leur propos, il faudrait essayer de comprendre à la fois en quoi la pression de l'adolescence modifie le cours de la maladie épileptique infantile, tout en essayant de reconnaître dans les variations du tableau épileptologique les marques dévoyées du conflit juvénile. En même temps, on doit se poser la question de savoir si une maladie, aussi prégnante sur les conflits infantiles antérieurs, n'a pas altéré les conditions de préparation à l'adolescence, et le jeu des désinvestissements et des réinvestissements caractéristiques de cette période. L'épilepsie abrase-t-elle pour ces raisons les excès de l'adolescence ou ne fait-elle que les renforcer ?

C'est à ces questions que nous avions essayé de répondre en 1978 à propos de quelques adolescents épileptiques suivis depuis leur enfance à la consultation.

Dans tous les cas, il s'agissait d'épilepsies précoces, le plus souvent secondaires symptomatiques plutôt qu'idiopathiques, de gravité moyenne où plusieurs facteurs intervenaient pour troubler les assises d'une personnalité qui se cherche.

Trois facteurs nous avaient paru déterminants.

Le premier était celui de la qualité du maintien de la relation objectale précoce et de la cohésion du couple qui permet au père de continuer à assumer sa fonction d'ordre tiers et séparateur.

Le deuxième était celui du maintien d'un bon niveau intellectuel.

Le troisième était d'ordre épileptologique, et dépendait à la fois de la précocité d'apparition de l'épilepsie et de sa forme électroclinique.

En fait, ces facteurs sont toujours intriqués, retentissant les uns sur les autres et pas toujours comme on serait en droit de s'y attendre.

Deux de nos adolescents, dont l'épilepsie avait débuté très tôt entre treize et dix-huit mois, avaient atteint un niveau subnormal et avaient esquissé une organisation névrotique où l'on reconnaissait les traces d'un conflit œdipien, d'une angoisse de castration et des mécanismes de défense individualisés. Or, malgré ces conditions apparemment favorables, ces sujets n'avaient non seulement pas présenté de conflits d'adolescence, mais ils avaient plutôt régressé, se structurant à cette époque sur un mode archaïque avec des éléments de dysharmonie évolutive où les processus cognitifs abstraits étaient atteints malgré un QIG subnormal. Chez les autres sujets à bon niveau, dans deux cas, l'épilepsie avait débuté avant quatre ans, et chez les autres entre quatre et sept ans.

Dans le groupe des plus déficients, l'épilepsie avait débuté autour de trois ans, et les sujets s'étaient tous fixés sur un mode prégénital déficitaire entretenu par la sollicitude agressive parentale et régressive médicale qui a étouffé dans l'œuf toute velléité de révolte adolescente. Par ailleurs, la voie d'une évolution psychotique reste malheureusement ouverte chez ce type de patient.

Dans pratiquement tous les cas — et comment en serait-il autrement ? —, la relation précoce à la mère avait été fortement perturbée, soit par des séparations plus ou moins volontaires, soit par des culpabilités angoissantes, cette relation pouvant être conflictuelle, éclater au grand jour ou rester latente et décelable seulement aux tests.

L'agressivité est un des traits les plus fréquents parmi les troubles du caractère que nous avions cherchés, elle est facteur de difficultés relationnelles tant avec la famille qu'avec le milieu. Elle paraît renforcée à l'avènement pubertaire. Mais il faut souligner qu'elle ne nous a pas paru utilisée, comme chez l'adolescent normal, pour la conquête de l'autonomie ou pour le rejet des imagos parentales, elle semble au contraire traduire un renforcement d'une revendication affective régressive avec une demande impérieuse et explosive. Cette agressivité est accompagnée d'un état de dépendance adhésive vis-à-vis de l'adulte. Cette soumission est telle qu'elle pouvait aller, dans un de nos cas, jusqu'au masochisme, le sujet prenant pour des ordres contraignants de simples suggestions de ses parents ; mais cette passivité est empreinte d'ambivalence, et tel qui réclame les soins de sa mère peut se fâcher contre elle devant tout excès de sollicitude.

C'était le cas de Marc.

Marc continue d'être un enfant de trente et un ans qui n'a pas cessé, depuis vingt ans que je le connais, d'être au sens propre véritablement encadré par ses parents qui ne le lâchent pas d'un pouce tant ses crises d'une épilepsie sévère sont fréquentes. Sa mère lui trie les arêtes de poisson, lui coupe sa viande, il mange à table étayé par père et mère, et, depuis qu'il a fait une crise à 13 heures en allumant la télévision, ce sont les parents qui s'en chargent.

Lorsque, par exception, échappant à leur surveillance, il se blesse en tombant, Marc leur en veut, et eux se sentent extrêmement culpabilisés. Bien entendu, Marc reste confiné chez lui, il se méfie de tout le monde et des voisins qui, dit-il, lui veulent du mal ; il ne veut voir personne. Il a refoulé à l'extrême toute pulsion sexuelle et tient des discours moralisateurs sur la licence des mœurs actuelles dans des propos fortement teintés de misogynie, surtout à l'égard de sa jeune belle-sœur.

Parfois apparaît, dans la confrontation avec la réalité du monde, un sentiment d'infériorité lié aux contraintes de la maladie avec, pour certains, fixation sur des préoccupations corporelles ou des défauts physiques mineurs (port de lunettes, crainte de rester petit, gêne du regard des autres, ennuis d'avoir des boutons sur la figure) qui ne sont que des déplacements de l'entrave physique que leur impose la maladie.

D'autres paraissent avoir au contraire, dans le même aveuglement de l'appréciation de la réalité, une surestimation physique ou intellectuelle d'eux-mêmes qui confine au déni de la maladie, ou qui peut s'apparenter aux conduites dangereuses. Un de nos patients ne démordait pas de vouloir être contrôleur aérien, un autre avait choisi le métier de maître nageur et, dans son dépit de ne pouvoir y accéder, il a pratiqué avec succès le plongeon de haut vol. Parfois, les choses se terminent plus tragiquement puisqu'un de nos adolescents s'est noyé en essayant, à partir de la presqu'île de Giens, de gagner à la nage l'île de Porquerolles !

Dans le groupe étudié en 1978, nous remarquions que les préoccupations sexuelles étaient, dans la majorité des cas, absentes du discours des sujets. Si les mœurs ont changé depuis, il semble que dans ce domaine l'adolescent épileptique soit loin d'avoir gagné son autonomie et reste dépendant des parents qui prennent à leur compte les problèmes sexuels de leurs enfants concernant essentiellement le sida ou les contraceptifs. En revanche, ils sont trop heureux de se montrer complices des amours sexuées de leur enfant qu'ils abritent chez eux avec leur jeune partenaire, car c'est devenu un critère de normalité. Mais de quel amour blessé battent les ailes de ces ébats adolescents ?

On ne peut donc pas dire que nous ayons réussi à démontrer clairement la spécificité de l'épilepsie dans l'avènement tronqué de l'adolescence de nos patients ; et cependant, on la sent partout présente depuis l'établissement des premières interactions avec l'objet jusqu'aux relations actuelles familiales et sociales. Est-ce l'accès barré à la génitalité qui a fait que la reviviscence des conflits œdipiens n'ait pas été possible ou se soit trouvée elle aussi à ce point abâtardie qu'elle n'ait pas permis aux conflits de l'adolescence de se développer ? Ainsi celui qui aurait dû être candidat à l'indépendance reste-t-il englué dans une relation archaïque aux parents qui, bien que conflictuelle, demeure, sinon sans éclats, tout au moins sans crise salutaire.

C'est pourquoi on ne décèle chez ces épileptiques pubères que quelques traits peu appuyés d'une adolescence amortie qui n'a que de lointains rapports avec la richesse, l'exubérance et l'originalité du mode de pensée propre à cet âge.

Il nous a été plus difficile encore de répondre à la question de savoir si ce type d'adolescents pouvait utiliser son épilepsie pour prendre ses distances d'avec les représentations parentales chargées d'angoisse. Nous ne pouvons, à ce propos, que fournir des impressions cliniques tirées de l'expérience et sans contrôle chiffré.

Deux groupes d'attitudes sont à distinguer. Chez des enfants déficitaires, souvent en institution et abordant l'adolescence avec une épilepsie grave du type Lennox-Gastaut, il nous a semblé que tout rapport avec les parents — visites, retours en week-end, vacances, réunions de synthèse — amenait un renforcement des crises qui aggravait la culpabilité parentale. Chez d'autres, la puberté se marquait au contraire par une alternance entre le nombre de crises et l'apparition de troubles du caractère, voire de bouffées délirantes, comme nous le verrons au chapitre des psychoses épileptiques.

Les adolescents épileptiques. Les conditions sont ici totalement différentes puisqu'il s'agit de sujets dont la personnalité s'est façonnée avant que l'épilepsie ne se déclare. Si bien qu'on peut se demander si l'éclosion de cette épilepsie en période d'adolescence n'est pas en rapport avec les conflits de cette période et si les types d'épilepsies dépendant de cet âge ne sont pas des symptômes de leur psychopathologie.

Sans entrer dans les subtilités sémiologiques de l'épileptologie qui sont parfaitement exposées dans le livre de Roger et coll., nous aurons ici essentiellement en vue le groupe le plus commun d'épilepsies partielles bénignes idiopathiques du préadolescent et de l'adolescent dont la plus représentative est *l'épilepsie partielle à pointes centro-temporales*, ou *à pointes rolandiques*, mais qui comprend aussi *les épilepsies à pointes occipitales, à pointes frontales, les épilepsies partielles à symptomatologie affective* ou même des syndromes plus rares comme *les épilepsies avec potentiels évoqués géants* ou *avec pointes-ondes continues pendant le sommeil* [10], ou certaines *épilepsies réflexes comme l'épilepsie de la lecture.*

Dans leur apparition et dans leurs manifestations, ces formes d'épilepsies semblent avoir partie liée avec les conflits psychologiques de l'adolescence, plus en tout cas que dans *d'autres épilepsies partielles non idiopathiques* dont l'imagerie cérébrale nous dévoile l'origine organique, ou encore comme dans le *syndrome de Landau-Kleffner*, ou même les *épilepsies généralisées idiopathiques* (*épilepsie absence de l'adolescent ou épilepsie myoclonique juvénile*), bien que, pour ces dernières, leur révélation à l'adolescence mériterait qu'on s'y arrêtât.

Ces épilepsies doivent leur bénignité à un certain nombre de

---

10. Le pronostic mental de cette dernière forme d'épilepsie est toutefois plus réservé.

critères qui sont à mettre en évidence pour affirmer leur bon pronostic auprès des parents et conserver à l'enfant une existence normale.

Ces épilepsies sont fonctionnelles et ne s'accompagnent d'aucune lésion neurologique. Elles n'entravent pas, par elles-mêmes, les processus cognitifs, et le niveau intellectuel demeure normal. Les facteurs génétiques et les antécédents familiaux sont très fréquents (entre 18 et 47 %) surtout si on y inclut les seules anomalies EEG.

Leur réponse au traitement est en général très bonne, et leur évolution se fait vers la guérison spontanée avant l'âge adulte, souvent même en l'absence de traitement, ce qui pose le dilemme du choix de l'entreprendre ou non.

L'âge de révélation est variable mais intéressant à noter car il paraît correspondre au réveil d'une activité pulsionnelle à la fin de la période de latence : entre cinq et dix ans surtout chez le garçon pour l'épilepsie partielle à pointes centro-temporales, plus jeune — sept ans cinq mois — pour celle à pointes occipitales qui parfois la précède et pour l'épilepsie partielle à symptomatologie affective où les angoisses infantiles transparaissent dans la sémiologie des crises, comme nous le verrons plus tard dans l'observation de Sylvain.

Le pronostic psychologique et social dépend avant tout de l'attitude que parents et médecins adoptent dans la prise en charge de ces syndromes. Pinchas Lerman[11] fait remarquer que, dans un groupe de patients, diagnostiqués avant l'individualisation de la bénignité de ce syndrome, l'évolution affective, scolaire et sociale a été mauvaise, tandis que dans leur groupe dit « prospectif », où, dès le début, on a pu assurer patients et parents d'un bon pronostic et encourager les enfants à mener une vie normale, aucune difficulté d'adaptation n'a été signalée.

Cette bonne impression ne doit pas faire relâcher la vigilance psychologique.

L'impact d'un conflit psychologique, patent et immédiat dans le déclenchement de la première crise, est évident si on sait en recueillir les indices.

---

11. P. Lerman, « Épilepsies partielles à pointes centro-temporales » *in* J. Roger et coll., *Les Syndromes épileptiques de l'enfant et de l'adolescent*, Londres, John Libbey, 1984.

La reconstitution de l'histoire de la personnalité du futur épileptique n'est jamais neutre et amène toujours une foison de renseignements qui seront utilisés dans une éventuelle psychothérapie.

Soulignons un trait qui nous a paru significatif : la propension de ces sujets à avoir déjà choisi un symptôme « crise » pour décharger leurs tensions intérieures, qu'il s'agisse de crises psychosomatiques (asthme ou eczéma), de spasmes du sanglot ou de syncopes, de crises de migraines ou de somnambulisme, ou de crises de colères pathologiques à début et fin rapide, ou de crises d'angoisse.

À ce propos, l'anxiété, qu'elle soit de séparation ou de castration, est pratiquement toujours un élément de base autour duquel se structure la névrose infantile très active de ce type d'enfant. Nombre de conflits relationnels précoces et non réglés se dévoilent au cours des consultations.

Bref, il n'y a dans ces mises en garde rien de bien original ou rien de très spécifique à retirer, sinon une impression clinique née des entretiens, forcément recueillis « après coup », que l'enfant devenu épileptique était en quelque sorte « désigné » à développer une pathologie. C'est toujours dans la fratrie qu'on retrouve celui qui est plus ou moins quelque chose, « le plus fragile, le plus sensible, le moins raisonnable, le moins doué », c'est lui qui « m'a fait le plus souffrir à l'accouchement », c'est lui qui « m'a fait le plus de maladies », celui dont « je pensais qu'il allait naître anormal », celui qui, plus que les autres, a subi le poids des difficultés familiales ou paraît le plus impliqué dans ses deuils. Ainsi « désigné », comment ne pas utiliser la spécificité d'un moyen épileptique, pour lequel on paraît doué, afin d'accéder à une identité, viciée certes, mais identité tout de même, puisque toute autre paraît difficilement accessible ?

Mais cet artifice épileptique de règlement des conflits est à la fois coûteux économiquement dans ses conséquences et peu structurant pour l'affirmation du Moi et le gain de l'autonomie. À l'abri de ses crises épileptiques, le jeune adolescent évite les crises plus douloureuses mais nécessaires de la mutation initiatique que lui impose l'adolescence.

Au lieu de la recherche d'intérêts nouveaux, de modèles renouvelés d'identification, d'expériences enrichissantes, d'émancipation de la pensée et de préparation à la vie sexuée oblative, l'épileptique est souvent contraint d'y renoncer aux dépens d'un maintien sur des positions infantiles inadaptées à ses satisfactions. Alors on comprend que parfois l'épilepsie prenne le dessus et que les crises constituent à elles seules l'originalité d'une position juvénile et agressive vis-à-vis de laquelle les médicaments antiépileptiques en eux-mêmes sont impuissants.

L'impression pessimiste qui pourrait se dégager de ces lignes doit toutefois être atténuée par le fait que les patients dont je parle sont ceux d'une consultation de pédopsychiatrie où domine l'importance des facteurs névrotiques ; les difficultés que j'ai éprouvées dans la prise en charge du traitement de Stéphane n'y sont pas non plus étrangères.

Stéphane ou le visionnaire

En 1977, Stéphane a neuf ans quand je le vois pour la première fois au centre Saint-Paul. Il vient de présenter à 2 heures du matin, pendant son sommeil, une crise dont la description évoque la crise généralisée. La nuit suivante, trois autres crises se reproduisent, espacées de deux heures environ ; leur sémiologie est identique à la première.

Les EEG de cette époque objectivent des anomalies paroxystiques fronto-rolandiques à prédominance gauche activées par l'hyperpnée. L'examen neurologique est normal. Un traitement au Tégrétol est institué qui fait disparaître les crises. Tout paraît rentrer dans l'ordre à ceci près que cet enfant, sans antécédents pathologiques et au développement psychomoteur harmonieux, commence, dès le CE1, à avoir des difficultés à lire sans dyslexie vraie. Son orthophoniste les attribue à une grande anxiété et à un manque d'assurance. Il est très culpabilisé vis-à-vis de ses parents et de son frère de trois ans plus jeune que lui et qui est déjà extrêmement brillant.

Cinq ans se passent ainsi pendant lesquels Stéphane accumule un retard scolaire à cause du français, alors qu'il est plutôt doué en mathématiques et dans les activités pratiques.

En plein été de l'année 1982, à l'âge de quatorze ans, alors que le traitement avait été complètement supprimé depuis huit mois, Stéphane, au petit matin, s'assied sur son lit, les yeux ouverts, les pupilles dilatées, paraissant inconscient bien qu'il ait répondu à sa mère qui lui demandait ce qu'il ressentait : « C'est un nuage qui passe. » Après s'être rendormi, une demi-heure après, Stéphane s'assied à nouveau au bord de son lit, les yeux écarquillés, mais cette fois sa respiration est ample et forte, sa nuque et ses membres se raidissent, et la mère nous dit avoir vu des secousses de la tête. S'instaure alors un suivi en consultation qui va durer douze ans. Malgré la normalité de deux EEG, le traitement par carbamazépine est repris, mais le diagnostic n'est pas si simple. Stéphane, la nuit, a des épisodes qui pourraient évoquer le somnambulisme, il se lève, va fourrager dans la cuisine, déplace des objets, puis se recouche ; le lendemain, il ne se souvient de rien, son sommeil est habituellement lourd, et ses réveils sont longs et embrumés. Stéphane a aussi des migraines vraies, avec des lancements d'un côté de la tête d'arrière en avant, « vers les yeux — dit-il — avec parfois un gros point brillant ». Enfin, Stéphane a parfois des illusions, elles sont pour lui difficiles à préciser, « ce n'est pas comme un rêve et je sais que ce n'est pas vrai : je vois sous mes yeux se dérouler une scène, celle d'un berger dans la campagne en train de garder son troupeau ».

Pendant que j'interroge son fils sur ces phénomènes, la mère intervient : « Moi aussi, pendant que j'étais enceinte de Stéphane, j'avais des visions très précises. Je voyais un pêcheur avec sa canne, une pipe et une casquette, son visage était ridé, et à côté de lui il y avait une jeune fille aux cheveux blonds. Ces "visions" se sont reproduites plusieurs fois, c'était toujours la même scène, immobile, en couleurs et presque en relief. »

Mon intérêt piqué au vif, je veux en savoir davantage. Ces épisodes sont paroxystiques, diurnes, ils sont précédés d'une sensation de malaise avec des nausées et des sueurs très désagréables, et accompagnés d'un durcissement de la langue et du palais. Aucun enregistrement EEG ni aucun traitement n'avaient été proposés à l'époque ; ces phénomènes paroxystiques ont disparu après la grossesse, ils n'ont pas réapparu lors de la deuxième grossesse pour Laurent, né trois ans après Stéphane.

Il s'avère que l'histoire de Laurent n'est pas neutre non plus. À l'âge de neuf ans, c'est-à-dire au même âge où Stéphane a fait sa première crise, Laurent à son réveil présente un malaise avec une perte de conscience, brève, il était tout mou, il fallait le soutenir ; le visage blanc, les lèvres décolorées, il gémissait sans répondre aux questions. Aucune secousse n'a été observée. L'EEG de veille était normal en dehors d'une légère asymétrie aux dépens de l'hémisphère gauche. Un autre EEG avec ROC (réflexe oculo-cardiaque) fortement positif fait envisager la nature syncopale de l'épisode qui reste sans lendemain.

Or, à l'âge de seize ans, la veille de la rentrée des classes, dans la nuit, Laurent est réveillé par des secousses du bras droit qu'il peut arrêter avec son autre main mais qui se réactivent à plusieurs reprises. Ces épisodes se sont reproduits. Une fois, la crise a été plus importante, elle a duré une minute, trente secondes, les secousses habituelles du membre supérieur droit ont été suivies d'un arrêt du discours avec vocalisation, puis d'une perte de connaissance et du déroulement d'une séquence tonico-clonique généralisée.

Un EEG de sieste pratiqué a montré cette fois des anomalies paroxystiques à type de pointes fronto-temporales gauches. Le scanner est normal. Un traitement par Tégrétol a fait disparaître toutes les crises, mais Laurent, dont j'ai des nouvelles par Stéphane et qui a poursuivi des études brillantes puisqu'il a réussi une école d'ingénieurs de bon niveau, n'ose pas arrêter définitivement son traitement qu'il a simplement réduit.

Cependant, l'histoire familiale ne s'arrête pas là. Comme toutes les femmes de la famille, la grand-mère maternelle de Stéphane souffre épisodiquement de migraines ; elle a été, comme Stéphane, sujette à des accès de somnambulisme, et surtout elle aurait présenté, la nuit, des crises dont la nature épileptique est vraisemblable mais dont on ne s'est pas occupé à l'époque.

La vie de Stéphane est devenue très difficile en raison de ses crises, de sa scolarité et de sa dépendance vis-à-vis de sa famille. Stéphane a été affecté par plusieurs types de crises qui surviennent très irrégulièrement et souvent en fonction des situations qu'il traverse. Outre les crises de migraine dont il continue à souffrir, il présente encore des crises nocturnes ou matutinales avec inconscience, respiration stertoreuse, mouvements automatiques des bras et raidissement des membres, souvent suivies d'un épisode confusionnel.

Parfois, les crises revêtent l'aspect d'un épisode somnambulique. Il se lève, veut sortir de la maison, passe par la fenêtre du rez-de-chaussée pour se rendre dans le garage, etc. Une autre fois, il errait dans l'impasse qui mène à sa villa ; une autre fois encore, il s'est levé puis est allé se laver les pieds sous la douche et s'est ensuite recouché. Alors qu'il venait de se faire exempter du service national, il a fait irruption dans la salle à manger où ses parents regardaient la télévision qui parlait précisément du service national et s'est mis à dire : « Et les deux personnes qui sont sur mon bureau, ont-elles fait leur service ?

— Quelles deux personnes ?

— Celles sur le bureau, il y en a une qui est même sur mon lit. » Tous ces épisodes étant totalement oubliés au réveil.

Stéphane, par périodes et pendant la journée, fait aussi ce qu'il faut bien se résoudre à appeler des absences. D'après son père, Stéphane arrête brusquement l'activité en cours, il se fige pendant quelques secondes puis reprend ce qu'il était en train de faire. Interrogé, Stéphane me dit qu'il s'en rend peut-être compte mais plutôt après coup, par déduction. Sa mère pense qu'elles sont déclenchées par l'émotion. Il en a eu une série en voyant son frère faire une crise. Effectivement, ces « absences » peuvent se grouper en train d'absences avec, dans leur intervalle, une reprise de la conscience, mais la succession de ces phénomènes amène à un état de confusion avec parfois des tremblements, et une respiration forte et saccadée comme dans ses crises nocturnes.

Il dit aussi que, pendant la journée, il a comme des « visions » qu'il n'arrive pas à se rappeler.

« Je sais ce que c'est, mais je ne peux les décrire maintenant, pourtant quand je les éprouve je me dis ça y est, les revoilà et je pourrais les décrire sur le moment. Ça fait mal quand je les sens, c'est un mal moral, ça s'impose dans ma tête, ce sont des images forcées alors que je sais que c'est un rêve, parfois un sentiment de déjà-vu mais avec l'impression que je vis réellement cette scène, ça reste pas longtemps mais ça revient souvent. »

Sous la pression des précisions demandées au cours des consultations et peut-être sous l'effet du travail d'introspection de sa psychothérapie, il a pu davantage décrire ce qu'il voyait et éprouvait. C'est tantôt comme une « poire extraterrestre qui descend du plafond et qui disparaît par une porte qui n'existe pas ». Ce sont aussi « des petites boules noires et blanches qui tournent accompagnées d'une mélodie qui est toujours la même », une autre fois il a perçu comme « un appel des outils de l'atelier. Ils me parlent, je les sens vivants, je peux pas vous expliquer, alors que pendant la crise je comprends tout, ce sont plutôt des conseils ou des avertissements positifs ».

Pendant son séjour à la faculté de Luminy, Stéphane a été très mortifié parce qu'il a eu plusieurs crises à sémiologie élaborée pendant la journée et même une crise de tremblements pendant les cours. « J'ai honte, avant ça ne m'arrivait que chez moi et la nuit, maintenant c'est pendant le jour » ; plus tard à son travail, il a fait une crise qu'il n'a pu cacher à son patron, il est sorti en courant de l'atelier, on a voulu le faire rentrer, il s'est fâché, il est devenu agressif, et son père a été obligé de venir le chercher.

Il a remarqué aussi que certaines de ses crises étaient déclenchées soit par un écran de télé ou d'ordinateur, soit par un travail sur des machines qui s'accompagne de gestes répétitifs.

De nombreux et fréquents tracés EEG ne révélaient aucune anomalie, il en a été ainsi de 1983 à 1989. Parfois, on pouvait enregistrer des anomalies discrètement irritatives d'ondes lentes revêtant un aspect angulaire, parfois plus caractéristiques à type de pointes-ondes lentes, parfois seulement des ondes lentes. La localisation de ces graphoéléments était le plus souvent fronto-temporale gauche, mais ces activités lentes ou irritatives pouvaient être soit bitemporales, soit plus rarement temporales droites, elles avaient tendance à se généraliser à l'hyperpnée.

Un enregistrement pendant un sommeil de sieste active les anomalies lentes temporales gauches jusqu'à réaliser des images de pointes-ondes lentes pendant toutes les phases de sommeil lent.

En 1990, sur le tracé d'un sommeil de nuit où tous ses stades sont bien représentés, on enregistre, au décours d'un stade IV de sommeil profond qui s'allège en stade III, une crise électrique caractérisée par une activité thêta angulaire rythmique centro-temporale gauche dont la fréquence à 2 hertz pendant sept secondes s'accélère ensuite pour diminuer peu après. La durée de la crise est de trente secondes, elle est suivie de brèves bouffées de rythme alpha au sein d'un tracé désorganisé par de nombreux artefacts en raison de l'agitation du patient. Pendant l'épisode critique, on observe des secousses du membre supérieur droit et des clonies palpébrales, dans la phase postcritique, les observateurs parlent d'un état confusionnel avec agitation et incohérence verbale. La nature des crises nocturnes de Stéphane paraît ainsi explicitée, mais la richesse de leur sémiologie et de leur signification est à trouver dans la complexité de sa personnalité.

Stéphane est un garçon intelligent, tyrannisé par un idéal du Moi qui le rend ambitieux dans ses projets, scrupuleux dans son travail et intransigeant sur la morale. La culpabilité de ne pouvoir assumer ce qu'il croit qu'on attend de lui ou lorsqu'il se compare aux autres le fait échouer dans ce qu'il entreprend et développe une agressivité qui peut éclater dès qu'il est contraint ou simplement contredit. Lorsque ses crises, qui tant qu'elles le prenaient la nuit pouvaient être masquées à ses camarades, aux rares filles qu'il a fréquentées et à ses employeurs, éclatent en plein jour, il est prêt à renoncer à ses études, au travail en atelier, à la fréquentation des filles et à la recherche d'une habitation pour lui. Pourtant, il a toujours souhaité cette indépendance qui lui aurait permis de s'affranchir de la sollicitude pesante et dévalorisante de sa mère. Il étouffe de vivre dans la promiscuité de ses parents et sous la surveillance étroite de sa mère qu'alerte le moindre mouvement qu'il peut faire. Il a honte vis-à-vis d'elle de se laisser aller à ses pulsions sexuelles et de ce qui pourrait se passer la nuit au cours d'une de ses crises, et cependant c'est elle qui lui donne les médicaments qu'il oublie très souvent, c'est elle qui se lève pour contrôler ses déambulations, c'est elle qui consigne le nombre de ses crises et qui veut restreindre ses sorties et lui interdire la moto, mais c'est elle qu'il appelle lorsque les phénomènes bizarres qu'il ressent le torturent d'angoisse. Il est très ambivalent vis-à-vis d'elle et de tout le milieu maternel qui lui a transmis la maladie. Il peut être très agressif et violent avec sa mère en même temps qu'il la pense fragile et anxieuse à cause de lui. Stéphane est tenaillé entre son désir d'autonomie et la pesante surveillance du milieu parental qu'il ne peut quitter. Après son retour de Marseille, il s'est replié chez lui, il ne sortait presque pas, et il s'est mis à devenir boulimique au point qu'il a pu atteindre cent dix kilos.

Cependant, on ne peut qu'admirer la bonne volonté et la grande détermination dont il a fait preuve dans la conduite de ses études, dans l'acquisition de sa moto et dans sa carrière professionnelle. Malgré ses difficultés scolaires initiales qui l'ont obligé à être orienté vers un LEP, il a obtenu un CAP de chaudronnier puis a pu réintégrer un cycle long. Venu à Marseille et habitant dans une cité universitaire, il a entrepris de préparer un BTS. C'est au cours de la deuxième année qu'il n'a pu poursuivre ses études et qu'il est retourné à Toulon vivre avec ses parents. Après des phases désespérantes de chômage ou d'embauche non poursuivie à cause de son état, il a trouvé un emploi dans un atelier de mécanique, mais le médecin du travail s'inquiète de son affection et de le voir travailler sur des machines, et Stéphane a très peur d'être licencié. Passionné de moto, il a pu en passer le permis, il en a acheté une d'occasion qu'il a lui-même remise en état, il n'a jamais eu de crises en la conduisant, une seule fois il s'est retrouvé dans un parking la moto couchée auprès de lui, son casque à quelques mètres de là.

Durant sa thérapie, qui a duré deux ans, les deux ans où il a essayé de prendre son autonomie, j'ai assisté à la nouvelle offensive des crises de Stéphane, prétexte de l'interruption de ses études, de sa vie d'étudiant et de sa thérapie.

Cette observation d'une épilepsie partielle idiopathique familiale se veut illustrer les difficultés d'une prise en charge thérapeutique lorsque des facteurs névrotiques se trouvent intriqués à une prédisposition épileptique. Il faut tenir compte aussi, dans cet exemple, de la pesée des influences transgénérationnelles qui n'a peut-être pas permis au travail thérapeutique, ne portant que sur la personne de notre patient, de l'en soulager, la mère revivant par procuration sa propre épilepsie, pourtant larvée, au travers de celle de son fils et continuant d'entretenir une sourde rancœur vis-à-vis de sa propre mère qui a marqué de cette tare ses deux enfants.

CHAPITRE IV

Le secret du fonctionnement de l'épileptique

Plus on entre dans l'intimité d'un être, plus on s'émerveille de sa complexité qui nous le fait aimer (j'entends, par aimer, être occupé par lui et de lui). De ce point de vue, tous les êtres sont aimables à condition de se donner la peine d'en vouloir comprendre les rouages et les roueries. L'épileptique n'échappe pas à cette règle, mais peut-être met-il plus de temps à se faire aimer tant l'énigme de son fonctionnement est difficile à percer. Ses crises et ses sorties caractérielles l'éloignent de nous alors qu'elles sont peut-être des tentatives désespérément répétées de nous offrir la clé de ce qui se passe en lui mais qu'il préfère garder secret tout en demandant d'en être délivré.

Cela peut expliquer la très grande fidélité des épileptiques qui, lorsqu'elle nous agace, nous nommons « glischroïdie ». Ils sont, quels que soient leurs tempêtes ou leurs calmes, comme des phares, incrustés dans nos consultations, obstinés, passifs, indifférents au fait qu'on ne les guérit pas, qu'on leur donne le même traitement et que l'EEG imprime sur leurs tracés les mêmes anomalies. Ils continuent imperturbablement à nous faire part de la régularité des éclats de leurs crises ou des occultations de leurs rémissions, qu'ils nous décochent comme des clins d'œil qu'on ne comprendrait pas, mais ils restent inébranlables en apparence au ressac de nos propositions psychothérapeutiques. Ainsi, ces patients, si patients avec nous, et qui nous mettent au défi de les guérir, nous dérobent en fait la partie la plus intime d'eux-mêmes par laquelle on aurait pu tenter de le faire.

Danielle : la fidèle obstinée

Danielle a maintenant près de quarante ans. Je l'ai vue pour la première fois quand elle avait cinq ans. D'origine arménienne et d'une famille commerçante un peu obsessionnelle, elle était amenée régulièrement par son père à la consultation de pédiatrie du service où j'étais interne.

Elle avait quelques crises au cours desquelles elle s'affaissait, pouvait perdre connaissance, avoir ou non quelques clonies, perdre ses urines, puis sombrer dans un état de sommeil stuporeux accompagné de violents maux de tête. Elle avait un foyer intermittent temporo-occipital gauche. Et les explorations de l'époque, y compris la douloureuse encéphalographie gazeuse, ont toutes été normales.

Lassé par la régularité un peu revendicative avec laquelle le père se présentait son enfant à la main, comme un reproche vivant, égrenant en litanies le nombre de ses crises et l'inefficacité du traitement, mon patron m'a fait l'honneur de me confier le suivi de cette enfant. Elle ne devait plus me quitter. J'ai assisté à toutes les étapes de sa vie, ses difficultés scolaires, sa puberté, ses conflits d'adolescence, son mariage et, récemment, sa ménopause, sans que se modifie d'un iota sa sémiologie et surtout la manière d'exprimer ses plaintes.

Adolescente, elle a été suivie au centre Saint-Paul où l'on a poursuivi les explorations neurologiques et psychologiques. On a enregistré une crise à point de départ temporal gauche, mais je ne suis pas sûr que toutes les crises, qu'elle utilisait afin de régner en tyran domestique sur l'épicerie familiale, aient été authentiquement épileptiques. Bien entendu, toute proposition de psychothérapie se perdait comme eau dans le sable.

Depuis, elle vient tous les trois mois sans rater un rendez-vous à la consultation. Elle est maintenant accompagnée de sa sœur aînée qui est à la fois son chauffeur et son souffre-douleur. Le rituel est immuable ; elle entre le visage fermé, elle me tend un papier sur lequel figure le nombre précis de ses crises et elle dit : « J'ai toujours des crises, j'en ai eu trente-deux depuis la dernière fois, j'ai mal à la tête, je suis constipée, j'ai les yeux qui piquent », puis elle se tait, satisfaite, et attend ce que je vais dire d'un air de défi.

Les discussions étaient serrées sur les changements de traitement que je pouvais proposer, elle savait à l'avance qu'elle ne supporterait pas le nouveau médicament et elle arrivait peu ou prou à se faire prescrire ce qu'elle voulait quand ma combativité s'émoussait. Elle en profitait alors pour me demander d'ajouter au traitement antiépileptique une liste de médicaments annexes, antalgiques, laxatifs, collyres, etc. à faire pâlir un ministre du Budget et rugir celui de la Sécurité sociale.

Bien que souvent je me fusse étonné devant elle qu'elle continuât à voir aussi fidèlement un aussi mauvais médecin qui ne la guérissait pas et que je lui en eusse proposé un autre plus compétent, Danielle est toujours là : elle a décidé de ne prendre qu'un seul Tégrétol, car elle pense que c'est ce médicament le responsable de ses maux de tête, ses dosages sont en dessous des normes utiles, et le nombre annoncé de ses crises est immuable, il reste dans la moyenne, traitement ou pas, ce qu'il a toujours été.

Mieux encore, dans sa planification obsessionnelle d'une relation médicale qu'elle aurait souhaitée éternelle, elle m'a un jour demandé qui elle pourrait aller consulter après ma mort ! Je n'ai pas répondu, mais j'ai peu d'envie qu'elle me rejoigne au Paradis.

Covello[1] a lui aussi remarqué ce contraste entre la fidélité de l'épileptique aux consultations de « son » épileptologue et son échappement, ses fuites, ses « absences » aux séances de psychanalyse lorsqu'il a consenti à commencer une cure. Cette difficulté à saisir un épileptique et ces omissions ne doivent pas être interprétées comme une résistance qui ferait dire que « l'épilepsie est une contre-indication d'analyse » (ce qui était une tentation de Freud), mais comme un langage analogue à celui de ses crises, et qu'il faut bien finir par entendre et lui faire entendre. Car la plus grande difficulté d'un thérapeute n'est pas de mettre un sens sur un symptôme, mais de rendre efficace cette révélation en la faisant partager au patient.

Cette difficulté qui fait dire à Guey[2], à Diebold[3], à Covello[4] et à moi-même que l'épileptique n'a rien à dire d'autre de sa crise et de son vécu que des formules toutes faites ou évasives : « Je ne sais rien, je ne me souviens pas, c'est le trou noir, etc. » Or c'est dans ce verrouillage du « non-dit » sur lequel insiste Beauchesne[5] que

1. A. Covello, G. C. Lairy, « L'épilepsie, agir du corps, maladie généalogique », *Topique*, 1987, 17, 40, 99-141.

2. J. Guey, « Psychopathologie de l'épileptique, le point de vue du psychanalyste », *Revue de neuropsychiatrie infantile*, 1974, 3, 185-188.

3. G. Diebold et coll., « Épilepsie, deuil et psychothérapie », *Psychiatrie infantile*, 1986, 29, 61-124.

4. A. Covello et coll., *op. cit.*.

5. H. Beauchesne, *in L'Épileptique*, Paris, Dunod, 1980.

réside le secret qui fait l'épileptique plus que ses crises elles-mêmes.

On comprend mieux alors que la crise soit tout autant un symptôme de la psychopathologie de l'épileptique qu'elle l'est de la physiopathologie de l'épilepsie.

Mais alors, protesteront violemment les neurologues, « tous les patients à secret ne sont pas épileptiques, et n'allez pas me dire que l'épilepsie est une maladie psychosomatique ou une névrose hystérique ! »

Certes non, mais il faut inverser la proposition. Ces maladies à chausse-trape qui empruntent le corps pour s'exprimer peuvent, selon les dispositions de chacun, s'engouffrer dans les réseaux d'une fragilité constitutionnelle ou acquise du système nerveux central, du système neurovégétatif ou du complexe immunitaire, voire utiliser les mécanismes purement psychiques d'une organisation défensive. Ainsi s'expliqueraient à la fois l'unité et la distinction entre épilepsie, maladies psychosomatiques, affections allergiques et névroses.

Il nous faut maintenant patiemment interpréter ce que nous montre et nous cache l'être épileptique. Ce qu'il nous montre, ce sont ses crises, ce qu'il nous cache, ce sont ses fantasmes, sans oublier que ce qu'il nous montre est aussi une cache dont la crise n'a valeur que de signe de piste, à nous de le suivre pour la découvrir.

Mais comment conduire ce décryptage sans danger de décompensation ou de catastrophe ? Est-il bien licite de libérer des fantômes qui finiraient peut-être par trouver le repos ? Est-ce qu'il suffit de chatouiller la métaphore pour libérer l'épileptique et empêcher les crises ? Tout compte fait et une fois pesé le poids de l'inconscient, il m'a toujours semblé que la maladie était moins lourde à porter lorsque le patient entrevoyait les dessous du commerce que son Moi entretenait avec son épilepsie.

LA PART CACHÉE DE L'ÉPILEPTIQUE : LA FANTASMATISATION

La fantasmatisation puise ses sources dans l'archaïque de tout être.

Je ne serai jamais assez reconnaissant à la pédopsychiatrie de m'avoir appris, en l'enseignant, le miracle de la maternité qui fait que le corps et le psychisme d'un être donnent formes et pensées à un autre qui y puise ses nourritures à tout instant, adaptées à la variabilité de ses propres besoins. L'attachement psychique, qui relaie le corporel, demeure toute la vie, même s'il s'enfouit dans l'inconscient où il laisse des veines dont on devra retrouver le filon.

Mais si nous remontons aux origines, il est une période où la mère se fond dans son bébé, comme lui dans la mère, dans une unité duelle qui, par une alchimie mystérieuse, aboutit à un organisme nouveau, ni mère ni bébé, dont le nom reste à trouver. Or cet « enfant-mère », ni mère ni enfant, être précurseur (on peut l'appeler *protoeon* : προτοεόν, cet intermédiaire primitif, où se croisent sans cesse les projections insensées de l'enfant (éléments β de Bion) et les réinjections sensées de la mère (fonction α), prend très vite son indépendance psychique par l'élaboration des représentations relativement froides au début, ne faisant que reproduire les caractères physiques des structures élémentaires de la vie extérieure, puis qui se réchauffent au feu de la libido pour mériter le nom de représentants-représentations chargés d'affects. La psyché se structure alors dans ses trois dimensions : relationnelle, perceptivo-motrice et fantasmatique.

Bernard Golse, dans un article sur les origines de la pensée chez l'enfant[6], nous incite à remonter plus haut encore dans les origines de la psyché. Il nous place en observateur de la pensée naissante de l'enfant en analysant le contre-transfert de ce qu'il nous donne à voir de ses comportements relationnels. Ainsi, notre propre outil d'intelligence serait mis au service du repérage de l'avènement de celle de l'enfant dans une véritable application de « la théorie de l'esprit » dans le sens adulte-enfant[7].

Il ressort de la convergence des observations des nourrissons et des intuitions d'un certain nombre de psychanalystes du bébé qu'il existe très tôt des mouvements dans le psychisme primitif qui feraient qu'au tout début celui-ci serait constitué essentiellement par le contenant maternel sous le nom d'objet primaire avant que ne se fasse la bascule qui permettrait à l'enfant d'intérioriser cette

---

6. B. Golse, « Les origines de la pensée chez l'enfant », *Psychiatrie française*, 1993, I, 94-103.

7. Théorie qui voudrait que l'on ait l'intuition, les capacités affectives de se représenter ce que pense l'autre ou ce qu'il ressent. Ce dont serait dépourvu l'autiste.

fonction contenante et de fonder l'objet interne, base de toute évolution symbolique selon le schéma kleinien. Mais il y a plus, il serait possible qu'au stade que j'ai nommé « protoéon », le psychisme de l'enfant ne soit pas vide mais contienne des éléments moules ou amorces des futures symbolisations ou représentations. Ces processus originaires seraient les signifiants archaïques[8].

On conçoit qu'un tel travail psychique, où, pourrait-on dire, coulent de source les interactions fantasmatiques et se transmet sans barrage le matériel transgénérationnel, absorbe la mère dans cet état de « préoccupation maternelle primaire » dont parle Winnicott, tandis que, de son côté, l'enfant se dégage du « protoéon » par le processus du « refoulement originaire » portant sur ces noyaux inconscients et fonde son inconscient et les bases de son langage.

L'hypothèse que l'épileptique, dans sa psychopathologie, puisse aspirer à un retour à cette période d'unité duelle s'étaie sur le fait que l'épileptique a du mal à être seul, à être reconnu comme individu, à parler au nom de lui-même, à utiliser sa propre fantasmatisation. Il semble pris dans le réseau des fantasmes de l'autre, et ses crises, toujours répétées, n'arrivent pas à dénouer la pelote d'un sens qui lui échappe comme il nous échappe. Le renvoient-elles à ce refoulement originaire des choses effrayantes transmises inconsciemment par sa mère lorsqu'il se dégageait du cocon de la période du protoéon ? N'est-ce pas ce qui avait été pressenti par Ferenczi lorsqu'il pensait que la crise était pour l'épileptique le signe d'une régression à ce point archaïque qu'elle le renvoyait jusqu'au stade de la période fœtale d'un autoérotisme musculaire ? Est-il possible de penser que l'épileptique, au cours de ses crises, puisse se retrouver rétroporté jusqu'à un stade à ce point infra- ou ante-symbolique que sa pensée puisse être trouée de non-sens comme on l'a toujours suspecté ? La régression psychique accompagnerait alors la régression biologique jusqu'aux berges du chaos primitif et de ses premières tentatives d'organisation.

On conçoit mieux dans cette hypothèse comment épilepsie et

---

8. Ces signifiants archaïques sont : les « pictogrammes » de P. Aulagnier, « les signifiants énigmatiques » de J. Laplanche, « les signifiants de démarcation » de G. Rosolato, « les signifiants formels » de D. Anzieu, « les représentations sémiotiques » de J. Kristeva, « les représentations de transformation » de B. Gibello et « les proto-représentations » de M. Pinol-Douriez.

psychose sont liées si elles sont toutes deux, l'une expérience paroxystique, l'autre expérience continue d'un retour ou d'une fixation à un mode de pensée archaïque plutôt que primaire.

Encore une fois, méfions-nous des généralisations abusives, mais la convergence des textes et de l'observation clinique nous force à admettre l'universalité de certains thèmes préférentiels manifestés par les sujets épileptiques.

Discours des parents, histoires familiales, associations d'idées, dessins des enfants, jeux, comportements, situations ou circonstances psychologiques de survenue des crises et matériel psychanalytique sont là pour justifier d'une fantasmatisation très active de la famille et de l'enfant épileptique. Car, si nous sommes d'accord avec J. Guey[9] de « rendre la parole au sujet » et avec Covello[10] qui nous recommande d'entendre l'épileptique « en tant qu'individu et pas en tant qu'individu qui fait des crises », ce serait un leurre de le faire sans avoir desserré auparavant les mailles du filet des fantasmes familiaux qui l'enveloppent. Car, pour être efficace, la consultation thérapeutique s'adresse à la famille épileptique autant qu'à la famille de l'épileptique.

Fantasmes de mort

Freud lui-même, qui n'avait pas pour l'épilepsie une prédilection particulière et qui eût volontiers incliné à en faire une forme de névrose, évoque en 1923, dans *Le Moi et le Ça*, que l'attaque d'épilepsie pourrait résulter d'une « déliaison des pulsions sexuelles et de la pulsion de mort » au profit de cette dernière. Parfois, la désintrication des pulsions n'a pas l'air de se faire. C'est l'idée de Reich, par exemple, qui interprète la crise comme un « coït extra-génital ». Parfois, dans cette désintrication, la pulsion de mort se taille la part du lion quand l'aspect de la crise la fait qualifier, comme d'ailleurs l'orgasme, de « petite mort », ou que les troubles caractériels des épileptiques prennent un aspect destructeur et sadique.

Quoi qu'il en soit, l'idée était lancée, et tous ceux qui appro-

____

9. J. Guey, *Du discours médical à la parole du sujet*, thèse, université d'Aix-en-Provence, 1972.

10. *Op. cit.*

chent les épileptiques, et peut-être davantage encore ceux qui s'en éloignent, ne peuvent que ressentir désagréablement les émanations délétères de cette pulsion qui vient affleurer à la réalité. Et nous connaissons les effets de catastrophe lorsque fantasme et réalité viennent au-devant l'un de l'autre.

Plus que dans toute autre affection, on peut suivre dans l'épilepsie ce qui a été décrit comme indices de la pulsion de mort.

Ainsi en est-il des répétitions douloureuses du traumatisme initial de la première crise, et de celles, plus symboliques, de l'habitus épileptique, se traduisant par un attachement à un rite toujours recommencé ou à des actions bizarres revêtant parfois un caractère compulsif dont le patient ne semble pas souffrir, comme s'il était « agi » de l'extérieur. Peut-être est-ce là l'explication de cette fidélité quelque peu poisseuse à l'objet dont je m'étonnais et que d'autres ont qualifiée de glischroïdie.

Ainsi en est-il des manifestations caractérielles intercritiques si souvent rapportées chez ceux des épileptiques structurés sur le mode de l'arriération-psychose. Ils paraissent en proie à des fantasmes agressifs, violents, avec des passages à l'acte souvent destructeurs dont le sadisme et le masochisme ne sont pas exclus.

Ainsi en est-il de cette appétence pour les situations dangereuses dans lesquelles se mettent les épileptiques et qu'anticipent les parents sans clairement voir ce qui leur fait représenter la mort de leur enfant.

Ainsi en est-il de ces coïncidences de mort entre l'histoire de l'enfant et celle de la famille qui fait de l'épileptique le thanatophore désigné, et qu'émane de lui cette « inquiétante étrangeté » qui, dans les civilisations africaines, parce qu'elles sont plus ouvertes sur le groupe, fait que ces enfants sont en communication directe avec les ancêtres. Dostoïevski lui-même nous a caché, sans doute pas innocemment, que ses premières crises n'avaient pas eu lieu au bagne d'Omsk mais bien avant, dans le contexte d'une scène œdipienne où la rivalité avec le père devait être à son paroxysme. Il a fait d'autres crises associées à une idée de mort, l'une lorsque sa sœur, avec laquelle il ne s'est jamais bien entendu, lui a appris que son père, ce « chien, avait eu une mort de chien », tué et châtré par ses serfs, et une autre au passage d'un enterrement. Si bien que l'épileptique, par ses crises, a l'air de nous signifier à la fois son identification au père mort ou à toute autre mort fortement investie dans la famille en même temps qu'il est désigné comme l'assassin par délégation du père souhaité mort. C'est tout au moins comme cela que Freud interprète dans *Dostoïevski et le parricide* les rôles de Smerdiakov, le meurtrier, et d'Ivan, le fils coupable.

La pulsion frôle la réalité lorsque l'épileptique mime la mort aux yeux de ses parents. Ceux-ci la prennent pour argent comptant lorsqu'ils nous disent : « Je l'ai vu ou cru mort. J'ai cru que, cette fois, ça y était. Il était raide, il ne bougeait plus, il ne respirait plus, ses yeux étaient fixes : il était mort. » L'épileptique semble aspiré par le néant de l'avant-vie lorsque, d'après Ferenczi, il régresse bien au-delà de tout commencement de la conscience, au stade où seuls des mécanismes biologiques élémentaires assument sa survie. Quant aux parents, on peut se demander si chaque crise de leur enfant ne leur est pas paradoxalement salutaire en chassant, par les mots qui disent la mort, les fantasmes mortifères qui les étouffent.

Enfin, la pulsion triomphe de la réalité lorsqu'elle aboutit à la mort véritable. Et l'irrationnel de ces morts d'épileptiques — morts subites, noyades, suicides ou équivalents suicidaires — entretient le malaise de l'énigmatique ou la culpabilité de voir un désir trouble se réaliser

Jallon[11] précise, sur le plan épidémiologique, que le taux de mortalité spécifique, c'est-à-dire le nombre de décès dus à l'épilepsie, rapporté à la population totale pour cent mille et par an atteint 2,93 chez les épileptiques et 1,52 pour les morts par épilepsie.

Les épilepsies lésionnelles sont plus létales que celles dont l'étiologie est indéterminée, et les enfants en dessous de dix ans sont les plus menacés.

31 % des épileptiques meurent à leur domicile, dans leur lit pendant leur sommeil, et 47 % meurent à l'extérieur, 20 % dans l'eau, 7 % sur la route, et 27 % à l'hôpital.

Pour Jallon, la cause du décès est sans relation directe avec l'épilepsie dans 23 à 47 % des cas, et lorsqu'elle l'est, elle peut être tantôt non accidentelle, le sujet décédant lors d'une crise ou d'un état de mal, ou tantôt accidentelle, et dans ce cas la noyade est la plus souvent citée. Bien que la noyade soit la troisième cause d'accident mortel pour l'enfant, elle est quand même quatre fois plus fréquente chez les épileptiques que dans une population générale.

____

11. P. Jallon, J.-J. Hoffmann, *Mort et Épilepsie*, Montrouge, John Libbey & Co, 1988.

Il reste le délicat problème des morts subites inexpliquées des épileptiques qui surviennent chez les épileptiques entre 5 et 30 %. L'écart de ces chiffres montre bien la confusion qui règne en ce domaine, et 24 % de ces sujets ont entre onze et vingt ans. Pour cette raison peut-être, Naschef en 1996 [12] a désiré apporter le plus de précision possible dans la terminologie à employer pour désigner ces morts soudaines et culpabilisantes afin que l'épidémiologie soit moins imprécise. Pour cet auteur, la mort subite de l'épileptique doit entrer dans les limites de la définition suivante : « Mort soudaine, inattendue, avec ou sans témoin, non traumatique et non liée à une noyade, ni à un état de mal épileptique avéré, survenant chez un épileptique dont l'examen *post mortem* ne revèle aucune cause toxique ou anatomique. » Les observations de Pierre et d'Hilale seront à cet égard tout à fait démonstratives.

Certes, l'épilepsie n'est pas une maladie mortelle, mais les épileptiques meurent plus que les autres, pourrait dire M. Prudhomme, et il est difficile de dire que l'épilepsie n'y est pour rien.

Le deuil et le fantôme

Pour nombre d'auteurs, plus que la mort, c'est le deuil impossible d'une mort réelle, fantasmée ou cryptique qui surdéterminerait l'enfant épileptique. Je vais essayer d'exposer cette hypothèse à laquelle souscrivent bon nombre de psychanalystes intéressés par l'épilepsie, comme Covello, Diebold, Mélèse, Soulas.

Ce dernier rappelle que, dans la littérature médicale et dans sa propre expérience, comme dans celle de tous les épileptologues, nombre de manifestations épileptiques surviennent après un deuil mal mené de la mort réelle d'un ascendant ou chez des enfants dont les parents ont déjà subi la perte d'un enfant.

Mais ne pourrait-on pas dire que tout enfant épileptique porte le poids du deuil pathologique d'un enfant mort, cet enfant pouvant être lui-même ? Et nous voilà renvoyé au problème du double.

La perte de l'enfant imaginaire, bardé de toutes les qualités narcissiques que la mère y projette, est, à chaque crise, toujours renouvelée, comme se renouvelle aussi, dans l'intercrise, l'espoir

---

12. L. Naschef, *Pour une définition de la mort subite chez l'épileptique*, La Haye, Comm. Second European Congress of Epileptology, 1996.

d'une guérison qui rend impossible la réussite d'un travail d'un deuil sans cesse remis sur le métier.

Quant à l'enfant réel, de surcroît épileptique, forcément privé dès sa première crise des étayages narcissiques qui seraient, d'après Freud, le complément indispensable de l'instinct de conservation, ne le voilà-t-il pas livré nu et cru à la seule violence destructrice de l'instinct de mort ? Un enfant dont on nous dit qu'il n'a pas été anticipé ou, pis encore, qu'il a été anticipé mort par la mère « incapable de se représenter un enfant évolutif parce que la seule image possible (qu'elle en avait) est celle d'un enfant mort ou meurtrier ». Un enfant qui souffre du fantasme « d'être victime d'un infanticide », suggère T. Neyraut-Sutterman [13]. Les exemples abondent dans les familles d'épileptiques de cet enfant de remplacement, qui vient escamoter la mort d'un autre en portant son prénom, ou qui annule le remords d'un avortement antérieur. Cet enfant ne peut être attendu, ni anticipé puisque soit c'est déjà fait pour un autre, soit le rendez-vous avec lui était annulé, il est donc promis à la non-existence puisque l'autre, pourtant lui, puisque l'autre, pourtant mort, existe à sa place !

Plus que la difficulté d'un deuil portant sur un mort réel ou imaginaire, ou même fantasmé, Covello et Lairy émettent l'hypothèse qu'un autre type de « deuil », impossible, ou plutôt indicible, a traversé, emmuré dans ce silence, les générations familiales pour tenter de se faire enfin entendre chez l'enfant sur le mode de l'épilepsie.

Ils s'appuient pour cela sur la théorie de Nicolas Abraham et de Maria Torok [14]. Ceux-ci proposent que des traumatismes, même lointains dans la généalogie et culpabilisants parce qu'ils touchent un objet d'amour fortement investi, restent, avec leur pouvoir fantasmatique de représentation et d'affect, leur élaboration psychique et leurs défenses, inscrits dans la partie inconsciente du Moi, enfouis sous forme de « cryptes » emmurant le « fantôme » du fantasme ; cryptes qui peuvent être transmises tout aussi inconsciemment d'une génération à l'autre.

Plusieurs conditions sont nécessaires pour constituer ces

____

13. T. Neyraut-Sutterman, « Fragments de l'histoire de l'épilepsie », *Revue française de psychanalyse*, 1982, 4, 3, 438-478.

14. N. Abraham, M. Torok, *L'Écorce et le Noyau*, Paris, Aubier-Flammarion, 1978.

cryptes qui pourraient, dans leurs formes bénignes, s'apparenter aux banals secrets de famille ou à nos habitudes culturelles dont les fantômes bien acceptés ne sont pas dangereux. Mais d'autres le sont, car ils insistent et ont tendance à se répéter dans le présent, dans des actes, dans des mots ou dans un type de relation. Selma Fraiberg[15] l'a démontré à propos des enfants battus ou de l'inceste. D'autres arrivent, au fil des générations, à trouver enfin un individu plus sensible que les autres, présentant une fragilité biologique ou psychique qu'ils utilisent comme médium pour se manifester. L'épileptique pourrait bien être celui qui, par sa propension à s'absenter du monde de la conscience, se laisse plus facilement agir par les fantômes d'un inconscient tourmenté dont il a hérité.

Au risque d'être trop schématique et de craindre que la métaphore de cette hypothèse ne soit prise au pied de la lettre, sans lui conserver son climat fantasmatique, nous essaierons d'en analyser les éléments.

• Le traumatisme initial

Le traumatisme est l'accident indélébile et inoubliable que l'on veut cependant enterrer dans l'oubli. Il va constituer le « noyau » de toute élaboration ultérieure et de toute répétition. Il s'agit d'un traumatisme qui porte en général sur la perte de l'objet d'amour ou sur la séparation d'avec lui, que cette perte soit réelle comme la mort physique d'un être cher ou fantasmée comme une perte d'investissement narcissique.

• Le caractère du traumatisme

Encore faut-il que ce traumatisme, pour qu'il doive être oublié, ait été vécu dans un climat de peur, de violence, de danger ou de honte (mort, suicide, abandon, bâtardise, inceste, crime, avortement, lâcheté, origine douteuse d'une fortune, etc.) au point qu'il ait menacé gravement l'intégrité du sujet, l'obligeant, pour en effacer le caractère pénible, à mettre en jeu des mécanismes de défense plus ou moins efficaces. Cette omission du souvenir empêche donc tout travail de deuil sur la perte, la mort ou l'effacement et revient à faire de cet événement un mort sans sépulture, sans inscription,

---

15. S. Fraiberg et coll., « Fantômes dans la chambre d'enfant », *Psychiatrie infantile*, 1983, 26, I, 57-98.

sans nom, dont on ne sait rien, et cependant l'ensemble de ces prépositions exclusives vont être transmises sous forme de « nescience » aux autres générations. C'est Abraham qui emploie ce mot pour souligner que la loi du fantôme est « l'obligation de nescience ».

• Les mécanismes de défense

Au sein de ces processus d'oubli lacunaire, l'enjeu fondamental des mécanismes de défense est de préserver, avant tout, malgré la honte, l'innocence de l'objet d'amour pour qu'il ne soit pas, lui, le responsable de la rupture. Le mécanisme de l'identification à l'agresseur est alors choisi, ce que l'on voit chez les enfants maltraités ou chez l'enfant épileptique quand il s'identifie au mort. Mais cette identification souvent pathologique, de par la violence qu'elle suppose, est à la fois l'objet d'un refoulement qui, d'après Selma Fraiberg, ne porterait que sur l'affect (et non sur la représentation, au contraire, de la formation de l'angoisse) en même temps que d'une incorporation instantanée et magique qui l'emprisonne. Ainsi l'ensemble du traumatisme, son caractère pénible, le refoulement de l'affect et l'incorporation de l'ensemble constituent-ils la crypte au sein de laquelle l'énergie de l'affect se trouve piégée, même si les poussées de ses répétitions s'échappent par des fissures.

• La crypte

La crypte ainsi formée, contenant le fantôme de l'affect du fantasme, est à son tour enkystée dans l'inconscient où elle constitue une topique particulière qu'Abraham nomme « topique réalitaire » qui passerait, en l'état, de l'inconscient maternel à l'inconscient de l'enfant et ce, de génération à génération.

• Les manifestations

La manifestation du fantôme est la hantise, celle de tout honnête fantôme qui traverse les murs de sa crypte et provoque paroles et actes bizarres chez celui qu'il vient tirer par les pieds pour l'entraîner parfois aux portes de la mort. Toutes manifestations qui ne sont pas sans rappeler celles de « l'inquiétante étrangeté » qui traduit la pulsion de mort.

La douleur du traumatisme, son caractère déchirant, le poids du secret, son interdit initial, l'épaisseur de la crypte, le ciment du refoulement, l'enkystement de l'incorporation, tout concourt à entretenir dans ces familles, malgré les échappées du fantôme, une pathologie du silence qu'interrompt parfois un de ses membres à condition que l'on comprenne son langage.

Bien sûr, l'hypothèse d'Abraham et de Torok reste une hypothèse, mais la richesse de son application à l'épilepsie qu'en ont faite Covello et Lairy a permis de mieux respecter sinon comprendre le mystère de l'épileptique et de ses pathétiques tentatives de communication vouées à l'échec. Elle a permis au thérapeute de cesser de tourmenter l'épileptique en cherchant à lui faire se remémorer une histoire qui ne lui appartient pas. Une histoire dont il ne sait rien, tout comme peuvent n'en rien savoir les parents qui cesseront d'être culpabilisés parce qu'ils croient en savoir et qui les fait s'interroger sur leur part de responsabilité dans la maladie de leur enfant.

Il est peut-être vain de vouloir aussi démasquer « le » traumatisme comme Hercule Poirot le ferait du meurtrier à la fin d'un roman d'Agatha Christie. Ici, il ne suffit pas d'arrêter le coupable pour que l'histoire s'arrête aussi. Le coupable traumatisme est depuis longtemps amnistié par l'oubli, mais sa protection par l'épileptique, voire la complicité qu'il entretient avec lui continuent de courir et expliquent en partie ses actes. Il s'agit seulement de permettre à l'épileptique et à ses parents de reconnaître qu'ils ont été pris dans une sale histoire dont ils portent les thèmes et les répétitions, mais qui devraient s'estomper tout seuls par leur simple dévoilement. Un peu comme le font des fresques enfouies depuis des siècles qui ne supportent pas la lumière du jour.

Bien sûr, tous ceux qui ont un passé chargé d'histoires ne sont pas épileptiques, ce qui ne les empêche pas d'ailleurs d'être autre chose. Tous les épileptiques ne sont pas forcément hantés, mais l'expérience nous montre que l'on peut introduire, au nom de la psychopathologie, un nouveau clivage entre épilepsies bénignes et malignes, différent de celui que nous propose la physiopathologie. Les épilepsies malignes étant celles où la hantise vient ajouter son tourment, ses répétitions épuisantes et sa coloration mortifère au seul fait d'avoir une maladie épileptique. Tenter d'agir sur cette malignité-là nous a paru efficace, même si c'est une gageure de vouloir séparer l'avoir de l'être.

L'épileptique et le double

Fort de ce qui précède, nous serons plus à l'aise pour comprendre le phénomène du double qui hante la vie intérieure de l'épileptique en lui faisant commettre des actes qu'il ne reconnaît pas comme siens et qui le montrent à ses yeux et à ceux de ses parents comme « un étranger vêtu de noir qui [lui] ressemble comme un frère ». Un double révélé par la convergence des interprétations psychanalytiques, des exemples mythologiques, des analyses littéraires ou des œuvres picturales d'auteurs épileptiques.

Ne croyons pas que le sentiment ou le fantasme du double soit spécifique à l'épileptique, il habite chacun de nous, il est cependant plus aisément perceptible chez lui. Ce double existe dans les mythes, les épiphanies de Zeus tour à tour taureau, cygne ou Amphitryon, ou les transformations d'Hermès en Sosie nous le rappellent, dans les cultures où le totem en est un exemple, dans les coutumes comme l'incorporation cannibalique réelle ou symbolique. C'est un thème inépuisable de la littérature, du théâtre ou du cinéma dont les travestis de Marivaux, les angoisses de Faust, le portrait de Dorian Gray, les oppositions de William Wilson et les transformations du docteur Jekyll sont les illustrations. C'est évidemment Dostoïevski qui, dans un de ses premiers romans, *Le Double*, a porté au sommet le développement littéraire de ce thème. Mais il est étrangement présent dans les autoportraits des peintres, et l'on ne peut que rester fasciné par l'inquiétant regard que Van Gogh, épileptique, jetait sur lui-même ou sur son double quand il continue de croiser le nôtre.

La biologie « naturelle » nous impose ce double dans la réalité d'une gémellité menée à terme et sous la forme de l'imaginaire dans ces 30 % de grossesses gémellaires qui ne l'ont pas été jusqu'au bout. Que dire alors de la biologie « artificielle » qui crée ces clones si parfaitement dupliqués qui, tout congelés qu'ils sont, peuvent réchauffer des représentations engourdies ?

Le développement psychologique n'échappe pas à l'emprise du double extériorisé, du double imagé, du double unifiant, du double représenté, du stade du miroir, pas plus qu'il n'échappe à ces doubles intériorisés et tyranniques que constituent l'idéal du Moi et l'idéal de Soi. L'imaginaire du jeu n'est pas en reste lorsqu'il inspire à certains enfants solitaires ou malheureux de se fabriquer un autre soi-même prestigieux qui s'apparente au héros qu'ils ne sont pas.

Mais l'épilepsie, plus qu'une autre affection, a été et reste sous l'emprise du double, double discours sur son origine sacrée ou humaine, cérébrale ou psychique ; double personnalité de l'épileptique tantôt passif, soumis, collant, glischroïde, tantôt explosif, violent, dangereux ; parfois insufflant le génie aux épileptiques célèbres (qui peut-être se seraient bien passés de l'être, leur génie leur suffisant), parfois génératrice d'arriération ; partage du temps de l'épileptique en une période critique qui, à peine passée, menace celle de l'intercrise ; double regard jeté sur l'épileptique où l'horreur le dispute à la compassion et surtout rupture dans la continuité d'une existence qui vient en dévoiler une autre. Dans cette maladie, où souvent l'on s'absente, où qui va à la crise perd sa place, celle laissée au double est plus large, et on conçoit qu'à l'appel de l'épileptique le double réponde le plus souvent : « Présent pour lui ! » comme dans la chambrée.

Spectateur et acteur de la crise sont pris dans le vertige d'une expérience du double qui n'est évidemment pas la même.

Pour les spectateurs, l'épileptique en crise ou en potentiel de crise représente celui que, fortement, ils ne voudraient pas être et qu'ils rejettent violemment. Il y a à la fois une identification à l'agresseur, car la crise de l'autre est une agression contre soi (« il m'a fait une crise »), et un renforcement du clivage entre le Soi et le non-Soi. Si ce dernier mécanisme triomphe, la fuite, l'indifférence et le rejet en seront la conséquence, c'est souvent l'attitude de l'homme de la rue qui détourne les yeux. Mais parfois ce non-Soi peut se sentir à ce point tout-puissant et détaché qu'il dicte des conduites opératoires, pleines de sang-froid, c'est l'attitude médicale. Mais lorsqu'on est à la fois parent et spectateur de la crise, l'identification à l'agresseur s'épuise dans le narcissisme blessé qui fait réagir et dire : « Celui que je vois en crise ne peut être mon enfant, c'est un autre, il n'est plus lui-même, je ne le reconnais plus. » Il s'agit bien d'un autre facilement rejeté comme double de soi, mais plus difficilement reconnu comme étranger en tant que double de leur enfant.

Cependant, la duplicité de l'épilepsie est telle que, pour l'enfant acteur de la crise, le double qui l'agit en ses périodes intercritiques et l'agite pendant ses crises n'est pas forcément le même que celui créé par la fantasmatisation de ses parents. On pourrait dire que l'enfant épileptique peut jouer de son double sur un double registre ; tantôt il exhibe aux yeux des autres l'enfant mort que les autres voient en lui ou attendent de lui, il protège ainsi par ce mort jeté en pâture sa propre existence, « c'est le double émissaire » dont parle Diebold[16]. Mais parfois, sentiments bizarres, actes étranges, paroles échappées, répétitions inéluctables ou auras angoissantes ou ineffables sont les représentations sans affects d'un fantôme encrypté. Ce que Maillefaud[17] appelle un « endodouble », trace d'un drame familial enfoui et transmis dont ni les parents ni l'enfant ne sont les auteurs, mais dont ils continuent d'être les acteurs ou plutôt les marionnettes. Dans ce cas, la crise pourrait être interprétée soit comme une défense contre l'essai d'extériorisation de cet endodouble dont les affects réveillés sont intolérables, soit comme une tentative de séparation d'avec lui dont la renaissance postcritique devrait marquer la réussite.

Autres fantasmes

Comme tout un chacun, l'enfant épileptique, selon son histoire personnelle, a le droit d'avoir les fantasmes qu'elle a fait naître.

Mais les fantasmes les plus banals, comme les fantasmes œdipiens ou ceux de la scène primitive soumis à la prégnance de l'instinct de mort, sont marqués d'une forte part d'agressivité culpabilisée.

D'autres fantasmes plus primitifs semblent concerner l'intégrité du corps et le menacer directement, comme les fantasmes de morcellement, de plicature, d'hémihypertrophie, ou parfois d'éclatement, de déchirure ou d'anéantissement. Pour oser affirmer cela, je m'appuie non seulement sur les thèmes confiés ou dessinés en entretien par nos jeunes patients, mais aussi sur les observations des psychomotriciens qui, comme les spécialistes du Rorschach, savent reconnaître des autres les enfants dits « organiques », et surtout sur un travail assez ancien entrepris avec F. Lecamus[18] avec laquelle nous avions proposé à quelques enfants épileptiques de dessiner un bonhomme immédiatement après leur crise.

---

16. G. Diebold, *op.cit.*
17. T. Maillefaud *in* G. Diebold, *op.cit.*
18. Travail non publié.

LA CRISE : CE QU'ELLE CACHE DU SPECTACLE QU'ELLE MONTRE

L'expérience nous apprend qu'à vouloir traquer trop directement le contenu de la crise nous revenons bredouille. Mais ce dérobement, que d'autres [19] ont appelé « non-sens », en a un qui sème de traces et d'indices la piste de sa poursuite. Mélèse, cité par Diebold [20], a employé une autre métaphore qui fait dire à l'épileptique : « Je te donne un trou, donne-moi un cadre. » Ainsi, le sens de la crise se trouvera circonscrit lorsque de la patiente fouille des couches psychiques de notre sujet nous pourrons dégager un cadre. C'est ce que nous essayons de faire par l'étude de la fantasmatisation intercritique, qui est la seule voie qui veuille bien s'ouvrir à notre quête de sens, mais elle est insuffisante à nous faire accéder à la signification *stricto sensu* de la crise. À peine nous autorise-t-elle à la cerner par la convergence de nos interprétations. Mais le trou lui-même, le vide, mérite qu'on s'y penche et qu'on prête l'oreille à ses échos.

Qu'est-ce qu'une crise ?

Il est nécessaire de parfaire, au-delà des définitions que j'ébauchais dans notre prologue, l'analyse du phénomène crise dans ses rapports et ses différences d'avec d'autres phénomènes critiques.

Ainsi, la catastrophe serait le renversement d'un ordre ou d'une structure établie, mais elle peut aussi, comme la crise, prendre le sens de dénouement.

La transe, quant à elle, serait un état préconscient, en général plus durable, plus ou moins volontairement recherché dans un but de guérison ou de communication.

La stance est essentiellement employée dans l'expression poétique. Il s'agit d'une suspension après qu'une strophe, « langage qui change les dispositions », a fini d'émettre ses propositions. La stance pourrait convenir à l'absence et à l'amnésie qui annule les représentations antérieures.

---

19. H. Beauchesne, G. Diebold, *op.cit.*
20. *Ibid.*

La syncope est une brisure, une rupture, ce qu'est aussi la crise, mais la définition rhétorique me paraît davantage contenir ce que la crise peut vouloir exprimer métaphoriquement lorsqu'on nous dit que la syncope est « le retranchement de la lettre dans le corps d'un mot », en quelque sorte la défaillance du Symbolique dans le corps du patient laisse place à l'envahissement par le Réel.

On le voit, chacun de ces paroxysmes renferme une part de ce que peut exprimer l'accès épileptique. Pour ce dernier, c'est le mot « crise » qui a prévalu et qu'il faut employer, mais il n'est pas interdit au quêteur de sens de rêver à ceux que contiennent les termes qui se disputent la perte de la conscience.

Les caractères généraux d'une crise nous sont rappelés par René Thom[21] qui nous précise que, si la crise n'est pas la catastrophe, elle en est souvent l'annonciatrice ou la provocatrice. La crise est essentiellement subjective, comportant « une menace pour l'intégrité du sujet » et pour son existence. Le terme crise contient en lui-même son évolution qui est toujours résolutive même si elle laisse comme séquelle la propension à sa répétition. La crise peut intervenir après un déséquilibre imposé comme une action régulatrice visant à retrouver l'homéostasie, en ce sens la crise peut être bénéfique.

Il était nécessaire de se référer aux caractères généraux de la crise car, si l'épileptique, de par ses dispositions biologiques, est entraîné à fonctionner économiquement par alternance de charges et de décharges, toutes ses crises ne lui sont pas forcément imposées par son épilepsie. Elles ne sont pas toutes « épileptiques » au sens neurobiologique du terme, cela a été dénoncé par les enregistrements de C. Dravet[22] chez des sujets qui reproduisaient exactement les crises qu'ils avaient coutume de faire sans que le tracé EEG en soit ému. On pourrait dire que l'habitude de faire des crises d'épilepsie leur a acquis un savoir-faire critique et ouvert une voie de décharge pour la résolution de leurs conflits. Un sujet qui a une épilepsie à sa disposition et qui a éprouvé, vécu et, peut-être, utilisé les processus somatiques et psychiques de la crise est sans doute plus rodé qu'un autre à exploiter ces mêmes mécanismes de rupture dans la gestion de son économie et de son contrôle tonique sans que son épilepsie en soit le moteur essentiel.

---

21. R. Thom, « Crise et catastrophe », *Psychiatrie française*, 1995, 3, 6-12.
22. Propos recueillis au centre Saint-Paul.

Comme l'a montré Geier[23], grâce à des enregistrements télémétriques de longue durée, le sujet épileptique a le choix, au cours des événements de sa journée, d'utiliser plusieurs types de crises, des crises de colère, d'excitation, des crises de migraines, des crises qui miment les crises d'épilepsie et, pourquoi pas, quand même des crises d'épilepsie. Inversement, et c'est là un des paradoxes de l'épilepsie, si le trait essentiel de l'épileptique est d'être un sujet à crise, la crise, même cérébrale, même traduisant une décharge neuronique, ne suffit à caractériser ni l'épilepsie ni *a fortiori* l'épileptique. Nous savons tous qu'il existe dans certaines circonstances des crises occasionnelles (crises émotives immédiatement post-traumatiques, crises de fatigue du teenager noctambule, crises devant la télévision) qui ne se reproduiront plus jamais et qui ne permettent donc pas d'élever ce symptôme au rang de syndrome, ni de faire nommer « épileptique » celui qui en a été la victime éphémère.

La part du hasard dans la crise

Un des premiers indicateurs de sens de la crise nous est fourni par l'écoute ou la recherche des circonstances psychologiques qui la précèdent. Cela n'est pas nouveau et avait été déjà signalé par Sauguet et Delaveleye en 1956. Mais, de l'aveu même de ces auteurs, « cette importance des chocs affectifs s'atténua naturellement quand la clinique de l'épilepsie se précisa ». J'ai évité à dessein de parler de circonstances déclenchantes, car j'hésite aujourd'hui, malgré le spectaculaire de certaines, à affirmer qu'il y a relation directe de cause à effet entre elles et la décharge hypersynchrone. Je reste toujours impuissant à démontrer comment une émotion provoquée par un événement extérieur peut prendre valeur de stress sollicitant des systèmes de régulation neurovégétatifs ou hormonaux qui agiraient *in fine* sur celle de la perméabilité membranaire. Comme je tiens toujours à titre d'hypothèse que les représentations internes d'un conflit actuel ou réactualisé par l'après-coup, ou les tentatives de retour d'un affect enfoui, puissent, par les mêmes relais somatiques, déclencher les conditions neurobiologiques de la décharge hypersynchrone.

---

23. « Le malade épileptique en crise. Étude téléEEG et téléSEEG », *Revue neuropsychiatrique infantile*, 1974, 3.

Mais mon laboratoire étant la consultation, mon outil la clinique, y compris la clinique psychanalytique, mon champ d'expérience, le psychisme du patient, de sa famille et le mien, et mes références, celles puisées dans une culture humaniste, je souhaite que l'on puisse accorder quelque crédit à mes observations qui n'ont pas prétention à explication mais à témoignage. En voici donc un, et je laisse à chacun la liberté de son interprétation.

Christian et la grand-mère épileptogène

En plein hiver de l'année 1972, dans un village isolé des Hautes-Alpes, Christian, que l'on attendait pour le mois suivant, manifeste clairement son impériosité à naître. Il n'y a pas de médecin dans le village, et les routes sont enneigées, on prévient néanmoins une sage-femme de Veynes, mais on ne sait quand elle arrivera.

La tête se présente, et le père se résout à aider sa femme. Pas commode cet accouchement ! Le cou est serré dans la spire d'un cordon court : on le dégage ; le visage du bébé est violacé, l'enfant ne respire plus, il est glacé, inerte. Le père lui tape sur les fesses jusqu'à ce qu'un cri, un premier cri, jaillisse trente interminables secondes après de la frêle poitrine. La sage-femme finit par arriver quand tout est fini et elle coupe elle-même le cordon, ce que le père n'avait osé faire.

On veut oublier cette naissance mouvementée, et rien ne se passe jusqu'à l'âge de vingt mois où l'enfant, légèrement fébrile, se met à convulser de son hémicorps gauche, une crise hémiclonique qui dure pendant tout le voyage du domicile des parents à l'hôpital de Gap. Tout rentre dans l'ordre, et Christian sort de l'hôpital avec un traitement gardénalique.

Mais à l'âge de trois ans, deux mois après avoir arrêté le traitement, au cours d'une maladie fébrile traitée par antibiothérapie parentérale, Christian fait un nouvel état de mal hémiclonique gauche qui dure plus d'une heure et qui nécessite une nouvelle hospitalisation. À sa sortie, les parents constatent que l'enfant se sert moins bien de sa main gauche et qu'il a tendance à marcher sur la pointe de son pied gauche.

À l'âge de cinq ans, au réveil ou à l'endormissement, Christian présente, sans fièvre cette fois, des crises partielles psychomotrices et végétatives. Il se lève, ses yeux sont fixes et hagards, il parle distinctement, mais dit des choses incompréhensibles tandis qu'il a l'impression de s'étouffer, qu'il fait des bruits de gorge et qu'il crache. On entend dans son ventre des gargouillis, et il a envie d'aller à la selle. Si le scanner est normal, les différents EEG de veille et surtout de sommeil montrent des anomalies irritatives d'un foyer fronto-temporal droit et occipital droit.

Bref, Christian présente un tableau assez typique d'un syndrome HHE (hémiconvulsions-hémiplégie-épilepsie), syndrome le plus organique qui soit, dont les crises partielles sont assez rares et surtout très irrégulièrement réparties dans le temps.

Le 5 août 1981, à l'arrivée du car qui le ramène de chez sa grand-mère, Christian fait une crise assez longue, il part droit devant lui, déambule sans but, ses yeux sont hagards, il tient des propos incohérents avec de grandes difficultés d'élocution. C'est au bout de plusieurs consultations, où j'ai l'habitude de demander avec précision les circonstances des crises partielles assez stéréotypées dans leur déroulement, que les parents et moi constatons que Christian fait plus particulièrement ses crises après avoir eu un contact avec sa grand-mère maternelle ; il en a même eu une après un coup de téléphone de celle-ci.

Intrigué, je cherche à en savoir plus sur la grand-mère suspecte. J'apprends alors que Christian est né le jour de l'enterrement de son jeune oncle décédé à l'âge de dix-sept ans d'une tumeur cérébrale opérée qui s'était manifestée par des crises.

Voici en quels termes la mère de Christian nous parle de sa propre mère : « Elle en a toujours voulu à Christian d'être né ce jour-là, Christian est contrarié quand il va chez sa grand-mère, elle ne lui passe rien, le surveille, ne veut pas qu'il bouge. Elle est méchante avec lui et même injuste, elle a même accusé son petit-fils d'avoir cassé un appareil photo qu'elle avait détérioré en le heurtant contre la portière de la voiture, ce que par bonheur j'avais pu constater. Depuis le décès de mon frère, ma mère est devenue Témoin de Jéhovah, cela pose pas mal de problèmes en famille. » Le père renchérit : « Elle est vraiment méchante, elle peut acheter des cadeaux pour ses autres petits-enfants, mais elle oublie Christian. Le jour de l'appareil photo, je lui ai dit que si elle n'arrêtait pas, je la laissais en rase campagne, et je l'aurais fait », souligne-t-il, mauvais !

La mère nous apprend en sus que cette grand-mère fréquente le monde des sorciers, et, lors d'une maladie mystérieuse de son dernier fils alors âgé de trois ans qu'elle croyait « emmasqué » par une Calabraise, elle l'a fait délivrer de son sort par les incantations et la magie d'une mystérieuse « pied-noir » qui avait des dons de divination et de guérisseuse.

Ce qui est curieux dans cette observation, c'est que, depuis que l'on s'est aperçu de cette relation entre les crises et la grand-mère, Christian, interdit de grand-mère, n'a plus jamais présenté la moindre crise. La dernière remonte à décembre 1981, le matin même du jour où sa grand-mère devait venir dans l'après-midi. Depuis, les parents vont en visite chez cette aïeule toxique lorsque Christian est en vacances ou lui téléphonent quand leur fils est absent.

Cette amélioration, voire cette guérison sur le symptôme crise se maintient puisque j'ai revu cet enfant en 1985 et en 1987 ; ses tracés sont normaux, il n'a eu aucune crise depuis, au point que de lui-même, et malgré mon inquiétude puisqu'il s'agissait d'une épilepsie symptomatique, il a arrêté complètement son traitement en octobre 1987, à son entrée en internat dans une école professionnelle où il apprend le métier de peintre.

La grand-mère est toujours tenue à distance bien qu'elle ait été parfois réintroduite dans l'économie familiale à doses homéopathiques. Christian paraît aussi s'être désensibilisé de lui-même de cette influence pernicieuse. Il ne peut que répéter : « Comme elle en avait pour moi, j'en avais pour elle. » Il conserve un caractère difficile, il est rigide, suffisant, intransigeant, sûr de lui, têtu comme un montagnard. « Il tient de moi et de mon grand-père », souligne le père qui se met à me parler de celui-ci avec un sentiment critique mêlé de fierté. « Mon grand-père avait un caractère impossible au point que je me souviens que, dans le village, quand un petit renâclait à manger sa soupe, on le menaçait d'aller chercher le père M ! Une autre fois, alors qu'il se préparait à rentrer les foins, il avait plu ; furieux, il était allé au pied d'un calvaire et, menaçant de sa fourche le Christ sur la croix, il l'avait invectivé en lui disant : "Descends de là pour voir si tu es un homme !" » Il ne savait pas qu'il posait une question fondamentale !

Que conclure de toutes ces influences sur les crises et sur leur maîtrise une fois dénoncée cette relation plutôt étrange entre elles et la grand-mère ? S'agit-il de hasard ? S'agit-il de l'effet du Tégrétol qui a été substitué au Di-Hydan ? Et si vraiment c'est la grand-mère qui est épileptogène, par quel mécanisme sournois l'est-elle ? Est-ce dans sa relation avec Christian identifié à son fils mort ? Christian manifestait-il, par ses crises, d'être le support de cette identification projective à cet objet dont il rendait le deuil impossible puisqu'il est né le jour de la mort de cet oncle et que chacune de ses crises en sonnait à la fois le glas et la résurrection ? Quel enjeu pouvait être Christian dans la rivalité de ces deux femmes identifiées agressivement l'une à l'autre par la mort ou la menace de mort sur leurs fils respectifs ? Autant de questions qu'il faut bien poser même si elles restent sans réponses.

L'intérêt de ce type d'histoires est leur révélation quasi photographique qui ne se fait qu'après passage dans plusieurs bains de consultations ou lorsqu'elles ont subi le choc d'une interprétation en psychothérapie ou simplement lorsque celle-ci leur a autorisé, grâce au transfert porteur, la libre association d'idées qui mène à la prise de conscience et de sens.

Ainsi en était-il d'Isabelle qui a remarqué la coïncidence de survenue de ses absences lorsqu'elle traversait la place de l'église Saint-Giniez à Marseille. Toutes les associations d'idées proposées sur cette église d'un quartier bourgeois et bien-pensant échouent, mariage, baptême, enterrement, expérience mystique, tout y passe, lorsqu'elle se souvient tout à coup que sur cette place de l'église s'ouvrait la porte de sa première école, là où pour la première fois elle a ressenti ses absences. L'affect lié à cette représentation lui revient alors, elle pleure, et, l'émotion passée, elle comprend, seulement maintenant, qu'elle a été confrontée avec l'étrangeté de ce qui n'avait pas de sens pour elle : « Je ne savais pas ce qui m'arrivait. Je me suis sentie différente des autres. Je croyais que je devenais folle. J'avais honte. Je n'osais le dire à personne, pas même à ma mère ! »

La littérature médicale n'est pas la seule, bien sûr, à rapporter de tels faits. L'œuvre de Dostoïevski, dans la diversité de ses personnages épileptiques, nous en offre des exemples frappants avec la description des circonstances du début des crises du prince Mychkine, de celles de Stavroguine ou de Smerdiakov[24]. Plus que ses romans, chacune des biographies successives de Dostoïevski nous en apprend chaque fois un peu plus sur les rapports de son épilepsie avec les événements signifiants de son enfance. Événements que lui-même, volontairement ou non, avait tenu cachés puisqu'il fait, comme ses contemporains, remonter ses premières crises à son séjour au bagne, alors que l'on sait que sa première crise a eu lieu à l'âge de sept ans dans un climat de scène primitive[25].

---

24. Voir plus loin, troisième partie, chapitre IX.

25. Dans son article fameux sur Dostoïevski et le parricide, Freud, dans une note, rapporte les dires et le témoignage indirect de deux auteurs, René Fülöp-Miller et Ferner Orest Miller qui font allusion à un événement tragique de la

Ce même thème a été mis en images par Arrabal dans son film *J'irai comme un cheval fou*. On voit le héros, enfant, commencer à entendre le martèlement rythmé des sabots d'un cheval qui annonce sa crise lorsque, s'étant furtivement levé dans la nuit, il surprend le chevauchement sauvage de sa mère par un boucher hideux qui finit par lui éjaculer sur le visage. L'enfant à son tour se met à baver et tombe secoué par les spasmes. Merveilleux auxiliaire de l'inconscient, le cinéma permet une dissociation fascinante des composants de la fantasmatisation. Sur l'écran s'étale, inévitable et impudique, la représentation imposée, aussi glacée que la gélatine qui la supporte, tandis qu'au sein du spectateur se déploie l'affect qui l'envahit et le torture d'horreur, de haine ou de désir.

N'est-ce pas ce qui se produit devant le « spectacle » d'une crise d'épilepsie où celui qui donne la représentation n'est pas là, tandis que le spectateur est terriblement sollicité à y être totalement ?

Parfois, le déclencheur de la crise n'est pas directement la représentation elle-même mais son symbole.

Les entretiens psychothérapiques nous le révèlent. Il en est ainsi dans une observation de C. Guedeney[26] où l'un de ses patients fait une crise en entendant le choc de la fermeture de deux vantaux d'une porte de métro, rencontre brutale et sonore qui est associée là encore à l'évocation de la scène primitive.

> *Marie-Françoise et le sexe du saxo*
>
> Marie-Françoise fait une crise, alors qu'en période troublée de séparation d'avec son mari, elle s'est réfugiée dans la maison de campagne de son père. C'est la nuit, la campagne est déserte, son père dort paisiblement dans la chambre à côté, tout est calme, lorsqu'elle entend claquer une portière. Ce ne peut être son mari absent de la région, elle fait alors sa crise qui attire auprès d'elle son père qui la secourt. Lorsque je lui demande d'aller plus loin dans ce qui a pu pour elle évoquer ce « claquement », elle se souvient d'une « claque » qu'elle a reçu de son mari, mais surtout d'une autre dispute où son mari était venu lui reprendre le

vie familiale de Dostoïevski qui aurait eu lieu dans sa prime enfance, mais qu'ils ne révèlent pas (cité par Covello et Lairy).

26. C. Guedeney, *in*, R. Bouchard et coll., *L'Épilepsie essentielle de l'enfant*, Paris, PUF, 1975.

saxophone de son fils, elle avait voulu l'en empêcher en le suivant jusqu'à sa voiture, mais, dit-elle, « il m'a claqué la portière au nez ». Dans ce cas, la lutte pour la reconquête du saxo de son fils qui lui était arraché semblait plus chargée d'affect que la claque qu'elle avait reçue, plus aussi que l'évocation d'un claqueur de portière interrompant la nuit de calme qu'elle se proposait de passer chez (ou avec) son père, mais il a suffi de ce bruit pour réveiller en elle un souvenir pénible que la crise a stoppé dans son développement.

Ainsi, si la crise a un sens qui nous est indiqué superficiellement par les circonstances conjoncturelles de sa survenue, la première crise prend une valeur toute particulière puisqu'on est avec elle au plus près de ce sens dont la pureté risque de se délayer dans l'après-coup lors des crises ultérieures. Cela est si vrai que, bien souvent, la première crise rapportée n'est pas la première et que les révélations de sa signification sont telles qu'une amnésie étendue dans le temps l'a recouverte. Cette réelle première crise n'apparaît à la conscience ou à la confidence qu'après une certaine période de fréquentation du couple patient-médecin.

Souvenez-vous de la révélation d'Isabelle.

Le sens de la crise

Constater que la crise a un sens et qu'elle ne survient pas au hasard ne suffit pas, encore faut-il se risquer à interpréter ce sens et savoir comment le faire.

Il en est du sens de la crise comme du strip-tease de la vérité, il met bien du temps à se dépouiller de ses voiles, et encore ne le fait-il que pour quelques initiés qui acceptent que le nu ne soit pas intégral.

Espérons que les chapitres précédents nous auront préparé à cette initiation en trois étapes, que sont :

— La nécessaire connaissance de l'histoire de l'épileptique dans sa vérité historique, certes, mais aussi dans le roman imaginaire de la tradition familiale et surtout dans le symbolique de ce qu'il cache. La crise survient comme le claquement brutal d'un livre qui se ferme à certains passages insupportables de péripéties pourtant anodines, mais qui évoquent des rappels pénibles qui ont l'air d'actualiser une histoire qu'on voudrait oublier...

— La richesse de fantasmatisation de l'épileptique et de celle des autres qui pèse sur lui. On conçoit qu'elles puissent entrer en conflit au point que la crise apparaisse comme une issue de cette bataille. D'autant plus que, dans cette confrontation fantasmatique pathétique, l'archaïcité des fantasmes sur les origines de la vie et ceux de la période fusionnelle de l'unité duelle sont autant de menaces qui sollicitent des mécanismes de survie. Il est possible que cette exubérance fantasmatique qui s'exerce en lui et sur lui soit si difficile à gérer que leurs représentations ne puissent se supporter. Un exemple de ce conflit de fantasmatisation nous est fourni par le tiraillement en sens contraire auquel les fantasmes de mort soumettent le sujet épileptique. Il est courant de constater que ces émergences mortifères dont nous avons montré la prégnance ne vont pas dans le même sens chez les parents et chez l'enfant. Ce dernier voudrait se débarrasser, par la crise qu'il fait, du mort ou du secret familial qui le hante en même temps qu'il succombe aux puissances mortifères dirigées contre lui. Et quelle amère victoire pour les parents de voir que leur enfant, interdit de parole et de fantasme, choisit le simulacre de la mort pour leur révéler ce qu'ils voudraient tenir caché !

— La recherche des circonstances de déclenchement des crises est enfin la troisième clé qui nous fait accéder au sens de la crise. C'est le dernier voile levé. Nous n'y reviendrons pas.

La recherche d'un contenu ou d'un mécanisme psychologique des crises d'épilepsie n'est pas nouvelle, puisque des psychanalystes, de première génération, l'avaient déjà amorcée, il est vrai à une époque où l'épilepsie était encore en partie suspecte d'appartenir à la pathologie mentale.

La période d'objectivation neurologique de l'histoire de l'épilepsie paraissait avoir rendu désuètes ces conceptions jusqu'à ce qu'on se heurtât aux limites de la compréhension purement biologique des crises et qu'on admît l'évidence que la crise puisse dépendre autant de la personnalité de l'épileptique que de l'irritation de ses neurones, si tant est que les deux ne fassent pas qu'un !

La double fantasmatisation dont l'épileptique est à la fois le sujet et l'objet fait que le sens de la crise est aussi double selon que l'on se place du point de vue de l'acteur ou de celui du spectateur de la crise. Le terme d'acteur convient ici si nous admettons qu'il joue dans la crise un rôle écrit par un autre ou pour un autre et qu'il peut, comme une vedette de cinéma et non de théâtre, le rejouer sans cesse tout en n'étant pas là. Quoi qu'il en soit, dans ces cas, la crise prend une valeur de langage qui essaie d'établir une communication entre cette double fantasmatisation qui donne à la crise une valeur relationnelle.

N'oublions pas aussi que trouver un sens à la crise dépend des interprétations issues des hypothèses sur le fonctionnement dynamique et économique de l'épileptique. Ce sens ne sera ni univoque ni exclusif, à peine est-il un indicateur de la complexité des forces psychiques qui harcèlent l'épileptique et qui le font souffrir. Un certain nombre d'auteurs ont même essayé une démarche assez directe en ébauchant un type d'expérimentation qui vise à surveiller l'activité bioélectrique du cerveau d'un sujet épileptique soumis à un bombardement d'affects supposés signifiants pour lui. Wayne et Barker[27] enregistrent les modifications de l'EEG et l'apparition éventuelle de crises, essentiellement Petit Mal, sous l'influence d'affects mobilisés par une situation psychothérapique.

Au centre Saint-Paul de Marseille, Guey, Bureau, Dravet et Roger ont pu démontrer, au cours d'enregistrements conjoints vidéo-EEG, les rapports existant entre la baisse de vigilance qui favorise les absences, les situations de stress et d'émotion qui les diminuent, alors que la présentation de planches de tests évoquant un conflit les augmente.

La plus belle démonstration de l'évitement par l'absence d'une évocation conflictuelle signifiante nous est fournie par une observation de M.-L. Etcheverry rapportée par Selma Fraiberg, où l'auteur utilise les mots émis par une petite fille de huit ans pendant ses absences et les réintroduit dans l'entretien comme base des associations. Du matériel ainsi obtenu, l'analyste formule des interprétations qui, chaque fois qu'elles seront émises, vont entraîner des absences. L'enfant semble saisir intellectuellement l'interprétation, mais une absence survient, et l'amnésie vient l'effacer, rendant inefficace l'intrusion de la parole de l'analyste.

D'une façon plus générale, les psychanalystes ont avancé l'hypothèse que la crise, donc, peut résulter d'une désintrication des pulsions à partir de laquelle l'instinct de mort, libéré, aurait toute licence pour exercer son emprise. Freud nous précise que l'attaque épileptique serait « le produit et l'indice d'une semblable dissociation du mélange poussé à l'excès ».

---

27. Cité par S. Cournac, thèse, Montpellier, 1974.

Déliaison parfois imparfaite où restent accrochées des traces de pulsion sexuelle et qui peut évoquer au spectateur enclin à des projections voyeuristes le spectacle d'une scène érotique. Nayraut-Sutterman nous rappelle « qu'elle [la crise] mime le coït dans sa phase convulsive et rythmée, la jouissance dans certaines phases d'extase ou d'absence, qu'elle mime la mort dans sa phase de résolution comateuse et qu'elle mime la résurrection, voire la naissance et ceci répétitivement ». Reich évoquait déjà que, pour le sujet, la crise pouvait être comme un orgasme « extra-génital », terme qui peut se mettre au service de la pulsion de mort quand on appelle l'orgasme, comme la crise, « la petite mort ».

Déliaison parfois réussie lorsque, nous dit Soulas[28], la crise est « une sorte de défaite du mouvement libidinal face à la pression croissante d'une aspiration létale » et qu'elle laisse le champ libre à la pulsion de mort. Mais la crise n'est pas la mort, même si elle la mime aux yeux du spectateur. On pourrait dire qu'elle est une victoire à la Horace sur les forces mortifères. En s'offrant en leurre à la pulsion de mort, elle sauvegarde la vie de l'individu qui meurt un peu pour ne pas mourir tout à fait. La crise pour le sujet « figure une mort violente » qui lui est inspirée par les souhaits de la mort d'un autre (parfois son double) plus ou moins refoulés par lui ou par les souhaits de sa propre mort que les autres ont fomentés fantasmatiquement à son endroit. La crise, dans ces cas, aurait un effet protecteur à la fois contre les représentations agressives et culpabilisantes, contre les apparitions du fantôme emmuré qui profite du sujet pour réclamer sa sépulture et contre les fantasmes mortifères qu'il déjoue en feignant d'y succomber.

Si nous retenons l'application à l'épilepsie de la théorie d'Abraham et de Torok des cryptes et des fantômes, le sens de la crise ne doit pas être seulement cherché chez le sujet lui-même, mais dans cette partie inconsciente de sa généalogie que la crise a l'air de vouloir actualiser. La crise, dans ce cas, nous disent Covello et Lairy, peut « d'autant plus évoquer l'agir fantomatique que le sujet le plus souvent s'en dit "absent" ». Il est donc possible que, dans ces cas, la crise ait aussi pour effet de se débarrasser des agirs fantomatiques qui le hantent, et ponctuent sa vie intercritique et ses moments précritiques d'actes incongrus, pénibles ou honteux.

---

28. B. Soulas, « Deuil et apparition des crises épileptiques chez l'enfant », *Revue française de psychanalyse*, 1978, 42, 3, 391-410.

La crise lui permet d'échapper à ce double par un effet de rupture ou de désolidarisation au prix, il est vrai, d'une régression selon le mécanisme que Ferenczi soutenait et qui paraît représenter une voie finale extrême commune à toute crise. La crise prend alors, dans ce cas, la valeur « d'un traumatisme narcissique autodestructeur de la séparation » et renvoie le sujet à ses tentatives de prise d'autonomie lors de cette période d'unité duelle où les échanges fantasmatiques étaient si faciles mais pouvaient aussi transmettre la crypte comme se transmet une maladie familiale honteuse. Secret encrypté qui attache le sujet à sa généalogie, qui l'habite, qui l'agit, bref, qui le double et dont les crises sont peut-être des tentatives pour s'en affranchir. La crise est alors le témoin d'une lutte fantasmatique intérieure contre un adversaire qui a franchi aisément les frontières de soi au temps où elles étaient imprécises et dont on ne peut se débarrasser qu'en perdant une partie de soi-même, ce qui n'est possible qu'un temps : le temps de la crise.

Dans un travail qui date de 1984[29], j'avais constaté que la vie d'un enfant psychotique ou autistique pouvait être émaillée de quelques crises d'épilepsie sans que le sujet ait été ou devînt épileptique. Or ces crises ne survenaient pas au hasard, et, si j'avais prouvé qu'il existait une relation entre les événements de son existence et ses crises, je ne pouvais qu'émettre des hypothèses quant aux mécanismes psychologiques aboutissant à la crise. Il me semblait toutefois que l'événement entrait dans un réseau suffisamment signifiant capable de provoquer toute une série de représentations sans doute liées à des conflits intrapsychiques, entre une fantasmatisation archaïque interne et ce qui peut être perçu par le psychotique de la réalité externe. Souvenons-nous qu'à l'époque on pensait que la structure du psychotique, qui a de la difficulté à jouer du symbolique, était particulièrement réfractaire à toute intrusion de la réalité brute, c'est-à-dire non représentée. En fait, ces crises occasionnelles des enfants psychotiques, dont le déclenchement se rapportait à un événement porteur de sens, nous prouvaient que quelque chose de la réalité extérieure avait été perçu et que la confrontation de ces représentations avec d'autres, issues de la vie interne, devait être assez explosive pour entraîner la régression de la crise. Un de mes patients, Pierre[30], m'a appris combien il en coûtait à vouloir désen-

---

29. R. Soulayrol, C. Coranson « L'épilepsie des psychoses infantiles », *Psychiatrie infantile*, 1984, 28, 3, 77-88.

30. L'observation de Pierre sera détaillée plus loin.

claver un psychotique en touchant à la fois à sa fantasmatisation interne et en imposant, dans le transfert grossier de ma présence, la pesée de la réalité externe. Il n'empêche que ce prix à payer ne doit pas nous décourager de vouloir déranger une économie moins rigide qu'on ne croit et capable de représentations, même si cette intrusion s'accompagne d'une angoisse ou plutôt d'une peur qui se résout par la fuite dans la crise salvatrice.

Bien entendu, l'irruption dans le champ psychique de représentations insoutenables n'est pas réservée aux enfants psychotiques ; c'est parce qu'on les en croyait incapables qu'il fallait le mettre en évidence. En revanche, le choix de la crise ou, plus étymologiquement, la crise comme choix d'un mécanisme archaïque de résolution des conflits rapproche l'enfant psychotique de l'enfant épileptique.

Qu'il s'agisse de désintrication des pulsions, de tentative d'échapper au double, aux fantasmes mortifères ou à des représentations insoutenables, la crise conduit à la régression, mais entendue sous un autre sens que la banale régression objectale de l'hystérie. Une régression au sens que Ferenczi nous propose dans son article de 1929 « À propos de la crise d'épilepsie ». La crise qui, dans la plupart des cas de la pathologie psychiatrique, est une « catastrophe » psychique qui permet d'éviter la catastrophe physique va dans l'épilepsie jusqu'à frôler celle-ci. La régression qu'elle entraîne irait bien au-delà du stade de l'unité duelle d'Hermann, si l'on pense que la crise tend à une rupture d'avec cette unité primitive, il s'agirait d'une régression psychologique allant jusqu'aux stades de la béatitude fœtale et de l'érotisme musculaire qui l'accompagne, une régression qui, au bout de l'épuisement de ses moyens psychiques, trouverait le relais des dispositions biologiques du soma à l'épilepsie. Régression psychique et régression somatique contribuent à l'effacement de la conscience pour ne laisser place qu'à la libération tonique des structures du tronc cérébral, comme on le voit dans les mécanismes de survie.

N'oublions pas l'amnésie !

Un dernier appel au sens de la crise pourrait se faire à propos de la fameuse amnésie qui vient couvrir de son voile pudique la bacchanale fantasmatique dans laquelle on suppose que l'épileptique a été prise.

Je ne suis pas certain que, concernant les faits ou les comportements, ce voile soit si épais ou l'amnésie si étanche. Particulièrement depuis que J. Bancaud m'ait raconté l'histoire d'un épileptique qui, au cours d'une de ses crises, l'avait bousculé et lui avait craché à la figure. Revenu à lui, il dit ne se souvenir de rien, mais paraît extrêmement gêné, et, devant la bienveillance de Bancaud qui lui demandait ce qui s'était passé, le patient, au comble de la confusion, lui avoua qu'il préférait dire qu'il avait oublié tellement il avait honte de ce qui s'était passé.

Je ne suis pas certain non plus que le rouge qui montait au front d'une de mes patientes, adolescente qui faisait des absences énurétiques, ne soit pas dû à la gêne qu'elle éprouvait à avoir sali mon fauteuil, d'autant qu'à peine l'absence terminée elle en tâtait le coussin et me demandait de l'excuser. En revanche, ce qui continue d'être oublié, c'est la chaîne associative des affects qui ont fait naître la crise.

On peut aussi considérer la crise comme une rupture désorganisant un équilibre antérieur qui demande pour se réorganiser un temps qui serait celui de l'amnésie. Celle-ci venant en quelque sorte annuler non seulement ce qui a eu lieu pendant la crise, mais encore, dit Covello, « tout ce qui aurait pu s'élaborer depuis la crise précédente ». L'amnésie, dans ce cas, se comporterait comme un obstacle à tout changement et favoriserait cette impression que l'épileptique est comme Sisyphe qui, entre deux retombées annulant ses efforts, remonte inlassablement le même rocher sur la même pente.

LA CHUTE ÉPILEPTIQUE A-T-ELLE AUSSI UN SENS ?

Rupture, dérobement, déséquilibre, fantasme de précipitation, on le voit, tout conduit à donner à la chute, qui parfois accompagne la crise, un intérêt psychopathologique.

La chute fait partie de la crise, elle n'est que l'aspect le plus spectaculaire de ce que l'épilepsie impose au corps. Or la chute est plus qu'un simple trouble du tonus qui peut accompagner ou non la perte de la conscience. La preuve en est que, dans ses intervalles, elle continue d'infiltrer de ses craintes la vie consciente de l'épileptique et de ses fantasmes, sa vie inconsciente.

La chute dans une crise d'épilepsie est donc plus que tomber par terre, mais tomber par terre n'est pas rien non plus, et cela conduit à faire l'éloge de la verticalité.

Éloge de la verticalité

Que c'est beau un homme debout ! D'autant qu'il a mis plusieurs milliers d'années pour y arriver ! Si beau qu'on en fait des statues. Dressées par l'orgueil humain, elles peuvent être de plus en plus énormes, le colosse de Rhodes ou la statue de la Liberté par exemple, ou de plus en plus juchées comme le Christ de Rio. Parfois, la représentation humaine n'est plus nécessaire pour célébrer le vertigineux vertical, et l'on dresse les modernes Babel des tours du World Trade Center. À ces monolithes figés, on peut préférer la note de faiblesse qu'introduit dans la statuaire grecque le serpentin déhanchement du David de Michel-Ange ou de l'Hermès de Praxitèle ; la malicieuse finesse de cette ondulation venant nous rappeler la précarité de toute élévation avant que l'horizontalité du gisant nous la confirme à jamais.

Mais la conquête de cette érection n'est pas allée de soi.

La Genèse nous dit : « Au commencement Dieu créa le ciel et la terre. » Le premier travail de Dieu est de donner au chaos une verticalité et donc de tracer une ligne de partage entre le ciel et la terre, entre le haut et le bas. Quand les religions, de cosmogoniques qu'elles étaient, deviennent anthropomorphiques, on voit que les actions des dieux se déroulent entre le ciel et la terre, et que chutes et élévations en sont les péripéties malheureuses ou heureuses.

Qu'il s'agisse d'Eurynome dans le mythe pélasge de la création ou de l'incestueux Ouranos dans le mythe olympien, le haut représente l'absolu, le parfait, la puissance, le principe fécondant dont la fonction est toujours menacée de chute et de castration.

La récompense divine accordée aux demi-dieux, voire aux mortels est de pouvoir accéder au ciel de l'Olympe ou d'être transformé en constellations dont l'équilibre parfait protège à jamais de la chute.

C'est d'en haut que le Dieu d'Abraham et de Moïse leur parle, même si ce dernier fait un bout de chemin pour aller à sa rencontre sur le mont Sinaï.

Le voyage vertical du Christ doit aussi être interprété d'abord comme une descente dans l'incarnation d'une personne humaine vers la souffrance, la Passion et la mort. La mort sur une croix dressée qui préfigure l'élévation de l'Ascension où, transfiguré en corps de gloire, il annonce à ses disciples qu'il remonte au ciel en tant que fils de Dieu pour siéger à sa droite. Tout comme l'Assomption de la Vierge Marie est une anticipation de la résurrection corps et âme d'un humain avant sa montée vers la gloire du ciel.

Du strict point de vue anthropologique, le lent redressement de nos ancêtres sur leurs pattes arrière a permis aux hommes que nous sommes de libérer leur pouce pour devenir *habilis* et de permettre à leur cerveau de se développer pour être deux fois *sapiens*. Source d'orgueil, cette érection est célébrée socialement dans nos monuments (menhirs, obélisques, cathédrales ou tours) et dans l'intimité individuelle du corps de l'homme. Mais cette superbe fait le lit de l'angoisse de la chute lorsqu'on sait qu'un attentat peut ébranler ces murs érigés ou que l'impuissance met à bas tout triomphe.

Mais alors, si le haut est si prestigieux, si phallique, si honorable, si divin en quelque sorte, cela veut-il dire que le bas est tout son contraire et donc d'une condition inférieure ? Certes non, la verticalité a besoin du bas sur lequel le haut repose, le bas est le domaine de la terre-mère, celle qui tous les soirs offre ses sillons humides à la semence d'Ouranos d'où sortiront les mondes du végétal, de l'animal et de l'humain. Le bas est le domaine du réel, de l'organique, comme du matériel, le domaine de la matière première, du travail concret et de l'industrie, celui de la douleur des enfantements et des larmes, mais aussi celui du nourricier. Le bas est la matrice de toute gestation et la base sur laquelle s'appuie toute élévation, elle lui est comme nécessaire, et nous savons que nous retournerons tous à la terre, sans que ce soit forcément une déchéance. Il est vrai qu'il y a toujours plus bas que le bas et que les culs-de-basse-fosse, les gouffres du Tartare, les enfers et les abysses sont des lieux nourris par l'angoisse de précipitation.

Apparence et réalité de la chute

Une réalité qui fait que la brutalité même de certaines chutes toniques, astatiques provoquent des blessures ou des traumatismes dont témoignent ces visages couturés de cicatrices, ces cuirs chevelus suturés ou ces chefs ceints du casque à bourrelets des champions cyclistes. Mais d'autres chutes moins brutales n'en ont pas moins des conséquences catastrophiques si elles font tomber sur la chaussée, dans le feu, dans l'eau, par la fenêtre ou sur des machines à hacher les épileptiques. La peur de la chute est donc une réalité que personne, même les psychiatres, n'aurait l'impudence de nier.

C'est ainsi qu'une de mes patientes, sentant venir sa chute et n'arrivant pas à déverrouiller la porte de sa chambre pour appeler de l'aide, a ouvert dans sa confusion l'espagnolette de sa fenêtre et s'est précipitée de son étage en se blessant gravement.

Mais elle a aussi une apparence qui nous fait entrer à pas feutrés dans notre réflexion. La chute à elle seule marque la gravité de la crise et la malédiction de l'épilepsie, car ce mal de la terre, ainsi nommé parce qu'il fait tomber, est frappé d'une horreur ancestrale et mythique transmise intacte jusqu'à nos jours, comme nous le verrons plus tard.

La chute au-delà de son contexte d'épilepsie est comme une injure faite à la verticalité de l'homme qui, haubané de ses muscles antigravifiques, jette un défi à la pesanteur ou encore comme un blasphème à l'équilibre sacré des mondes qui n'en finissent pas de tomber les uns sur les autres et pourtant ne se touchent jamais.

Ce qui engendre l'effroi de la chute, c'est le retour imprévu, non consenti et incongru à la terre, c'est cet accroc au prestige de l'équilibre qui vous jette à bas et vous fait mordre la poussière. La chute est plus qu'une descente, elle est brutale, violente, incontrôlée et paraît échapper à celui qui en est la victime. Elle signifie un changement soudain et imprévisible de condition, en ce sens la chute, à elle seule, est aussi une crise. « Plus dure sera la chute » ou « la roche Tarpéienne est près du Capitole » sont des expressions reflétant la fragilité de toute élévation. Elles peuvent s'appliquer aussi bien à la condition humaine — le chapitre III de la Genèse s'intitule « La chute » —, aux sociétés — la chute de l'Empire romain —, à une institution — la chute de la maison Usher — qu'à un individu, *a fortiori* à un épileptique qui passe en un instant d'un état de vie, debout, à un état de mort, abattu.

Les interprétations de la chute

Elle peut être considérée, tout d'abord, comme une chute en soi chez ceux qui nous disent qu'ils se sont sentis choir. Mais il y a plus : toute crise peut être ressentie comme une chute, y compris dans les épilepsies partielles ou absences où, même si le sujet reste sur ses pieds, il peut nous dire : « Je me suis senti tomber, c'était comme un trou noir et puis plus rien, je me suis senti attiré par un grand vide, j'ai eu comme un vertige, c'était le néant, je n'avais plus de repères. » Il y a là comme une indication que la perte des repères spatiaux précède la dissolution de la conscience d'exister.

La chute chez l'enfant surtout, mais pourquoi pas chez l'adulte aussi, peut être vue comme une régression. Sur le plan symbolique, la chute dans le mythe d'Icare est considérée comme sanction à toute progression indépendante et retour brutal à l'amnios de la terre-mère. Mais, à son sens le plus terre à terre, la chute vous plaque au sol en position couchée, celle du bébé dans son berceau, celle, clinique, du malade étendu sur son lit, celle de l'analysant sur le divan. Toutes positions qui réduisent l'épileptique à l'état de patient anaclitique soumis à la toute-puissance maternelle, médicale ou psychanalytique.

La chute, par la privation brutale de l'intégrité corporelle et son caractère agressif, peut prendre valeur de castration : précipitation des Cyclopes rivaux par les Titans dans l'abîme du Tartare, castration réussie de Cronos sur son père Ouranos dont les génitoires sont jetées à la mer, renversement à son tour de Cronos par son fils Zeus, punition d'Icare qui, voulant dépasser son père en hauteur, vit fondre au soleil les attaches de cire de ses ailes, déboulonnement frénétique des statues des grands dictateurs au soir des révolutions. La chute est une telle perte de la superbe, une telle déculottée, que les burlesques du cinéma muet ou les clowns de cirque en font un effet comique. Même l'austère Bergson remarque que la chute d'une vieille dame dans la rue peut entraîner le rire.

La chute, ou plutôt sa crainte, peut entrer dans le cadre des phobies. Wallon en faisait avec raison une forme d'agoraphobie si l'on considère que l'espace vide, repoussant et attirant à la fois, peut être plus communément phobogène quand il est vertical. Et beaucoup connaissent ce vertige de l'à-pic qui vous étreint de son ambivalence en haut d'une falaise ou d'un gratte-ciel et qui a été magnifiquement exploité par Hitchcock dans sa filmographie. Chez l'enfant épileptique, cette crainte est moins le fait du sujet que celle de ses parents qui, pour lutter contre elle, déclenchent souvent des moyens de protection qui peuvent frôler les rituels contraphobiques et qui contribuent à rendre plus étroite et plus contraignante la dépendance.

On peut à ce propos, chez l'adolescent par exemple, interpréter l'utilisation de la chute comme une conduite dangereuse qui serait une occasion de lancer un défi à soi-même et aux parents pour braver les interdits que la maladie accumule comme autant d'obstacles provocants.

Il est vrai que, dans ces cas, ce qui est en jeu, c'est moins la peur de la chute que la répétition du spectacle insoutenable de la vie et de la mort qu'elle met en scène. Toute chute épileptique est en fait une chute mortelle. Elle est le prélude, le mime ou le signe de la mort qui reste le thème majeur de la tragédie épileptique. Répétition, anéantissement, morcellement, rêves traumatiques, deuils non accomplis, doubles fantomatiques et fantasmes pulsionnels sont les témoins sournois du travail de sape de la pulsion de mort, particulièrement active chez l'enfant épileptique et chez ses parents. Mais la chute en elle-même, par sa soudaineté, sa surprise, sa violence, son injure, n'a rien de sournois, elle est la manifestation la plus affichée, impudique et brutale d'une pulsion agressive, ange destructeur, qui violente le sujet et terrifie le spectateur.

La chute est donc un traumatisme aussi bien pour celui qui tombe que pour celui qui se projette avec lui dans cette tombée. Mais elle peut être aussi considérée comme ultime moyen de défense par substitution contre une pulsion de mort devenue trop précise au point qu'il faut lui sacrifier le bouc émissaire de la chute qui mime la mort et épargne, mais à quel prix, l'intégrité du sujet.

Toutefois, la chute épileptique peut contenir sa part de jouissance. Or cette interprétation, qui peut paraître choquante ou insensée, nous est suggérée par les descriptions littéraires de Dostoïevski des crises du prince Mychkine dont on peut penser qu'elles ne sont que la transposition de ce qu'il a pu éprouver lui-même. Il semblerait que l'aura d'une crise, si insupportable qu'elle puisse être, procure au sujet le mystère d'un ineffable sentiment de passage entre la vie et la mort, au point qu'elle puisse lui faire entrevoir ce qui pourrait bien être le nirvana, à moins qu'il s'agisse de « l'inquiétante étrangeté ». Il ressentirait comme une « radicale métamorphose qui investit la totalité de l'existence ». Bref, la crise épileptique peut devenir crise existentielle, où les transformations pressenties aboutissent tantôt à une « transfiguration », comme nous le verrons plus tard, tantôt à une totale « dissolution ». Cela n'est pas sans rappeler le « flash » des toxicomanes.

Un de nos patients, adolescent difficile en rupture de ban avec ses parents et son traitement antiépileptique, avait choisi, comme métier, d'être maître nageur, et comme sport, le plongeon de haut vol parce qu'il éprouvait, pendant le temps de sa longue chute qui le séparait de l'eau, un plaisir comparable à celui que lui procurait la chute de sa crise.

Il est donc presque impossible de parler de la chute sans qu'un sens symbolique aussitôt s'en dégage. Un sens qui tire vers le bas, la destruction, la catastrophe, le malheur, l'instinct du mal et la mort. Et si la chute caractérise à ce point l'épilepsie, *mutatis mutandis*, celle-ci et le sujet qu'elle envahit seront imprégnés de ce même sens tragique.

UN SECRET BIEN GARDÉ

Peut-on dire, en conclusion de ce chapitre, que le dévoilement de sa fantasmatisation et l'explication du sens de ses crises sont suffisants à percer le secret de l'économie psychique de l'enfant épileptique ? Ou bien faut-il admettre que l'épilepsie, ses crises, son vécu conscient et inconscient et toutes ses conséquences sont coincés entre sens et existence, et que nous ne pouvons y accéder ?

La tentation est forte pour un certain nombre d'épileptologues, dont Beauchesne et Diebold[31], d'admettre que les crises, les chutes et peut-être l'épilepsie tout entière n'ont non seulement pas de sens, mais qu'elles sont un non-sens. « Un non-sens à tous les étages », précise Diebold. Non-sens du savoir médical éparpillé dans trop de théories, non-sens des crises pour celui qui, inconscient, les subit et se trouve renvoyé à un stade de non-sens, non-sens de leur spectacle pour celui qui les voit, non-sens pour le thérapeute déconcerté par les effets variables des drogues qu'il prescrit ou les fuites devant ses propositions de psychothérapies.

---

31. Cf. G. Diebold, *op. cit.*

Il est vrai que, dans ces cas, le mot non-sens ne couvre que la perplexité devant le processus épileptique et qu'il laisse intacte la possible quête d'un sens inconscient au sein de l'organisation mentale de chacun des protagonistes de l'épilepsie, qu'ils soient sujet, médecin, parents ou témoins.

Mais peu d'auteurs se sont posé la question de considérer l'épilepsie et ses crises comme une expérience d'être au monde et de ses ratés [32].

La discontinuité de l'expérience entre soi et le monde qui caractérise l'épilepsie, les interruptions de l'entrelacs entre sensations et existences des choses ne finissent-elles pas par altérer, dans l'intervalle même des crises, le point de vue de soi sur le monde et finalement du monde en soi ? Y a-t-il un « *dasein* » épileptique qui nous expliquerait les difficultés des épileptiques guéris neurochirurgicalement à vivre différemment de ce qu'ils étaient jusqu'alors ? Il me semble que nous avons trop négligé chez les épileptiques la sémiologie de l'expérience et, par là, l'aide qu'on pouvait leur apporter dans cette compréhension. C'est ce que nous allons tenter de voir à propos des relations qui unissent l'épileptique à son corps.

---

32. On mesure la perte d'un être cher au soutien potentiel qu'il pouvait nous apporter de son vivant, et aujourd'hui la mort de ce grand et modeste phénoménologiste que fut mon camarade Arthur Tatossian me plonge dans le désarroi de devoir répondre seul à cette question, et dans le regret de n'en avoir pas discuté avec lui, ce qui aurait donné une tout autre dimension à mes propos.

CHAPITRE V

L'épileptique à l'existence troublée

L'ENTRAVE AU CORPS DE L'ÉPILEPTIQUE

Corps et âme

On ne peut toucher au corps sans y réveiller l'âme. La chute du corps fait des bleus à l'âme, qu'elle en soit issue selon Aristote, séparée pour Descartes ou de même substance avec Spinoza. Si nous admettons avec lui que le même mouvement de « la nature Dieu » pétrit en chacun de nous une sphère faite de corps et de pensée, on conçoit que le corps et la pensée sur le corps soient inextricablement liés. Ainsi, l'idée de ce corps, qui pourrait s'appeler l'âme (*Éthique* II, proposition XIII), se produit dans la pensée, dans le même temps que le corps se produit dans la nature. Il n'y a plus ici ni hiérarchie, ni transcendance, ni dépendance, ni précession, l'âme et le corps procèdent du même mouvement. Cette unité du corps et de l'âme, mémoire pure ou élan vital de Bergson, se voit à nouveau discutée par la phénoménologie de Husserl qui pense que « la réalité de l'âme est fondée sur la matière corporelle et non celle-ci sur l'âme ». Ainsi, l'expérience du corps vivant peut nous donner la conscience d'être au monde.

Il nous est alors facile de comprendre que, lorsque l'épilepsie s'en vient bousculer le corps, l'âme s'en trouve aussi secouée. Pire encore, ce chambardement du système neuromusculaire et du système de pensée sur le corps ne s'exerce pas seulement dans le paroxysme, il continue de résonner même en dehors de lui, quand la répétition des crises et l'idée de leur répétition créent une altération durable de l'image corporelle de Soi. Cette image toute de guingois, chancelante, fissurée, prête à s'effondrer retentit sur les fonctions du Moi qui s'en trouve à son tour fragilisé.

La crise, par la décharge hypersynchrone de tout ou partie d'une population de neurones cérébraux, impose au corps des attitudes de pantin qui sont interprétées par les spectateurs tantôt comme le mime d'un coït, tantôt comme agressives ou dangereuses, tantôt comme démoniaques, le plus souvent comme une image de la mort. Certaines crises distordent pour le sujet lui-même son schéma corporel, cela va de la simple crise hémiplégique où le sujet ne sent plus son membre aux crises versives qui l'enroulent inexorablement sur son axe, en passant par les crises illusionnelles de membre trop gros ou trop petit, ou par une redistribution des repères du corps dans l'espace dans les phénomènes de macropsie ou de téléopsie.

Mais la crise ne se contente pas de secouer le corps et de le mettre à bas, elle souffle aussi en ouragan sur les topiques et en ébranle l'ordonnance étagée.

Le sentiment de rupture de la continuité de Soi qui laisse place à un double entraîne un trouble de l'image et de la représentation de Soi, l'impression d'être agi par un autre, une confusion entre le Soi et le non-Soi, voire une fragilité de Soi qui contraint l'épileptique à se matelasser d'une cuirasse musculaire ou de graisse. Ainsi se constitue chez nos patients un faux self musculaire ou graisseux, et la possibilité d'un conflit entre une image idéale de Soi et la réalité de Soi perçue par le Moi. Neyraut-Sutterman, dans sa comparaison de la structure de l'épileptique avec le mythe d'Héraclès [1], a souligné l'hyperinvestissement du corps et la tentation d'exploits sportifs chez le garçon épileptique dont la carapace musculaire, à l'instar du Moi-peau d'Anzieu, lui permet à la fois de se protéger des intrusions extérieures comme de retenir la charge explosive de ses affects. Protection aussi inefficace que la tunique de Nessus qui étouffe, rend fou et oblige à passer par la mort avant la renaissance.

Mais il y a plus, le dérobement corporel de la crise ne permet plus à la pensée de s'étayer sur un corps solide, structuré, orienté

---

1. T. Neyraut-Sutterman, « Héraclès et l'épilepsie », *Revue française de psychanalyse*, 1982, 46, 4, 851-856.

qui la fortifie et la fait exister. Pendant la crise, la pensée est soumise aux fonctionnements régressifs et primitifs d'une sensorimotricité élémentaire, voire fœtale si on en croit Ferenczi. Il y a chez l'épileptique comme une perte d'objet corporel qui peut renvoyer le sujet aux expériences douloureuses des défaillances de l'objet maternel.

Ainsi sont liés corps et âme, corps et pensée, corps et Soi, corps et histoire relationnelle, mais il m'est nécessaire de séparer provisoirement ces couples pour ne me focaliser que sur l'élément corporel de ces dualités. Et, même dans ce cas, on est conduit à faire d'autres clivages.

La multiplication des corps

Comme j'ai tenté de le montrer[2], le corps peut se « disperser », selon l'expression d'Andrieu, mais retrouver son unité dans la Gelstat du schéma corporel, dans l'extériorité spéculaire de son image, dans la construction libidinale d'un Moi corporel ou dans la révélation phénoménale de son existence.

L'épilepsie s'en vient troubler le corps aussi bien dans chacune de ses dispersions que dans la synthèse de son unité.

Oui, il faut bien s'y résoudre, nous jouons de notre corps sur plusieurs registres.

• Le corps soma

Le corps soma — le « *Körper* » des Allemands qui ont la chance de bénéficier de plusieurs mots pour désigner les différents corps — est le premier touché par l'épilepsie. Celle-ci intéresse d'abord le cerveau en tant que partie du corps par ses causes directes, malformations, atrophies cérébrales postanoxiques ou ischémiques, traumatismes, infections, mais aussi par des mécanismes plus mystérieux qui font retour sur lui et que l'on appelle pudiquement fonctionnels ou même qui peuvent évoquer, si le cerveau est pour certains l'organe cible d'une souffrance psychique, les processus psychosomatiques.

Et, bien entendu, le cerveau, une fois irrité, c'est sur le corps

---

2. R. Soulayrol, « Corps, enfance et psychisme », *Neuropsychiatrie de l'enfance et de l'adolescence*, 1996, 44, 11, 511-522.

anatomique avec toutes ses composantes neuro-sensitivo-musculaires qu'il passe sa colère.

Cette colère est pour lui, exempt de terminaisons sensibles, une colère froide, mais, comme tous les grands égoïstes qui ne souffrent pas, il n'en finit pas de faire souffrir les autres. Le corps est son souffre-douleur privilégié. Quand il ne lui coupe pas ses étais toniques pour le jeter à terre où il se blesse, quand il ne le soumet pas aux tensions intermittentes des clonies rageuses qui vont à l'extrême des points de rupture musculaire, il peut figer son activité dans une absence comme un arrêt sur image, lui jouer le tour de le priver de tout repère spatio-temporel ou, comme un mauvais génie, le transformer en lui donnant l'illusion bizarre d'un membre trop gros ou trop petit, sans parler des menues gâteries sensitivo-sensorielles qu'il lui inflige avec les paresthésies en tout genre, brûlures, fluide glacial, crécelle dans les oreilles ou éclairs lumineux dans les yeux. Le cerveau, dans son accès de rage épileptique, est vraiment un grand tourmenteur, un vrai bourreau des corps. D'autant plus qu'il a ligoté et bâillonné la pensée coupant le soma des directives de sa déesse tutélaire pour le plier directement à ses ordres anarchiques.

Mieux encore, pendant la crise, la plus ou moins grande extension de la décharge hypersynchrone atteint cette pensée parfois globalement, certes, mais parfois dans le domaine réservé de la seule représentation du corps. Cela est évident pour les crises qui distordent le corps, le coupent de toute conscience du corps : « Je ne sens plus mon corps », nous dit un patient. « Je voyais mon bras s'élever tout seul comme si c'était le membre d'un autre », nous confie un autre. « C'était moi et ce n'était pas moi », nous dit un troisième. « Je reconnaissais ma main à la bague que j'avais au doigt, mais je ne pouvais la commander, elle faisait ce qu'elle voulait. » Il s'agit ici de crises partielles à la fois moins simples que des crises somato-sensitives limitées à des mouvements ou à des somesthésies, et moins complexes que des crises partielles élaborées qui se manifestent par des troubles du comportement manifestement inspirés par une participation psychique ou instinctuelle.

C'est ainsi que Christiane s'est réveillée d'une crise, jupe soulevée, culotte baissée, en train de faire pipi dans la rue entre deux voitures.

Dans les cas cités, il semble bien que ce soit la représentation de tout ou d'une partie du corps qui soit touchée, il s'agit de crises du corps perçu et de sa représentation, osons le dire, de crises du schéma corporel. Et quand on connaît la complexité de ce qui est en jeu dans cette représentation de l'unité de soi qui fait appel à l'activité, non seulement de plusieurs aires cérébrales, mais à des activations thématiques qui entrent dans des processus complexes des « codes de reconstruction », selon le modèle de Damasio[3], on est pris de la tentation de renoncer aux théories localisationnistes de l'épilepsie pour entrer dans le mystère de sa neurophysiopathologie et dans celui, pas moins épais, de la neuropsychologie d'un schéma corporel revisité.

J'ai déjà évoqué comment, avec Françoise Lecamus, psychomotricienne, nous avions essayé de saisir cette atteinte du schéma corporel dans la période postcritique en proposant à des enfants qui venaient de faire une crise le test du bonhomme. Nous avions pu constater les déformations passagères de ces projections qui représentaient tantôt des têtes énormes, tantôt des membres hypertrophiés, tantôt, chez l'un, un clivage entre la partie haute du corps et les jambes qui en paraissaient détachées. Les dessins revenaient à leur niveau habituel quelques instants après. Tant de paramètres pouvant intervenir dans ces altérations, nous n'osons les livrer que comme des constatations cliniques à analyser plus profondément. Marchand et Ajuriaguerra, dès 1940, avaient déjà attiré l'attention sur les troubles du schéma corporel au cours des crises d'épilepsie, et Pinkus[4] a souligné à son tour l'existence, dans l'épilepsie, d'un clivage entre l'identité corporelle et l'identité psychique, celle-ci étant d'ailleurs menacée par la labilité des limites du Moi.

• Le corps libidinal

C'est celui qui résulte de l'investissement pulsionnel successif de parties privilégiées du corps au point qu'elles sont à la fois les huissiers de la relation entre le sujet et l'objet et qu'elles finissent par fondre le plaisir de leur fonctionnement (ou libido) dans un creuset commun d'où sortirait la libido du Moi. Ainsi, plus l'enfant

---

3. A. Damasio, *L'Erreur de Descartes. La raison des émotions*, Paris, Odile Jacob, 1995.

4. A. Pinkus et coll., *L'Approccio e la diagnosi nella prospettiva psicosomatica*, Milano, Franco Angeli, 1984.

est petit, plus le Moi corporel et le Moi psychique ne font qu'un, corps et psychisme, nourris de libido, resteront attachés l'un à l'autre comme frères de lait. Le ciment du narcissisme primaire qui empêche l'effritement du corps en zones érogènes éparpillées permet la structure d'une unité primitive du Moi, source et objet de plaisir puisque à ce stade le Moi et le non-Moi ne sont pas distincts. Plus tard, la projection de la libido sur des objets qui paraissent plus satisfaisants que le Moi clive la libido en libido narcissique et libido d'objet, et prépare la séparation du Soi et du non-Soi qui sera magnifiée par Lacan en 1936 dans son commentaire sur le stade du miroir.

Ce rappel n'a d'autre but que de souligner la fragilité évanescente de ce corps de désir, de ce corps de fantasmes, de ce corps d'imagos, qui va être confronté à la rude réalité de l'épilepsie. On comprend mieux cette évidence clinique que, plus une épilepsie est précoce, plus elle fragilise la structure mentale qui garde de son passage des traces indélébiles, alors que l'épilepsie elle-même a disparu. L'exemple du syndrome de West est de ce point de vue caractéristique. L'imaginaire de ce corps libidinal semble déformé à jamais par la brutalité des attaques bien réelles que le corps soma a subies. Une fois passées les hordes des décharges, l'herbe du champ psychique ne pousse que rabougrie.

Dans les épilepsies plus tardives, même les moins graves sur le seul plan épileptologique, l'épilepsie sera comme une mauvaise fée chargée de fantasmes destructeurs, toujours présente, toujours influente, à chacune des étapes de la conflictualisation libidinale qui s'exprime par et sur le corps. L'épilepsie devient une alliée perverse des parents qui masquent le désir d'autonomie du corps de leur enfant et leur fournit prétexte à un renforcement de la dépendance.

• Le corps phénomène

Ce modèle du corps phénomène (qui existe), dont la présence pourtant permanente ne nous serait révélée que par l'expérience de son action sur le monde, nous fait nous poser la question de savoir quel peut être le vécu corporel d'un sujet épileptique. La question mérite d'être posée à propos d'une affection qui évolue par crises d'expériences qui précisément altèrent la présence de son propre corps au monde, voire le font disparaître complètement. Y aurait-il pour l'épileptique un corps de crise qui ne lui serait révélé que par l'action et les effets corporels qu'elle provoque et un corps d'intercrise continuant à donner son point de vue sur le monde en dehors de toute référence épileptique ? Ou bien peut-on imaginer que l'épileptique soit soumis à l'énigme de la dissociation que lui pose son corps, un corps de crise vécu comme tel, qui n'apparaît que dans l'expérience critique sans adhésion de sa conscience qui est pourtant l'outil privilégié de l'existence et un corps habité par l'épilepsie qui peut de son point de vue épileptique modifier l'entrelacs entre le corps et le monde qui fonde à la fois l'action sur le monde et le vécu corporel ?

Un de mes patients, que d'aucuns trouveront obsessionnel dans une référence structurale, me disait être habité par l'épilepsie au point que n'importe quel objet de son environnement avait une coloration épileptique. Entrant dans une pièce, il repérait les angles où il pouvait se blesser, les robinets de sa baignoire lui étaient comme deux crochets prêts à le déchirer, et les places où il pourrait tomber sans danger lui étaient comme bienveillantes. Bref, il avait rendu son monde intercritique « épileptique » en fonction, et c'est là le paradoxe, non pas de ce qu'il avait vécu pendant sa crise, mais de ce qu'il en imaginait de par les conséquences visibles sur sa chair. Peut-on dire que tout son être au monde était épileptique ou bien que l'épilepsie se glissait, pour en gêner l'adhésion, entre le Soi et le monde lors des expériences corporelles de sa création ?

La conscience, y compris dans son acception phénoménologique, reste bien la cible privilégiée de l'épilepsie, si l'on entend conscience comme une interface active entre les sensations du corps et le monde des choses que cette action fait apparaître. L'épilepsie altère l'expérience du corps comme chose entre les choses en le privant de l'outil qui fait advenir les choses en même temps qu'elle peut supprimer le vécu d'être au monde en empêchant la rencontre, le mouvement vers lui.

On pourrait dire plus simplement que l'épileptique subit et vit un certain nombre de ruptures dans sa continuité d'exister et dans les moyens d'en être informé. Tantôt son corps le quitte et se met à exister, on pourrait dire pour son propre compte, pour le seul compte neurophysiologique de ses neurones excités ou pour celui du double encrypté dans une conception psychanalytique, tantôt, c'est lui qui le quitte, le mouvement et l'intentionnalité de sa conscience à aller vers les choses sont provisoirement suspendus, le vécu du corps sombre dans le néant. On conçoit que ces expériences de rupture puissent laisser dans leurs intervalles une certaine méfiance dans l'adhésion à un monde toujours susceptible de se dérober.

Restaurer chez l'épileptique cette continuité entre lui et le monde qu'interrompent les crises ou leurs menaces fait partie de la tâche du thérapeute, et il n'était pas vain de rappeler comment l'épileptique peut sentir non seulement son corps attaqué, mais attaquée aussi la relation qu'il entretient avec le monde.

Le corps réunifié

Corps anatomique, corps schématisé, corps désirant, corps advenant se réunifient dans l'image du corps dont le paradigme est l'expérience du miroir. Mais quand un épileptique s'y mire, cette unification n'est-elle pas floue ? On peut toujours se demander si c'est l'idée que se font les autres de l'épilepsie qui bosselle le tain du miroir ou si c'est le sujet qui est incapable de reconstituer les morceaux de ces corps que l'expérience épileptique a dispersés. L'image et l'imaginaire de l'épileptique me paraissent des domaines particulièrement exposés chez l'épileptique dont la frontière entre le Soi et le non-Soi est peu nette. Cela pourrait le tenter de retourner au stade d'un narcissisme primaire où son corps était la source et l'objet de satisfaction, mais il n'est pas certain que ce retour aux temps et lieux de ce narcissisme soit pour l'épileptique un voyage réussi tant ce corps menacé ou ce corps étranger peut lui paraître peu sécurisant.

LES INTERMITTENCES DU TEMPS DE L'ÉPILEPSIE

Ô temps, suspends ton vol !

Nous naviguons dans le temps et l'espace, embarqués dans notre continuité d'existence qui nous dérobe la conscience de l'écoulement de l'un et des déplacements de l'autre. Quelle confortable illusion d'une navigation immobile ! Il semble que, pour l'épileptique, la traversée soit plus chaotique.

L'espace appartenant au domaine de la matière, du corps et de l'avoir s'oppose au temps lié à l'esprit, à la pensée et à l'Être. Les rapports de l'épileptique avec son corps pourraient éventuellement se superposer à ceux de l'espace, inutile d'y revenir. En revanche, du fait de l'étrange découpage que lui impose son affection, l'élaboration psychologique, qui fait que tout un chacun adhère, par sa conscience du temps, à être présent au monde, peut être troublée chez l'épileptique. Contrairement à celui qui possède la maîtrise de l'alternance veille-sommeil, ce n'est pas l'épileptique lui-même qui éteint la lumière pour faire venir sa nuit.

Un temps pour vivre, un temps pour mourir

L'épileptique en crise perd sur les deux tableaux du temps, le temps objectif et le temps subjectif. Il lui est ravi, non seulement le temps que marquent les pendules et qui pourrait être employé à autre chose qu'à faire des crises, le temps utile, celui de *time is money*, mais aussi ce temps plus personnel qui cascade de pensées en sentiment, bourré de souvenirs qui défilent et font sourdre l'émotion proustienne, qui s'accélère dans l'occupation et stagne dans l'ennui, celui qui nous donne la nostalgie du passé et l'impatience des projets d'avenir. L'épileptique accumule des morceaux de temps « non vécus », inutiles pour lui, qui lui font comme une autre vie escamotée, parallèle à la sienne, racontée par les autres qui lui en volent la subjectivité. En somme, on pourrait reconnaître que l'épileptique est la victime d'un « préjudice de vécu » sans même pouvoir l'apprécier puisqu'il ignore le contenu de ce qui lui est retiré. Parfois, ce « non-temps » lui demande des comptes, et on croit le saisir dans certaines confidences de patients dont les fantasmes fugaces de déjà-vécu, de vie antérieure, de limbes de la prime enfance impriment sur le rivage de leur subconscient les traces d'un chemin à retrouver le temps.

L'épileptique ne peut vivre que dans l'entre-temps, il n'y a pas de temps ordinaire pour lui qui est toujours entre deux crises comme l'ivrogne est entre deux vins. Même son temps intercritique ne lui permet pas de se reposer tant il est chargé de la menace d'être toujours interrompu par l'orage d'une crise.

On comprend mieux alors pourquoi un épileptique est obligé d'adhérer au présent dont chaque seconde est une victoire, en essayant, par sa viscosité, d'en retenir l'instant tant le passé est troué et l'avenir incertain. La glischroïdie, la lenteur, l'attachement, les dysmnésies, la courte vue de l'imagination ne seraient-ils pas aussi les symptômes d'une véritable pathologie du temps chez ces patients ? Des patients qui ne grandissent pas, qui ont toujours l'air d'avoir le même âge en quarante ans de consultation (à moins que ce soit moi qui ne les voie pas changer !). En revanche, l'épileptique est plus sensible ou plus indifférent qu'un autre au paradoxe du temps qui nous fixe à la fois le terme de notre vie et nous permet de penser à l'éternité, tant sont nombreuses ses expériences qui le placent en asymptote à la mort et lui font traverser dans les deux sens les miroirs de Cocteau[5], dont on sait qu'ils sont les portes par où la mort entre et sort.

Les périodes épileptiques

Outre ce cycle symptomatique alternant crises et intercrises, l'épileptique est sensible à d'autres variations périodiques qui tiennent tantôt à la maturation cérébrale, tantôt au génie propre de la maladie, tantôt à l'évolution psychologique du sujet lui-même.

Le temps de la maturation génétique fait qu'une épilepsie s'exprimera chez un même patient différemment selon l'état de son développement cérébral. Il est des syndromes épileptiques âge-dépendant survenant dans des tranches d'âge qui sont un élément du diagnostic comme le syndrome de West pour le nourrisson, le Petit Mal myoclono-astatique du jeune enfant, les épilepsies partielles bénignes du préadolescent ou l'épilepsie avec crises Grand Mal du réveil de l'adolescent. L'exemple le plus démonstratif de cette expression périodique liée à l'âge pour un même processus morbide est celui de l'épilepsie généralisée idiopathique qui se manifeste par des absences Petit Mal autour de six-sept ans pour évoluer vers des crises Grand Mal à l'âge adulte.

Parfois, c'est le génie propre du syndrome épileptique qui semble avoir une évolution périodique qui n'est pas, il est vrai, totalement indépendante de la maturation du sujet. Tous les épileptologues reconnaissent à leurs patients des périodes d'améliora-

---

5. J. Cocteau, *Orphée*, film de 1950.

tion et des périodes d'aggravation dont les cycles peuvent être plus ou moins longs et qui paraissent indépendantes du traitement le mieux conduit (dosages, polythérapie, fenêtre thérapeutique, changement de médicaments, prise en compte des difficultés psychologiques conjoncturelles, etc.).

Ainsi, le Petit Mal absence ou les épilepsies partielles idiopathiques sont des syndromes qui paraissent avoir une vie qui les épuise : ils naissent, se développent et meurent, c'est-à-dire qu'ils guérissent — la guérison étant la mort de la maladie —, ce qui ne va pas sans deuil pour le sujet. La vie de ces patients est alors découpée en une période préépileptique, épileptique et postépileptique qui n'est pas pour autant déchargée du poids de l'épilepsie. Toute la difficulté pour le patient et pour le thérapeute qui doit l'y amener est d'admettre que l'on peut aussi guérir d'« avoir été » épileptique sans se croire à jamais marqué d'une cicatrice infamante.

Lydie ou le mal à guérir

À l'âge de vingt-six ans, en 1984, Lydie prend rendez-vous avec moi. Je ne l'avais plus revue depuis qu'elle avait douze ans où pour la dernière fois elle vint en consultation au centre Saint-Paul. Elle y était suivie pour de rares crises Grand Mal d'une épilepsie généralisée.

Elle n'avait pas changé depuis son enfance : ses cheveux noirs étaient toujours coiffés à la garçonne, exactement comme sa mère, et sous la frange pétillaient les mêmes yeux noirs de son regard malicieux et franc. Elle était toujours replète et même assez forte, une fois encore comme sa mère avec laquelle elle avait essayé, en vain, plusieurs méthodes d'amaigrissement.

Elle n'avait plus eu de crises depuis son enfance, à l'exception d'une seule à vingt et un ans, au retour d'un voyage fatigant en train, et elle continuait à prendre 500 mg de Dépakine, mais elle venait me voir pour tout autre chose. Elle me dit : « J'en ai marre de lutter contre mon passé d'épileptique avec mes parents. »

Sommée d'en dire un peu plus, elle se plaint essentiellement de rapports difficiles avec ses parents dans le vieil appartement desquels elle occupe toujours sa chambre de jeune fille.

« Je ne les supporte plus, je suis mal dans ma peau, je suis grosse, j'ai des crises de spasmophilie, des migraines atroces, je suis au bout du rouleau. Quand je me dispute avec ma mère elle me dit :

"Ça me rappelle quand tu avais douze ans", ce qui veut dire quand j'étais épileptique. D'ailleurs, je suis angoissée par ce mot d'épilepsie. L'épilepsie, c'est comme une cicatrice. On me le rappelle tout le temps. Si je dors trop, ma mère vient dans ma chambre voir si je n'ai pas eu une crise. Pour moi, l'épilepsie, c'est signe de folie parce que ça touche au cerveau. »

Elle a un emploi de bureau dans une grande administration, mais ses rapports avec « sa » chef sont difficiles ; quant à sa vie sexuelle, elle est assez pauvre, elle a eu une aventure avec un monsieur nettement plus âgé qu'elle, cela l'a plutôt dégoûtée ; elle l'a soigneusement cachée à ses parents.

Plusieurs consultations se déroulent ainsi dans un grand climat de confiance où Lydie continue à déplorer sa dépendance vis-à-vis de ses parents, à se plaindre de l'indifférence de son père, à me raconter les escarmouches avec sa mère, et ses difficultés de relation avec son milieu de travail et avec un homme qui est devenu un « copain » à la fois épisodique et peu démonstratif. Je réussis à la convaincre de baisser son Dépakine de 500 à 200 mg, puis je parviens à le lui arrêter complètement en décembre 1988. Lydie continue d'être tourmentée par sa vie familiale, professionnelle et sentimentale. Sa première victoire dans la quête de son indépendance est la réussite à son permis de conduire, sa deuxième est d'être d'accord avec moi pour ne pas reprendre un traitement malgré une nouvelle crise de trois minutes survenue en 1990, soit près de deux ans après l'arrêt complet de toute médication ; quant à sa troisième victoire, encore n'était-on pas sûr que ç'allait en être une, elle est de faire une demande en bonne et due forme de psychothérapie !

Le fait que j'avais été son médecin, loin de nous gêner, a permis l'analyse différée d'un transfert parfois fortement négatif, Lydie réglant ses comptes avec moi considéré à l'époque comme un tourmenteur complice de ses parents. Mais plus qu'à la consultation, la souffrance de sa maladie était encore très vive dans ses souvenirs scolaires et dans l'intimité de sa vie familiale. Je l'ai donc assistée hebdomadairement d'avril 1992 à décembre 1993. Pour ne pas la trahir, je ne rapporterais que des bribes de ses propos directs, me contentant de résumer synthétiquement les thèmes qui ont été abordés, et dont l'analyse a permis un soulagement de l'angoisse et de la culpabilité, et une interruption des mécanismes répétitifs dans lesquels elle restait engluée.

Depuis l'enfance, son épilepsie pourtant bénigne a été pour elle à la fois « l'épine dans la chair » et « le lys sur l'épaule ». Elle se

sentait « habitée » par cette maladie qui faisait d'elle comme une « pestiférée ». Toujours en quête d'affection, elle ne comprenait pas pourquoi les adultes la rejetaient. À l'école, une camarade qui s'asseyait à côté d'elle en toute amitié s'est vue interdire par sa mère de la fréquenter. « Je faisais peur, elle disait que je perturbais sa fille. » Au cours d'une sortie en car, elle est restée seule sur la banquette arrière tandis que les autres, regroupées sur l'avant, chantaient et riaient entraînées par la maîtresse. Elle se disputait souvent avec elle, alors qu'elle aurait voulu l'aimer, « elle m'a torturée, elle m'a appris le racisme et l'injustice » car elle protégeait les autres enfants disant d'elle qu'elle était folle. Elle a fini par être renvoyée de l'école parce qu'elle était trop lente. Malgré ce, elle a pu faire des études secondaires. Avec ses parents, ça n'allait guère mieux, elle sentait qu'ils étaient désolés de son état et qu'ils en souffraient. Bien des séances se sont passées à revivre les identifications croisées qu'elle entretenait avec sa mère, grosse comme elle, coiffée et habillée comme elle, faisant partie du même groupe folklorique où elle ne rencontrait que des vieux. Protégée et houspillée, tel était le lot de Lydie ; sa mère montrait à la fois sa déception d'avoir une fille aussi « méchante » et sa peur de la voir « malade ». Mère et grand-mère maternelle entretenaient entre elles des rapports difficiles dont elle croyait être la cause. « C'est ma maladie qui faisait les disputes. »
Son attachement aux hommes de sa famille était dans la ligne œdipienne conflictuelle. Elle vouait à son grand-père et à son père une véritable adoration sans véritable retour de la part de celui-ci qu'elle admirait parce qu'il lisait, mais il avait des idées parfois trop rigides contre lesquelles elle se révoltait. Elle souffrait qu'il ne fût pas plus tendre. Elle se souvient avec beaucoup d'émotion que les seuls moments de rapprochement avec lui étaient ceux où, quand elle avait douze ans, il l'accompagnait à la consultation du centre Saint-Paul : « Alors je me mettais contre lui et je lui faisais des gâtés. »
Plus tard, elle s'est enragée de cette apparente indifférence et de ce qu'il laissait paraître de sa déception de n'avoir pas une fille à sa « hauteur ». Elle a été souvent tentée d'utiliser sa maladie pour qu'il lui marque enfin un intérêt comparable à celui qu'il avait quand elle était petite fille. « Il y a des moments, quand je me dispute avec mon père, où je souhaite avoir une crise pour qu'il soit gentil avec moi. » Alors que, dans l'intervalle, elle a l'impression qu'il lui en veut d'être malade.
Elle lui a soigneusement caché ses deux aventures sexuelles de

peur qu'il la traite de « pute », car c'est ainsi qu'il traite les filles indépendantes. Il continue de bougonner quand elle « sort », et elle est extrêmement culpabilisée de ses amours furtives.

Quoi qu'il en soit, Lydie a acheté une voiture, elle a préparé et passé un concours administratif assez sélectif qui l'a revalorisée aux yeux de son père, elle a un poste de petit chef, elle gagne plus d'argent, enfin et surtout elle a acheté l'appartement ensoleillé dont elle rêvait et qui lui a permis de quitter celui de ses parents, son « cadre épileptique ». Elle m'a dit qu'elle était enfin « guérie d'avoir été épileptique ». Elle reste fragile et circonspecte sur le plan sexuel, son ancien ami est marié, elle aussi pense au mariage et entrevoit une famille « idéale » qu'elle voudrait « créer », mais elle me rapporte un rêve qui montre qu'elle n'est pas encore libérée de ses préoccupations œdipiennes : elle est enceinte, elle est mariée mais séparée, elle ne voit pas le père, mais une voix lui dit : « Si tu veux, je te le fais sauter. » Depuis 1993, je n'ai plus revu Lydie.

Ces évolutions résolutives peuvent aussi se voir — il est vrai plus rarement — entre 7 et 4 % pour des épilepsies graves, comme le syndrome de Lennox-Gastaut, qui pourtant traversent des périodes extrêmement inquiétantes où, non seulement les crises se renforcent jusqu'à l'état de mal, mais encore se diversifient dans leurs modalités et finissent par atteindre l'intégrité mentale. On conçoit mieux dans ces cas que, malgré l'amélioration ou la guérison des crises, on ne puisse pour autant être guéri d'avoir été épileptique. Un sujet ne sort jamais indemne d'avoir traversé une telle expérience déstructurante.

Les rythmes personnels de l'épileptique

Enfin, certains patients nous rapportent qu'ils ont noté des correspondances temporelles entre leurs crises et certains rythmes de leur vie. Outre les facteurs nycthéméraux de l'alternance veille-sommeil qui sont des faits bien connus de l'activation neurobiologique des neurones, des femmes épileptiques remarquent que leurs crises sont plus facilement groupées pendant leurs périodes menstruelles et revêtent pour elles un caractère cyclique, d'autres redoutent les nuits de pleine lune, certaines saisons ou le temps humide et pluvieux, ou inversement la sécheresse des jours de mistral. Plus on s'éloigne de la possible influence de facteurs neurophysiologiques, hormonaux ou climatiques, plus la part des représentations d'une temporalité psychique personnelle augmente. Peut-être cette causalité repérée n'est-elle mise en avant que pour grignoter une part à un hasard, autrement angoissant, ou cache-t-elle des représentations que toute interprétation autre que temporelle rendrait inacceptable ?

> ### Denis ou les dimanches épileptiques
>
> Denis ne présentait ses crises Grand Mal d'une épilepsie idiopathique que les dimanches matin. Le plus curieux est qu'il pouvait aussi en avoir les jours fériés, qu'ils soient laïques ou religieux. Cela lui permettait de cacher son épilepsie, dont il avait honte, et de vivre aux yeux des autres une vie normale, à tel point qu'après avoir passé son baccalauréat il décide de devenir contrôleur aérien malgré mes plus douces, mais fermes réticences. Denis partit donc en stage à l'ENAC à Toulouse où il partageait une chambre avec des camarades et ne rentrait pas pour les fins de semaine à Marseille. C'est alors qu'un dimanche matin, pour la plus grande sécurité des futurs passagers, mais à son grand dam, il fit une crise qu'il ne put contrôler, ce qui mit fin à sa carrière.

Temps suspendu, temps attendu, temps redouté, temps dérobé, intermittences du temps, temps cyclique, temps rejetant, on le voit, l'écoulement de la vie épileptique n'est pas un long fleuve tranquille, mais plutôt un torrent avec les fureurs de ses courants, les cascades de ses chutes et la confusion de ses tourbillons. Il est difficile à l'épileptique d'atteindre la sérénité que donne à tout être l'unité d'être Soi dans le temps, le lieu et l'espace. Acteur et auteur de la tragédie épileptique, il lui est refusé la règle des trois unités.

L'ÉPILEPSIE REND-ELLE IDIOT[6] ?

Quand cessera-t-on d'exiger des réponses intelligentes à des questions idiotes ? En fait, le raccourci de cette interrogation masque mal une fausse innocence. Ce qui se conçoit bien peut ne

---

6. Diebold affirme que « l'épilepsie rend idiot celui qui en parle ». Et s'il avait raison ?

pas s'énoncer simplement, ce qui ne veut pas dire non plus qu'on y perde en clarté. Méfions-nous des réponses fulgurantes qui sont souvent totalitaires, et la demi-teinte de la nuance convient lorsque, précisément, parler d'intelligence suppose d'en avoir quelque peu, ne serait-ce que pour maîtriser l'outil qui la fabrique et qui n'est autre que l'intelligence elle-même. *Nisi est in intellectu sine intellectu ipse*[7] !

Les sources bibliques de l'intelligence

Avant toute considération sur la naissance de l'intelligence individuelle et du trouble que peut y apporter l'épilepsie, n'hésitons pas à remonter à la source qui a nourri les racines de l'intelligence humaine et ouvrons le chapitre III de la Genèse, intitulé précisément « La Chute », ce qui, pour un épileptologue, est le signe que Dieu ne l'a pas laissé tomber !

« Le serpent était le plus rusé de tous les animaux des champs que Yahvé-Dieu avait faits. Il dit à la femme : "Alors, Dieu a dit, vous ne mangerez pas de tous les arbres du jardin ?"

« La femme répondit au serpent : "Nous pouvons manger du fruit des arbres du jardin, mais du fruit de l'arbre qui est au milieu du jardin, Dieu a dit, vous n'en mangerez pas, vous n'y toucherez pas sous peine de mort."

« Le serpent répliqua à la femme : "Pas du tout, vous ne mourrez pas ! mais Dieu sait que, le jour où vous en mangerez, vos yeux s'ouvriront et vous serez comme des dieux qui connaissent le bien et le mal."

« La femme vit que l'arbre était bon à manger et séduisant à voir, et qu'il était, cet arbre, désirable pour acquérir l'entendement.

« Elle prit de son fruit et mangea. Elle en donna aussi à son mari qui était avec elle, et il mangea. Alors leurs yeux à tous deux s'ouvrirent et ils connurent qu'ils étaient nus. »

Inutile d'aller plus loin, nous connaissons la suite, hélas ! Ce texte, qui mérite bien le qualificatif de fondamental, suggère trois

---

7. Est-il besoin de traduire ? Oui, pour les générations carencées en latin : « Il n'y a rien dans l'intelligence sinon l'intelligence elle-même. »

remarques, deux à propos de l'intelligence, une à propos de l'épilepsie.

D'abord il faut bien se résoudre à ce que l'homme n'ait de la connaissance qu'un aspect partiel. Ève n'a touché qu'au seul arbre de la connaissance du bien et du mal, elle a respecté un autre arbre du jardin, l'arbre de vie, celui dont le fruit contient les mystères de la naissance et de la mort. Et le serpent n'est pas si malin que ça puisqu'il ne lui a pas sifflé à l'oreille de profiter du temps de sa tentation pour croquer des deux fruits à la fois, ce qui eût égalé l'homme à Dieu, une fois pour toutes. Terrible leçon d'humilité pour les médecins, qui, dans l'utilisation de leur savoir, se sentiraient tentés de défier Dieu en jouant avec les sources de la vie et la maîtrise de la mort.

La deuxième remarque tient au dessillement : « Ils connurent qu'ils étaient nus. » Ils durent donc voiler leur nudité et se cacher de Dieu pour qu'il ne les voie pas ainsi. La culpabilité, la lubricité, l'hypocrisie, la peur et la peine s'en vinrent entrer dans l'homme et ne le quittèrent plus. Ainsi, tout accès à la connaissance suppose une transgression qui se paie en souffrance prométhéenne. Toute volonté de création engendre la douleur de l'enfantement. Tout renoncement au don, à la cueillette, oblige à labourer, la conquête de l'indépendance est hérissée de dangers, et tout libre arbitre érasmien impose l'écartèlement du choix. Voyez de quels cris et de quelles angoisses s'accompagne la séparation-individuation de l'enfant pour qui la mère était un dieu qu'il recevait bouche ouverte. Être nu signifie que désormais toute acquisition ne va dépendre que de l'homme et de l'exercice de son intelligence pour y parvenir. Être nu, c'est avoir « les yeux ouverts » au sens où l'entendait Marguerite Yourcenar qui avait une prédilection particulière pour cette époque d'Hadrien où l'homme était « sans Dieu ».

En fait, ni Ève ni Adam n'étaient si nus que cela puisque Dieu, dans sa grande bonté, leur a laissé non seulement les yeux ouverts, mais ouvertes aussi toutes les autres voies sensori-motrices capables de prendre dans l'univers les objets de connaissance et de les transformer en outils qui vont l'accroître en même temps que l'affiner davantage[8].

---

8. Cette interprétation très personnelle de la Bible peut se rapprocher de ce que nous dit B. Gibello dans son livre sur les métamorphoses de la pulsion d'emprise, enracinée dans la pulsion de mort et aussitôt transformée en pul-

Être nu, c'est être capable de savoir et de perdre son innocence. L'innocent est celui qui ne nuit pas parce qu'il n'a pas accès au discernement entre le bien et le mal. Il reste donc en deçà de la connaissance dans une pureté tout édénique qui n'exclut pas la cruauté. L'article 64 du Code pénal nous le rappelle. Il reste dans une totale dépendance vis-à-vis de son génome, de ses pulsions, de son destin ou de son environnement, et certains d'entre nous peuvent être frappés d'innocence sous l'emprise d'une maladie, à plus forte raison si elle lui prend la tête et qu'il ne « sait » pas ce qui lui arrive.

Nous voilà donc conduits à l'épilepsie et à sa crise dont on peut supposer qu'elle est un moment d'innocence avant même que d'être « un non-dit », comme l'entendent Diebold et Beauschesne, ou de « nescience » au sens d'Abraham. Si l'épilepsie continue d'être un mal sacré, « un *morbus sacer* », c'est peut-être que Dieu, dans une conception théologique de la maladie, veut nous rappeler à tout instant qu'il peut encore donner à quelques-uns des moments d'innocence dont il reste à savoir s'ils sont paradisiaques ou le signe de la malédiction initiale.

La crise épileptique nous coupe de tout savoir qui suppose une présence de l'esprit. La crise est donc bien une perte de la présence de l'esprit, autrement dit une absence. Encore une fois, à propos de l'épilepsie, on retrouve cette distinction entre « avoir une épilepsie et être épileptique ». Si être épileptique, c'est en effet plus qu'avoir des crises, je dirais que la crise, en elle-même, c'est une absence d'être, absence dans la continuité d'être, une néantisation momentanée non seulement de l'intelligence, mais peut-être de l'être tout entier. Elle peut déborder au-delà du temps de la crise dans l'amnésie ou la confusion qui la suit, ou persister dans un état d'arriération psychose, où la survenue itérative de crises très nombreuses empêche toute émergence d'une pensée organisée et disponible à la connaissance et donc aux apprentissages.

Ces remarques préliminaires n'ont d'autre but que de souligner la réduction qu'il y aurait à n'aborder les rapports de la

___

sion épistémique, puis éclatée en ses multiples facettes de pulsions scopto, acoustico, sensitivo, gueusophiliques pour qu'enfin, colorée de libido freudienne, elle devienne dans sa forme achevée la pulsion épistémophilique. B. Gibello, *L'Enfant à l'intelligence troublée*, Paris, Le Centurion, coll. « Païdos », 1984.

cognition et de l'épilepsie que sous leur aspect partiel neuropsychologique sans y glisser une pointe de métaphysique ou de spirituel.

Il est deux manières d'aborder le retentissement de l'épilepsie sur l'intelligence : soit en s'adressant au produit fini en constatant ses défauts dénoncés au contrôle des tests, ou bien en pointant les défaillances de ses fonctionnements à l'épreuve de la scolarité ou des apprentissages ; soit en essayant de comprendre comment l'épilepsie a pu gêner les processus cognitifs à l'état naissant au cours du développement.

Les troubles de l'intelligence de l'épileptique

On peut les déceler de trois manières.

En passant l'épileptique au crible des tests, en le soumettant à l'épreuve de la scolarisation ou en étudiant ses stratégies cognitives. Mais on est obligé d'assortir l'appréciation de ces critères d'un certain nombre de conditions dont les unes sont directement attachées à l'épilepsie, les autres lui étant plus contingentes.

• L'épileptique au crible des tests

On ne s'est pas privé de soumettre les patients au feu croisé des batteries de tests qui débusquaient l'intelligence. D'innombrables travaux sur le QI des épileptiques et sur leur inadaptation scolaire en témoignent, comme le font aussi certaines phrases assassines : « Le QI des enfants épileptiques est plus bas que celui des enfants non épileptiques. » « Les épileptiques ont du mal à apprendre à l'école » (Bagley). « L'enfant épileptique a plus que les autres des troubles de l'attention » (Gillet et coll.).

Heureusement que d'autres sont allés voir de plus près.

Sur le plan épidémiologique, M. Sillanpää[9] a montré comment étaient liés retard mental et épilepsie, la fréquence de l'épilepsie étant proportionnelle à l'importance du retard mental. Il s'est attaché à démontrer que 30 % des handicaps mentaux sévères s'accompagnent d'une épilepsie.

---

9. M. Sillanpää, communication au IIe European Congress of Epileptology, La Haye, 1996.

Bobet[10], après avoir consulté la banque de données des Psychological Abstracts, constate que tous ces travaux convergent pour confirmer que le niveau intellectuel moyen est relativement inférieur à la moyenne dans l'ensemble des épilepsies. Mais ces appréciations se nuancent lorsqu'on les passe aux deux filtres des conditions épileptiques ou extra-épileptiques.

Ainsi le travail de Bourgeois (1983) sur soixante-douze enfants suivis pendant quatre ans s'attache-t-il à l'évolution du QI dans le temps corrélé à trois facteurs épileptiques, celui de la précocité, de la fréquence des crises et de la polythérapie. Il montre que 32 % des sujets au QI à 100 conservent ce niveau ; dans 40 % des cas, il observe une fluctuation de plus ou moins 10 points ; dans 17 %, une augmentation constante et dans 11 % une baisse constante chez ceux qui possèdent les trois facteurs de gravité.

Dans un article de 1989, Ernst Rodin[11] fait la revue et la critique de la littérature parue sur le sujet depuis 1968, puis de 1968 à 1989 et en précisant ses critères de sélection sur soixante-quatre patients du centre pour l'Épilepsie du Michigan ; il conclut ainsi : si l'épilepsie n'est pas « compliquée » et si elle ne se manifeste que par un seul type de crise facilement contrôlé par un traitement, le pronostic des fonctions intellectuelles est favorable, particulièrement si les crises ont débuté dans la seconde enfance ou à l'adolescence.

Si les crises sont rebelles à un traitement bien indiqué et correctement contrôlé, l'enfant risque d'avoir des difficultés dans son cursus scolaire en dépit d'un QI initial élevé.

Les patients dont les crises demeurent rebelles au traitement auront des difficultés dans tous les domaines de leur adaptation. Il mentionne même un travail de Steinsiek qui démontre qu'à l'autopsie d'épileptiques chroniques, sans lésion cérébrale patente, on trouve un vieillissement prématuré du cerveau, analogue à celui des sujets plus âgés. Cela expliquerait pour Rodin les troubles de la mémoire importants qu'il constate chez ses patients dès l'âge de quarante ans, leur fameuse « viscosité », une augmentation de

______

10. R. Bobet, communication aux Journées sociales de la Ligue française contre l'Épilepsie, Paris, 1996.

11. E. Rodin, « Prognosis of cognitive functions in children with epilepsy », *in* B. P. Hermann, M. Seidenberg, *Childhood Epilepsies : Neuropsychological, Psychosocial and Intervention Aspects*, Londres, John Willey & Sons, 1989.

latence des potentiels évoqués et une baisse précoce, autour de l'âge de trente-trois ans, du niveau de testostérone.

Demeure toujours l'irritant problème de savoir si ce sont les lésions responsables de l'épilepsie qui sont aussi responsables du déficit cognitif, comme c'est le cas pour les affections épilepto-gènes dysplasiques, dégénératives ou métaboliques qui lèsent le cerveau, ou si les crises, à elles seules, sont capables d'entraver le développement intellectuel.

W. Brown, au congrès de La Haye de 1996, a montré que seul un petit nombre d'épileptiques pouvaient présenter un déclin intel-lectuel attribuable aux crises, leur fréquence et leur forme tonico-cloniques étant des facteurs aggravants. Dans les cas d'épilepsie temporale apparaissant précocement, il est possible que survienne une détérioration qui se stabilise autour de vingt ans, les formes superficielles sous-corticales donnant plutôt des troubles de la concentration, de la lenteur et des troubles psychiques, les formes profondes temporo-limbiques étant responsables de difficultés de langage et d'anomalies au SPECT.

• L'épileptique à l'épreuve de la scolarisation

Un quart des enfants épileptiques ne peuvent encore accéder à la scolarité que dans des structures spécialisées. Parmi ceux qui sont scolarisés à l'école ordinaire, entre 20 et 70 % éprouveront des difficultés plus ou moins grandes qui expliquent la disparité de ces chiffres.

Ici encore, nous ferons appel au travail de R. Bobet qui n'a colligé que quatorze articles sur le sujet depuis 1980. Il retient de cette revue de la littérature des troubles portant sur la lenteur men-tale (Aldenkamp et Alpherts, 1983), sur le comportement adaptatif (Strong, 1991), sur l'attention, la mémoire, la lecture, l'orthographe (Stores, 1981, Stedman, 1982, Buffery, 1981), certains auteurs insistant sur l'anxiété qui peut être responsable de certains ratages scolaires, notamment en orthographe. C'est ainsi que Nicholas et coll. (1994) ont établi, pour des enfants d'un QI supérieur à 75 ayant une épilepsie idiopathique, que leurs difficultés de compor-tement à l'école sont plus corrélés à « la confiance en soi », estimée par une tâche de résolution de problèmes en présence de la mère, qu'au contrôle des crises. En revanche, pour des neuropédiatres français comme Jambaqué, Dellatolas, Dulac, Ponsot et Signoret, ces difficultés d'adaptation seraient en rapport avec des déficits neuropsychologiques de la mémoire visuelle et verbale.

Cette dernière remarque nous amène à nous interroger sur le rôle de l'épilepsie comme entrave aux stratégies cognitives nécessaires aux apprentissages.

• Les stratégies cognitives des épileptiques

Gibello, grâce à l'échelle de pensée logique de Longeot, a quelque peu précisé les types de déficiences cognitives dans une perspective dynamique en distinguant les dysharmonies cognitives, d'une part, et les retards d'organisation du raisonnement d'autre part. En 1993, il constate, à propos de dix épileptiques entre treize et quatorze ans dont cinq étaient d'un niveau préopératoire et cinq atteignaient seulement le stade concret, qu'il existe chez ces sujets une atteinte des processus d'organisation des structures cognitives qui aboutissent à une organisation déficitaire.

Bobet rapporte une méthodologie d'approche des stratégies cognitives proposée par M.-C. Faure-Couty et A. Castelbou de l'équipe de Castelnouvel qui soumettent vingt-cinq enfants et adolescents aux épreuves des cubes de Kohs, de la tour de Hanoi et à une épreuve de catégorisation. Dans leurs résultats provisoires, seuls six sujets sur les vingt-cinq réussissent les trois épreuves.

• Facteurs épileptiques et non épileptiques des troubles de l'intelligence

Non, décidément, il n'est pas bon pour les fonctions supérieures d'être épileptique, surtout si on l'est souvent et depuis longtemps. Le mérite du travail de Rodin est d'avoir ébauché le démembrement des facteurs épileptiques ou associés qui peuvent retentir sur la fonction cognitive. Aussi est-on obligé dans l'appréciation de son atteinte de pouvoir peser, à leur juste poids, l'intervention des facteurs directement liés à l'épilepsie et ceux qui ne le sont pas, et surtout de pouvoir établir des rapports entre la nature du déficit cognitif et les modalités cliniques, étiologiques, anatomiques et thérapeutiques de l'épilepsie de chaque enfant.

Facteurs épileptiques — Isabelle Jambaqué[12] propose, pour aborder ce problème, une approche plus précise et plus individualisée.

---

12. I. Jambaqué, « Problèmes neuropsychologiques associés aux épilepsies de l'enfant », *ANAE*, hors série, 1996, 7-10.

Parmi les facteurs proprement épileptiques, il en est qui tiennent à la *nature* de l'épilepsie.

Le risque de détérioration est plus important pour les épilepsies lésionnelles (symptomatiques) que pour les fonctionnelles.

L'opposition classique entre épilepsies généralisées et épilepsies partielles doit se nuancer, car si Sofianov[13] a noté un retard mental de 40 % dans les premières et de 13 %, seulement, dans les secondes, il semble qu'il n'ait pas fait la distinction entre épilepsies idiopathiques et épilepsies symptomatiques tant pour les épilepsies généralisées que pour les partielles. Alors qu'il paraît évident que les épilepsies généralisées des maladies dégénératives ou des encéphalopathies épileptogènes, à début précoce, à crises fréquentes et sans doute accompagnées de lésions, ont toutes les malchances d'empêcher le développement cognitif. Toutefois, retenons que, si le Petit Mal absence pur n'altère pas l'intelligence, dès que celui-ci se complique de crises Grand Mal, de chutes, de myoclonies ou que ses absences deviennent atypiques, le rendement intellectuel est davantage menacé. Pour assombrir encore le pronostic mental, Giordani[14] rapporte également que les enfants présentant des épilepsies généralisées idiopathiques auraient de moins bons scores que les autres aux épreuves de mémoire de chiffres, du code des cubes et des assemblages d'objets.

De même pour les épilepsies partielles, on doit aussi prendre en considération la différence entre épilepsies partielles idiopathiques et épilepsies symptomatiques qui sont les plus menaçantes pour l'intégrité mentale. Mais encore faut-il tenir compte, en outre, de la topographie de la zone épileptogène : on trouverait des déficits acquis du langage dans les épilepsies temporales gauches alors que les troubles de la mémoire seraient plus spécifiques des épilepsies temporales mésiales.

En fait, ce qui paraît en cause est l'atteinte des structures intéressant la mémoire et l'apprentissage, comme les circuits cortico-striés supports de l'acquisition d'habitudes ou d'apprentissages surtout posturo-moteurs, ou les circuits cortico-hippocampo ou amygdalo-corticaux qui donnent un sens aux perceptions et permettent de les mémoriser.

---

13. N.G. Sofianov, « Clinical evolution and prognosis of childhood epilepsies », *Epilepsia*, 1982, 23, 85-99.

14. Giordani et coll., « Intelligence test performance of patients with partial and generalized seizures », *Epilepsia*, 1985, 26, 37-42.

La *précocité* du début de l'épilepsie a aussi son rôle à jouer dans la qualité du développement cognitif.

Il est évident que, plus une épilepsie a débuté précocement, surtout s'il s'agit d'une épilepsie lésionnelle, plus le retentissement intellectuel et scolaire sera important. I. Jambaqué rapporte un travail de O'Leary (1981) qui montre une évolution déficitaire des fonctions cognitives chez les quarante-huit enfants de sa casuistique dont l'épilepsie avait débuté avant l'âge de cinq ans, qu'elle soit généralisée ou partielle. Herman (1982) arrive aux mêmes conclusions.

Dulac[15] insiste, à propos des encéphalopathies épileptogènes du syndrome de West ou de Lennox-Gastaut, sur les corrélations pouvant exister entre l'âge de début, la topographie de l'atteinte corticale et la particularité du trouble cognitif dominant, démontrant ainsi le moment et le lieu où la fonction intellectuelle naissante est entravée. La période du syndrome de West, entre trois et douze mois, correspond à l'âge d'acquisition des fonctions gnosiques visuelles et auditives dans les régions postérieures du cerveau, or c'est précisément celles qui sont les plus atteintes et qui donnent à ces enfants ce comportement autistique fait d'incommunicabilité et de non-reconnaissance des visages. La période plus tardive du syndrome de Lennox-Gastaut ou du syndrome de pointes-ondes continues pendant le sommeil (POCS), entre trois et huit ans, correspond à des atteintes temporales ou frontales qui se maturent plus tard et donnent soit des atteintes du langage, soit des fonctions de planification ou d'exécution de type frontal.

Quant à *l'influence des crises* elles-mêmes sur l'altération des fonctions cognitives, on suppose qu'elles interviennent par deux mécanismes.

Tout d'abord par leur fréquence. Tous les auteurs, Pond (1961), Farwell (1985), Rodin (1986), Bourgeois (1983), et n'importe quel clinicien de bon sens, s'accordent à reconnaître que le nombre de crises gêne l'efficience intellectuelle. Il serait plus pertinent de penser que c'est la gravité du processus épileptique, marquée par la fréquence des décharges intercritiques ou infracliniques, qui serait en cause. Ce facteur joue aussi bien pour les épilepsies partielles que pour les épilepsies généralisées dont la

---

15. O. Dulac, « Introduction », *ANAE*, hors série, 1996, 2-7.

répétition des crises et le mélange des genres des crises aggravent le pronostic mental. O. Dulac (1996), cité par Bobet, a montré qu'il y avait plus d'enfants en échec scolaire parmi ceux qui continuent à faire des crises deux ans après le début de la maladie que parmi ceux dont le traitement contrôle les crises.

Mais les crises interviennent aussi par ce que l'on a nommé leur « toxicité ». Cette question des conséquences anatomiques de crises sur le cerveau a été rajeunie récemment par S.W. Brown (1996) qui rappelle l'hypothèse de la nocivité pour le neurone du stress oxydatif ou de la consommation excessive de glutamate.

Quoi qu'il en soit, l'existence d'un déficit fonctionnel mnésique ou langagier postcritique a été démontrée par la révélation d'une hypoactivité métabolique et d'un hypodébit focal à l'imagerie fonctionnelle du PET et du SPET dans les épilepsies partielles. En ce qui concerne les déficits intellectuels ou mnésiques persistants observés dans les épilepsies généralisées, même après disparition des crises, le mystère demeure, la responsabilité d'éventuelles lésions postcritiques n'ayant pas été clairement prouvée.

Il faut enfin prendre en considération *les effets des médicaments* et leur efficacité sur les processus cognitifs. Certains médicaments ont par eux-mêmes un effet néfaste direct à la fois sur la cognition, les apprentissages et le comportement. Le phénobarbital restant le plus obnubilant, et la phénytoïne la moins bien tolérée. La carbamazépine étant considérée comme la plus inoffensive sur les fonctions intellectuelles. Bien entendu interviennent en sus les modalités du traitement, leurs doses, leurs associations et leur efficacité.

Les épilepsies les moins bien contrôlées par le traitement sont les épilepsies sévères, à crises fréquentes, nécessitant une polythérapie, tous facteurs débilitants.

Facteurs non épileptiques — Mais il est évident que nombre d'autres facteurs, non liés directement à l'épilepsie, interviennent pour gêner le fonctionnement intellectuel. Il s'agit là des facteurs d'environnement familial et social qui peuvent peser sur l'organisation mentale et affective d'un enfant épileptique comme sur ses capacités d'apprentissage en fonction des investissements que son environnement maternant, sa famille, l'école et la société sont capables de lui donner malgré ou avec son épilepsie. Ces interventions ont été ou seront développées dans d'autres parties de cet ouvrage, et je les rappelle ici pour que l'on n'ait pas, sur l'épanouissement de l'intelligence, un regard trop borné par le physiologique, voire le neuropsychologique.

On le voit, cette tentative d'explication des altérations cognitives bute à la fois sur une unité et se dilue dans des multiplicités. L'unité étant la particularité du sujet épileptique qui reste, avec l'héritage de son génome qui détermine ses compétences, le seul maître du fonctionnement dynamique et économique de ses stratégies cognitives, et la multiplicité étant celle des épilepsies dont chacune des modalités peut peser sur le développement et le fonctionnement de l'intelligence.

L'épilepsie et l'intelligence à l'état naissant

Par quels mécanismes neurologiques, psychologiques ou neuropsychologiques (et sont-ils démontrables ?) l'épilepsie peut-elle entraver le libre développement et le jeu de la pensée intelligente ? Ici, nous en sommes réduits à proposer des hypothèses qui vont s'appuyer sur les modèles théoriques de la formation de l'intelligence. L'hypothèse étant un type de raisonnement et le modèle théorique étant une construction de la pensée, c'est dire la distance qui peut se glisser entre les propositions théoriques et la réalité des faits.

La spécificité du problème tient au fait de la rencontre singulière entre les structures cérébrales d'un enfant en voie d'organisation et une maladie qui utilise ces mêmes réseaux pour les exciter et les désorganiser. C'est dire qu'elle va toucher les fonctions à l'état naissant, dans les bases mêmes de ses acquisitions. Et lorsque l'on connaît à la fois l'hyperexcitabilité du cerveau de l'enfant et sa plasticité, on saisit la convergence qui fait que l'épilepsie trouve en lui un terrain de choix pour s'y manifester et déformer la plus délicate et la plus fragile de ses productions, c'est-à-dire la pensée. La tentation est grande de penser qu'épilepsie et troubles de l'intelligence puissent n'être que deux symptômes d'une même dysfonction.

Par ailleurs, l'épilepsie est une maladie à accès paroxystiques qui expriment une souffrance cérébrale plus ou moins étendue, et il est toujours difficile de savoir si cette souffrance intermittente est à elle seule responsable de l'infléchissement de l'organisation cognitive ou si ce dernier est seulement la conséquence de la difficulté permanente à « vivre » épileptique.

Outre l'intégrité des structures neurobiologiques des fonctions cérébrales, n'oublions pas que la capacité de leur déploiement sur le monde est facilitée par les échanges qu'elles vont entretenir avec lui au sein de mouvements interactifs avec les objets extérieurs, mais aussi grâce aux relais que ces expériences primitives vont faire dans un contenant maternel humain qui seul peut leur donner un sens et les transformer en actes de pensée. Autrement dit, l'intelligence naissante ne peut se passer du relationnel qui la nourrit et de l'humain qui lui donne sens. L'objet épistémique se confond ici avec l'objet libidinal.

On le voit, l'épilepsie peut intervenir sur l'éclosion de l'intelligence à trois niveaux. Au niveau de l'exécutant fonctionnel en affaiblissant ou en lésant ses structures, au niveau de la qualité de la relation en interrompant les échanges et en brouillant la réceptivité à une symbolisation elle-même fortement perturbée par l'angoisse maternelle, et enfin sur le terrain du combat inégal des pulsions où l'épilepsie paraît plus l'alliée de la pulsion de mort que celle de la pulsion de vie empêchant la victoire de celle-ci dans sa transformation en pulsion épistémophilique.

Il y a également trois façons d'aborder l'influence de l'épilepsie sur l'intelligence naissante, selon les modèles de la construction de l'intelligence que nous proposent les théories du constructivisme de Piaget, les théories pulsionnelles de Freud modifiées par M. Klein, W. Bion, J. Bowlby et Gibello, et les théories cognitivistes ou associationnistes.

• La théorie structuraliste

Dans le structuralisme piagétien, la pensée naît de l'action pour aboutir à un état équilibré d'adaptation où le sujet assimile, grâce à ses structures sensori-motrices, les objets du monde, tandis que ceux qui sont trop lourds à digérer modifient ces structures qui s'accommodent ainsi aux variations d'une expérience toujours nouvelle. Il ne faudrait pas croire que cet équilibre soit un état stable et définitif ; il est en perpétuelle quête d'expérience et de réajustement, il évolue par stades ontogénétiques caractéristiques d'un mode de traitement des informations et de leur intégration.

On le voit, ce mécanisme d'équilibre est un mécanisme interactif et délicat, permanent et successif qui mobilise tous les outils élémentaires sensoriels, sensitifs, moteurs de l'intelligence et ceux plus élaborés des fonctions supérieures en train de se construire. Les lésions d'une épilepsie symptomatique, ou les ratés de la vigilance de la conscience, de l'attention, de la mémoire, ou les distorsions de l'appréciation des réalités des objets externes sont autant d'obstacles à empêcher la construction étagée et complexe de l'intelligence selon Piaget, et peuvent expliquer sa stagnation aux étages élémentaires d'une pensée concrète, voire sensori-motrice, comme on le voit dans les encéphalopathies épileptogènes.

• Les théories pulsionnelles

Les théories pulsionnelles de la construction de l'intelligence supposent une force (pulsion libidinale) qui nous pousse à investir un objet d'amour (objet libidinal) ou un objet de connaissance (objet épistémique). Ces deux objets pouvant se confondre pour s'offrir en but à la pulsion épistémophilique. Il en est ainsi quand l'objet libidinal suscite l'élucidation des mystères qu'il renferme dans le plaisir qu'il donne et quand l'objet épistémique entretient le feu du désir de le posséder ou la satisfaction de son fonctionnement.

Les témoins de ces pulsions, représentations et affects, accompagnent et soutiennent les mouvements interactifs entre sujet et objet, et marquent de leur qualité la quiétude ou l'angoisse de la relation comme ils leur assignent une plus ou moins grande intensité. La pulsion épistémophilique reste extrêmement sensible aux conflits affectifs qui peuvent naître d'une relation que l'épilepsie aura troublée sans qu'il s'agisse forcément d'une épilepsie grave ou lésionnelle. Il est fréquent de voir se bâtir une inhibition au désir d'apprendre après la découverte d'un Petit Mal sans que l'atteinte de l'équipement intellectuel y soit pour quelque chose ou que la fréquence des absences explique ce refus qui est d'ordre névrotique.

Fidèle à la théorie des pulsions et à la primauté de la pulsion de vie, Freud suppose que l'envie de connaître n'est qu'un des aspects de la sexualité infantile et reste subordonnée aux forces érotiques. Ainsi, la curiosité infantile, notamment amorcée par l'envie d'en savoir un peu plus en ce qui concerne la différence des sexes et la naissance des bébés, développe par extension une envie de connaître qui porte sur les choses d'abord, puis sur les symboles et les signes. Ainsi les représentations même les plus froides ou les plus intellectuelles, comme celles de mots ou de signes, restent-elles imprégnées de libido et, par là même, participent au jeu névrotique qui les influence à leur tour. Mais Freud avait peut-être trop négligé, au profit de la sexualité infantile plus tardive, le rôle précoce joué par l'échange relationnel dans les prémices de l'intelligence.

Le mérite des psychanalystes de l'école anglaise, Mélanie Klein, Donald Winnicott et Wilfrid Bion, est d'avoir montré la poursuite de la couvade maternelle au-delà de la naissance sur les processus de pensée du bébé au sein d'échanges interactifs qui les perfectionnent et les affinent. Ainsi le bébé peut-il adresser à sa mère des éléments grossiers de sa pensée faits de perceptions anarchiques ou de sentiments brutaux qu'elle raffine dans les couches contenantes de sa propre pensée pour les réinjecter, apaisants dans leurs affects et sensés dans leurs représentations, dans le psychisme du bébé. Ces représentations, bases des processus d'une pensée imagée, au début, deviennent de plus en plus abstraites et de plus en plus détachées de la présence réelle de la mère. Soulignons l'originalité de W. Bion d'avoir individualisé la pulsion de connaissance *(knowledge)* des pulsions de vie *(love)* et de haine *(hate)*. Le destin des pulsions, leur intrication ou désintrication, est toujours l'objet de discussions quand on tente d'isoler des autres une ligne de développement psychique, comme nous voulons le faire pour l'intelligence.

C'est le cas de Gibello pour qui « les processus cognitifs auraient une singularité au sein de processus psychiques », mais il les fait dériver de la pulsion de mort comme s'ils en étaient la sublimation. Quelque peu critique vis-à-vis de Freud qui lie la pulsion de savoir à la sexualité relativement tardive chez le jeune enfant, et attentif à la notion d'attachement de Bowlby, Gibello révise les notions freudiennes de pulsions partielles sadiques et anales ou de pulsions épistémo et scoptophiliques. Cet auteur, partant des constatations des éthologistes et des travaux de Bowlby sur les liens d'attachement qui unissent la mère et son bébé, pense que l'envie de connaître n'est pas déterminée par la curiosité sexuelle, mais qu'elle est inhérente à une pulsion plus primitive, plus archaïque qui fait partie de la pulsion d'emprise ou d'attachement et qui s'adresse à l'objet d'attachement avant de s'adresser à l'objet nourricier ou à l'objet sexuel. Cette pulsion dite « épistémique » a donc pour but un objet épistémique précurseur de l'objet libidinal de Freud. L'envie de connaître du très jeune enfant n'est par conséquent pas étrangère à l'envie de prendre, de posséder, de détruire, de casser pour voir ce qu'il y a au-dedans de l'objet, elle est très voisine de la pulsion agressive profondément enracinée en nous qui est un dérivé de la pulsion de mort. Bref, nous dit Gibello, « pulsion d'emprise, pulsion de savoir et pulsion de percevoir seraient les "avatars" de la pulsion de mort ». Ce serait elle qui « alimenterait tous les processus élémentaires par lesquels le Moi infantile acquiert la maîtrise sensori-motrice de son corps ». L'avènement de la sexualité et les processus secondaires offrent à ces pulsions corporelles l'occasion de s'enrichir et de se sublimer en une pulsion épistémophilique ouverte sur la connaissance de tout le monde sensible.

Ceux qui s'intéressent aux troubles intellectuels des épileptiques doivent donc rester très vigilants à cet aspect pulsionnel primitif et antégénital qui lie l'épileptique à son objet de connaissance dans une emprise primaire tenace et destructrice directement inspirée par la pulsion de mort, et qui entrave l'accès à la connaissance symbolique et détachée de l'objet.

• L'apport des théories cognitivistes

L'épilepsie étant une maladie neurologique, il était naturel que la neuropsychologie tentât de rendre compte des troubles intellectuels et des apprentissages observés chez les patients. Nombre de travaux ont fait état des rapports existant entre les troubles du langage, de la mémoire ou de la structuration spatio-temporelle selon la localisation gauche ou droite du foyer épileptogène, mais nous savons de nos jours que l'on ne peut conserver, sur le plan du fonctionnement, l'idée d'une activation cérébrale étroitement localisée. Plusieurs zones participent à une fonction, et cette fonction peut se trouver entravée par une interruption d'un circuit à distance de la zone correspondant préférentiellement à cette fonction.

C'est ainsi, nous dit F. Varela [16], que, pour une activité visuelle simple comme reconnaître, discriminer et orienter un stimulus, pas moins de cent vingt-huit régions spécifiques du cortex sont activées, ce qui suppose des interconnexions complexes. Et on peut

---

16. F. Varela, communication aux Journées sociales de la Ligue française contre l'Épilepsie, Paris, 1996.

toujours se demander si ces réseaux fonctionnent en computation, activation de proche en proche ou en connexion synchronisée.

La neuropsychologie cognitive supposait que l'intelligence procédait de l'activation de réseaux en computation selon le modèle de l'ordinateur dans un vaste système de traitement de l'information. Mais si ces modèles peuvent s'appliquer à créer une intelligence artificielle, ils ne peuvent s'appliquer à l'humain, et se heurtent au problème de la conscience de ces computations et à la tonalité de l'affect indissociable de tout acte intelligent humain, bien que Tiberghien, cité par Bobet, reconnaisse que « l'affect puisse constituer une forme de connaissance ».

Le connexionnisme se défend de voir l'information parcourir les routes d'un réseau semé de relais qui pourraient stocker les informations avant de les redistribuer. Au contraire, l'activité cérébrale procéderait de l'ensemble d'un certain nombre de groupes neuronaux interconnectés et activés en fonction de l'expérience immédiate. Cette expérience pouvant modifier les structures qu'elle implique pour une meilleure adaptation à la tâche dans une perspective auto-organisatrice. « La cognition, nous dit Bobet, devient l'émergence d'états globaux dans un réseau de composants simples. » Ainsi, la pensée baignant une ambiance cérébrale générale prend du sens grâce à l'activation d'un domaine relativement limité mais largement connecté.

Pour Varela, l'émergence et la constitution des capacités cognitives dépendent d'une coordination complexe des réseaux neuronaux qui fonctionnent sur le mode d'une assemblée neuronale harmonieuse composée d'un ensemble de neurones interconnectés réciproquement et se distribuant en de multiples « locations ». Une assemblée sans clivage gauche-droite et qui donne des réponses extrêmement rapides (200 à 250 mm/s) à ses délibérations. Deux problèmes demeurent, celui de la synchronisation et celui de la dynamique de ces réseaux.

Pour expliquer la synchronisation, Varela fait appel à la métaphore de la musique. Cette assemblée neuronale se transformerait en orchestre neuronal qui coordonnerait et mettrait en phase les activités électriques qui oscillent en chaque endroit du cerveau comme des musiciens qui joueraient leur partition. Chacune des parties de connaissance entrant en résonance donnent une connaissance globale de l'objet à connaître. Mais Varela ne se contente pas de métaphore, il a pu enregistrer des différences de synchronies entre deux neurones chez un patient épileptique soumis à des tâches discriminatoires. A-t-il démontré par là comment l'épilepsie introduisait un couac dans l'orchestre, et pourrait-on posséder une grille d'appréciation de la synchronie des processus cognitifs applicable à des sujets présentant des foyers épileptiques ?

Pour expliquer le dynamisme de ces systèmes complexes, Varela fait appel à la notion de « causalités cachées ». Il prend comme exemple l'homéostasie des systèmes biologiques qui est une notion solidement ancrée dans la pensée médicale depuis Claude Bernard. Mais homéostasie ne signifie pas que cet équilibre soit de tout repos, elle est en fait la conséquence d'activités extrêmement complexes et permanentes qui sont des causalités cachées de cet équilibre. La normalité procéderait d'une haute complexité adaptative, comme la maladie pourrait être la perte de ces capacités adaptatives. Ainsi, Varela parvient à déterminer, par un graphique, chez un sujet présentant une activité épileptique stable et régulière, la structure de ces activités cachées et les modifications des signaux épileptiques en fonction de tâches demandées. L'activité cognitive affecte donc la structure de l'activité épileptique. Cette mesure des variations dynamiques de l'activité épileptique permettrait même de prévoir l'hypersynchronie qui annonce la crise, et les facteurs qui la déclenchent deviendraient de moins en moins aléatoires.

Le mérite de ces démonstrations est de nous préciser comment, au niveau des circuits neuronaux, sont liées les activités cognitives et l'épilepsie, ce que la clinique avait déjà montré [17], mais sans pouvoir l'expliquer.

ET LA SEXUALITÉ ? ÇA VA, MERCI !

On peut se demander si le fait même d'ouvrir un chapitre sur la sexualité des épileptiques ne constitue pas en soi le véhicule d'un préjugé qui tendrait à nier à l'épileptique toute sexualité, ou, comble de la méfiance, à la soupçonner des pires turpitudes en la liant à l'anormalité ou au démoniaque.

---

17. J. Guey et coll., « Variation du niveau d'efficience en relation avec des décharges épileptiques paroxystiques », *Rev. neurol*, 1965, 112, 311-317.

Ce serait faire de l'épileptique un être à ce point différent qu'on se poserait des questions sur une de ses fonctions instinctivo-affectives, la plus naturelle qui soit, comme le sommeil ou l'appétit.

Ce serait, en lui assignant un particularisme sexuel, faire de toute personne ayant ou ayant eu des crises à la fois un être à part en même temps que semblable à tous les autres souffrant des formes les plus diverses de ce syndrome.

L'idéal serait de conclure, avant d'avoir commencé, pour dire qu'il n'y a pas de sexualité « épileptique », mais que le sujet a la sexualité qu'il doit avoir ou peut avoir et qu'on n'en a rien à dire.

La réalité est plus complexe.

D'abord parce que la sexualité et l'épilepsie ont fait l'objet, au cours de leur histoire, des mêmes tabous liés à l'horreur de l'expressivité de l'instinct. Et l'épilepsie, comme la sexualité, pouvait heurter la morale en raison des périls que toutes deux faisaient courir à l'âme dans leur commerce avec le Malin. On le voit, la tentation est forte de brûler au même bûcher sexualité et épilepsie dont les danses les plus lascives semblaient menées par Dionysos ou par Satan.

Ensuite parce que le même vocable d'épileptique englobe formes bénignes et formes graves dont le handicap moteur, comportemental et intellectuel entrave la sexualité plus à son niveau relationnel qu'à son niveau fonctionnel. Si bien qu'il faudrait déterminer avec beaucoup de pertinence ce qui serait spécifiquement « épileptique » dans les troubles sexuels rencontrés chez nos patients et ce qui appartiendrait à leur statut de handicapés.

Enfin parce que le terme de sexualité, et de sexualité infantile en particulier, a élargi son acception à la notion de libido freudienne, voire à celle d'affectivité qui dépasse de beaucoup la simple génitalité qui pouvait le limiter.

Sexualité et génitalité

Néanmoins, admettons, dans un premier temps, que la sexualité des épileptiques se réduise à la seule génitalité.

Cela permettrait d'aborder la question de façon purement descriptive, c'est-à-dire on se contenterait de décrire, soit les troubles des conduites sexuelles des épileptiques dans ce qu'elles ont de déviant pour l'individu ou pour la société, soit un mode d'exercice de cette sexualité, tantôt exacerbée, sans freins, tantôt déniée et étouffée par l'infantilisation de la dépendance aux parents, tantôt interprétée comme pouvant, dans les crises, trouver une voie de décharge substitutive.

On peut également situer ces manifestations par rapport au déroulement de la maladie épileptique alternant périodes intercritiques et critiques.

• Dans l'intervalle des crises

Peut-on vraiment croire qu'il y ait dans l'intervalle des crises une génitalité spécifique à l'épileptique, comme on a cru longtemps qu'il y avait chez eux une personnalité épileptique ? La plupart des épileptiques, présentant des formes socialement bénignes de cette affection, ne paraissent pas avoir de manifestations sexuelles aberrantes directement liées à l'épilepsie, ou, si elles existent, elles semblent davantage liées à leur névrose ou à leur personnalité dans laquelle, il est vrai, l'épilepsie est peut-être pour quelque chose. C'est ainsi qu'une patiente pouvait être gênée dans sa sexualité, se retenant de se laisser aller à l'orgasme tant elle craignait que l'aigu de cette jouissance ne lui déclenchât sa crise. Quant aux conduites sexuelles intercritiques des épilepsies sévères, ne rejoignent-elles pas celles de la difficulté d'existence d'un handicapé physique et social ?

• Manifestations critiques

Il est en revanche plus tentant de glisser de la *sexualité dans les manifestations critiques*. C'est ainsi que l'on décrirait des crises à expression sexuelle avec érection, éjaculation, masturbation, automatismes gestuels ou vocabulaire érotique. Parfois, des crises partielles à sémiologie élaborée peuvent s'accompagner de conduites sexuelles plus ou moins complexes, comme celles d'une de mes patientes, Christiane, qui « profitait » de ses crises pour faire l'amour avec son mari, ce à quoi elle avait renoncé en état de pleine conscience.

Mais se pose à propos de ces manifestations sexuelles critiques quelque chose de poignant et qui touche à l'intimité de la personne. Est-on si sûr que ça que ces crises aient, pour le sujet, un véritable vécu sexuel, avec sa dimension de désir et de jouissance ? Et s'il n'était qu'un pantin obscène dont la mise à feu d'aires végétatives activait les ficelles ? Le corps de l'épileptique paraît subir des viols intermittents et répétés où, toute maîtrise retirée, il est contraint, sans préparation ni désir, à jouer des scènes sexuelles. Ses crises donnent plus à voir qu'à promouvoir du plaisir, et ce qu'elles montrent entre en résonance avec la propre sexualité de celui qui regarde, une sexualité libérée, par projection sur l'autre, d'un certain refoulement. Et si c'était nous qui nous en donnions à cœur joie d'interpréter les ahans, les secousses, les spasmes, le désordre des gestes et des vêtements, voire les érections et éjaculations comme le spectacle d'un coït dans un rôle ambigu de voyeur, où se mélangent la honte, le plaisir, la pitié, mais aussi la jouissance à nous abandonner, par procuration, aux forces agressivo-voluptueuses de l'instinct ?

• Le droit à la sexualité

Et que peut-on dire de la revendication à la génitalité des sujets épileptiques présentant des formes graves de leur syndrome ?

Doit-on l'accepter comme faisant partie de sa personne et à ce titre la respecter inconditionnellement ? Cette reconnaissance de l'accession à la jouissance sexuelle confirmerait que l'épileptique n'est pas seulement un malade dont les crises étouffent toute expression de la vie instinctuelle, mais une personne capable de poursuivre, malgré la maladie, un projet de vie qui n'appartient qu'à lui et non aux autres.

Faut-il mesurer nos réponses par des attitudes d'aide et d'adaptation au risque d'être perçus comme « moralisateurs » et un tantinet castrateurs si on aborde avec eux les conséquences de cette génitalité concernant leur projet de mariage et de procréation ? Faut-il petitement nous contenter seulement de les mettre en garde sur les interactions métaboliques entre contraceptifs et antiépileptiques ?

Avons-nous pouvoir sur la sexualité d'un autre ? Faut-il la contraindre, la refouler, la sublimer, la contrôler, la filtrer comme c'était la tendance de ceux qui aliénaient les patients en prenant pour eux des décisions qui pourtant concernaient leur désir ? Autant de réponses qui dépendent en fait de notre relation particulière avec chacun de nos patients et qui est donc du domaine de l'éthique.

Sexualité et libidinalité

En revanche, je me sens plus à l'aise pour répondre, à propos de l'enfant, à la question de savoir comment les forces libidinales, moins étroitement génitalisées que chez l'adulte, sont modifiées par l'épilepsie ou peuvent se glisser dans ses symptômes. Mais il me semble avoir déjà répondu à cette question dans le chapitre de la psychodynamique de l'enfant épileptique où ont été envisagées les perturbations que l'épilepsie imprimait au développement affectif à chacune de ses étapes en correspondance avec les périodes préférentielles de survenue des épilepsies infantiles ou juvéniles. Ce parallélisme évolutif de l'épilepsie et de la sexualité infantile, et les interactions qui s'y développent ne sont pas sans retentir sur une structuration tantôt névrotique, tantôt psychotique ou déficitaire de la personnalité. Et, à l'envisager de ce point de vue, on peut dire que l'épilepsie a entravé le libre jeu déjà complexe de la sexualité infantile prépubertaire.

Ajoutons que, dans la répartition des deux pulsions fondamentales, l'épileptique paraît tourmenté plus par Thanatos que par Éros qui a du mal à le dominer. Cette influence qui, comme nous l'avons vu, hante l'épileptique dans ses fantasmes, dans ses manifestations et dans la formation de son intelligence ne se glisserait-elle pas aussi dans sa sexualité, soit pour l'étouffer, soit pour la teinter de sadisme ou de perversion ?

CHAPITRE VI

L'épileptique et ses structures mentales

Ce qui vient d'être dit à propos de la dynamique et de l'économie du sujet épileptique et même du trouble jeté sur les grandes fonctions nous conduit à nous interroger sur les rapports existant entre l'épilepsie et des organisations mentales pathologiques suffisamment stables pour mériter le nom de structures, comme les psychoses ou les névroses.

En psychiatrie de l'enfant, où le mot psychose recouvre bien des états différents de ceux qui sont chez l'adulte appelés par le même nom, la relation entre psychose et épilepsie revêt un caractère particulièrement préoccupant car, d'une part, elle touche aux bases mêmes du développement de la psyché et, d'autre part, le débat sur l'épilepsie facteur de la psychose ou de la psychose conditionnant l'épilepsie n'est pas clairement tranché.

Un tout autre climat règne dans le chapitre des rapports entre névrose et épilepsie, l'étude de la psychodynamique nous l'a ouvert. La névrose infantile est un état évolutif normal de l'enfant que vient troubler moins structurellement l'épilepsie, surtout lorsqu'il s'agit d'une épilepsie bénigne, âge-dépendant, ce qui est le cas le plus fréquent. Ce climat serein n'en rend pas moins subtiles les relations entre manifestations épileptiques et aménagements des conflits infantiles de développement.

ÉPILEPSIE ET PSYCHOSE

La question des rapports entre épilepsie et psychose se pose de manière radicalement différente en psychiatrie de l'adulte et en pédopsychiatrie. Tout simplement parce que ce même mot de psychose à l'étymologie trompeuse, hérité d'une nosographie ancienne, désigne chez l'un un type particulier d'expérience de la réalité, tandis qu'il montre chez l'autre la faillite de la construction d'une pensée symbolique. Cette disparité des deux processus, malgré leur vocable commun, explique peut-être la difficulté qu'ont psychiatres d'adultes et psychiatres d'enfants à les admettre en continuité évolutive de quelque point de vue, anamnestique ou prospectif, que l'on se place.

Épilepsie et psychoses de l'adulte

Ce court rappel ne se justifie, dans cet ouvrage de psychopathologie consacré à l'enfant, que pour illustrer précisément la remarque précédente.

L'association de l'épilepsie à la psychose au sens large et pas forcément à la seule psychose schizophrénique a pu être envisagée selon trois conceptions.

Ou bien il ne s'agit que d'une association fortuite, mais les études statistiques ne sont pas en cette faveur.

Ou bien il y a antagonisme ou alternance entre psychose et épilepsie. Cela a été pressenti cliniquement par von Meduna[1] qui constatait que la survenue des crises améliorait les symptômes primaires de la psychose et a été démontré électro-encéphalographiquement par Landolt[2] qui constate une alternance entre une amélioration thérapeutique des tracés, voire une « normalisation forcée » et les périodes où la psychose est symptomatologiquement florissante. Inversement, depuis le développement du traitement

---

1. L. von Meduna, cité *in* Trimble, *Neuro-Psychiatry Psychoses and Epilepsy*, New York, John Wiley, 1981.

2. H. Landolt, « L'electro-encéphalographie dans les psychoses épileptiques et les épisodes schizophréniques », *Rev. neurol.*, 1956, 95, 597-599.

neurochirurgical de l'épilepsie, les équipes sont extrêmement attentives à tenir compte de la personnalité du patient dans leur indication opératoire pour éviter, comme le signalait déjà L. Covello[3], que la disparition des crises ne laisse le « guéri » en manque d'un processus psychopathologique adaptatif qu'il remplace par des bouffées psychotiques. Plus tard, A. Covello et G. C. Lairy[4] tentent une explication de ce phénomène paradoxal en nous mettant en garde : « Attribuer l'épilepsie au seul cerveau du patient qui la manifeste, c'est le couper de son histoire propre et lui ôter toute chance de rétablir à jamais ce lien qui lui donne sens. »

Ou bien il y a affinité. Ainsi le démontre la convergence des enquêtes statistiques qui portent tantôt sur une population d'épileptiques chez lesquels on recherche la psychose (Gudmusson, 1966 ; Pond, 1950), tantôt sur une population de psychotiques chez lesquels on trouve des éléments génétiques, cliniques ou électro-encéphalographiques d'épilepsie (Yde, 1941). On opposait même les épilepsies psychomotrices dues à une altération unilatérale gauche ou bilatérale du lobe temporal (Slater, 1963) qui s'accompagneraient d'un tableau de psychose paranoïde, aux épilepsies centrencéphaliques dont les patients se présenteraient plutôt comme des hébéphrènes[5].

Épilepsie et psychoses de l'enfant

Dans ce domaine assez mystérieux, je vous propose de progresser en nous tenant au fil d'Ariane relativement consistant de ce qui est connu et constatable, fil qui ira s'amenuisant lorsqu'on pénétrera dans le labyrinthe des hypothèses psychopathologiques.

• Les constatations cliniques

Plusieurs auteurs, et Kanner le premier dès sa communication de 1943, ont signalé l'existence de crises d'épilepsie dans le cours évolutif du syndrome d'indifférence affective qui allait faire florès sous le nom d'autisme.

---

3. L. Covello, A. Covello, *Épilepsie, symptôme ou maladie ?* Paris, Hachette, 1971.
4. L. Covello, C. Lairy, « L'épilepsie, agir du corps, maladie généalogique ? » *Topique*, 1987, 17, 40, 99-141.
5. La bibliographie de ce chapitre se trouve dans le livre de Trimble, *Neuropsychiatry*, New York, John Wiley, 1981.

En 1980, avec d'autres collaborateurs[6], j'avais rapporté quinze cas que nous avions analysés sous plusieurs aspects :

— un aspect clinique et nosographique où étaient envisagées la description et la classification des syndromes associant épilepsie et psychose ;

— un aspect évolutif où nous précisions les relations temporelles des deux processus et les circonstances de leur histoire réciproque qui pouvaient retentir l'une sur l'autre ;

— un aspect anatomique et électroclinique qui cherchait à définir le rôle des lésions cérébrales éventuelles ou de la topographie des anomalies EEG dans l'association des deux syndromes ;

— et un aspect psychopathologique qui nous permettait de souligner les traits structurels qui pouvaient unir l'enfant épileptique et l'enfant psychotique, et l'alternance économique qui, dans six cas sur quinze, faisait que l'apparition des crises ou une aggravation de l'EEG correspondait à une amélioration du contact avec la réalité.

Forts de cette première expérience, nous avons pu en 1984 colliger quarante observations issues de la littérature médicale française, du centre Saint-Paul pour enfants épileptiques, de services de pédopsychiatrie, d'un IMP et d'observations aimablement communiquées par des collègues[7]. Ces enfants ne représentaient pas l'ensemble des psychoses, ils correspondaient aux critères très restrictifs de sélection que nous avions choisis, soit la survenue d'une crise d'épilepsie dans le cours de l'évolution d'un syndrome autistique ou psychotique.

Outre ce cas de figure et dès les premières descriptions du syndrome de West par Gastaut et coll.[8], tous les auteurs ont constaté et constatent encore le repli autistique qui accompagne, voire précède, puis persiste après le déroulement du cycle, des manifestations épileptiques (myoclonies massives des spasmes en flexion et hypsarythmie).

De même, dans d'autres syndromes d'encéphalopathies épilep-

---

6. R. Soulayrol, M. Rufo, N. Bermond, C. Dravet, J. Roger, « Psychoses de l'enfant et épilepsie », *Neuropsychiatrie de l'enfance et de l'adolescence*, 1980, 28, 3, 77-88.

7. R. Soulayrol, C. Coranson, « L'épilepsie des psychoses infantiles », *Psychiatrie de l'enfant*, 1984, 27, 355-415.

8. H. Gastaut et coll., *L'Encéphalopathie myoclonique avec hypsarythmie, syndrome de West*, Paris, Masson, 1964.

togènes comme le syndrome de Lennox-Gastaut[9] ou le syndrome de Landau, les troubles de la synthèse mentale, de l'organisation symbolique ou de la communication sont suffisamment graves pour évoquer un tableau de psychose.

• Les constatations statistiques

Elles n'ont que le mérite de souligner l'existence clinique de l'association psychose-épilepsie. Il est difficile de s'y fier car elles se heurtent, d'une part, à la disparité clinique de ce que l'on entend par autisme, psychose ou dysharmonie évolutive, tous tableaux qui ont été regroupés dans le DCM IV sous l'appellation de « troubles envahissants du développement », et, d'autre part, à l'exigence de l'épileptologie qui implique de clairement distinguer des syndromes épileptiques à crises itératives des simples crises occasionnelles ou parfois même des seules anomalies EEG, sans crises cliniques ou qui n'apparaissent que pendant le sommeil quand il est pratiqué.

Enfin, n'oublions pas qu'un certain nombre d'enfants d'âge scolaire présentent des anomalies électro-encéphalographiques irritatives passagères sans crises et sans éléments de tableau psychotique[10].

Néanmoins, nous pouvons livrer quelques chiffres sous réserve qu'ils soient appréciés en tenant compte de ces remarques.

— Sur les crises cliniques chez les enfants psychotiques :

Kanner (1971) : 18 % ;

Gillberg (1988) : 20 % ;

Soulayrol (1991) : 12 % en milieu psychiatrique, 26 % en milieu épileptologique.

— Sur les anomalies de l'EEG :

White (1964) : 10 % ;

Delong (1978) : 47 % ;

Garreau (1988) : 55 % ;

Demyer (1973) : 60 % ;

Creak et Pampiglione (1969) : 83 %.

Finalement, Lelord et Sauvage[11] admettent qu'en moyenne 50 % des enfants autistiques ont un EEG anormal.

---

9. H. Gastaut et coll., « Childhood epileptic encephalopathy with diffuse slow spike-waves », *Epilepsia*, 1966, 7, 139-179.

10. P. Bergougnoux, *Anomalies EEG sans crises*, thèse de médecine, Marseille, 1979.

11. G. Lelord, D. Sauvage, *L'Autisme*, Paris, Doin, 1991.

Quelle que soit la fiabilité de ces chiffres, remarquons que leur fréquence et leur variabilité nous incitent à penser qu'il doit s'agir dans la majorité des cas de manifestations fonctionnelles bioélectriques. La psychose de l'enfant nous offre un des rares exemples où s'inscrivent, dans le fonctionnement neuronal, des troubles de l'organisation de la pensée sans que l'on puisse conclure que le dysfonctionnement neuronal en soit responsable, mais pas davantage non plus que ce soient les convulsions de l'esprit qui irritent les neurones !

• Les constatations évolutives

Ce qui paraît essentiel pour la compréhension psychodynamique de l'intrication de l'histoire de l'épilepsie et de celle de la psychose va être la relation temporelle qu'elles établissent entre elles. Ce qui ne veut pas dire que la relation de cause à effet en soit éclairée pour autant. Gardons-nous d'interprétations trop simplistes du type « *ad hoc propter hoc* » comme penser que des crises survenant dans le cours d'un autisme prouvent la nature organique de celui-ci. Tout comme il serait abusif et réducteur de dire que l'épilepsie concomitante d'une encéphalopathie résulterait exclusivement des tensions psychiques issues de la difficulté d'être au monde d'un enfant psychotique. Les épilepsies évoluent sur un mode intermittent, qu'elles soient idiopathiques ou acquises, qu'elles soient bénignes ou graves, puisque certaines, comme le syndrome de West, finissent par guérir. Elles dépendent d'un dysfonctionnement neurobiologique. Les syndromes autistiques ou psychotiques évoluent sur un mode lent et continu malgré certaines variabilités de période, ils appartiennent à un processus évolutif distordu de la pensée. On mesure là la difficulté de mettre en relation des états qui ne sont pas du même ordre.

C'est ainsi que, pour le sujet qui nous occupe, la relation chronologique entre psychose et épilepsie nous offre plusieurs éventualités.

Tout d'abord, la rencontre fortuite de deux gènes pourrait donner à la fois deux syndromes associés par le hasard. Rien n'empêcherait un autistique d'être épileptique et inversement. Cela serait vrai si l'on rencontrait l'association d'un syndrome autistique primaire cryptogénétique avec une épilepsie idiopathique évoluant parallèlement sans influence de l'un sur l'autre ou de l'autre sur l'un, ce qui est impossible sur le plan psychopathologique. Si de tels cas existent, je n'en ai jamais rencontré. Toutefois, chez l'adulte, J. Roger a décrit le cas d'une famille qui montrait l'association d'une psychose maniaco-dépressive avec une épilepsie, qui frappait tantôt de la psychose, tantôt de l'épilepsie certains membres de cette famille mais jamais des deux à la fois.

La deuxième éventualité est plus fréquente : celle qui voit évoluer de façon concomitante, dans le temps et dans l'égalité de leur symptomatologie, syndrome épileptique et syndrome psychotique sur un fond d'encéphalopathie où certaines étiologies sont connues ou tout au moins identifiables (syndrome de Rett, syndrome de l'X fragile, maladie de Bourneville, etc.). Le plus souvent, il ne s'agit pas d'un syndrome autistique pur mais d'un syndrome psychotique qui évolue sous le tableau de l'arriération-psychose.

Dans une troisième éventualité très voisine de la précédente, épilepsie et troubles psychotiques évoluent aussi de concert, mais la part de l'épilepsie est prédominante. L'exemple en est l'épilepsie grave sévère et tenace du syndrome de Lennox-Gastaut qui, du fait même de la fréquence des coupures d'avec la réalité, entrave toute possibilité de synthèse mentale efficace et altère précocement les processus cognitifs au point que le sujet n'a guère que la voie de l'arriération-psychose pour continuer d'être au monde. Dans ce cas, il semble bien que le syndrome psychotique soit postépileptique et non pas postencéphalopathique puisque la guérison des crises entraîne une amélioration du syndrome mental.

Il en est un peu différemment dans le syndrome de West, dont la symptomatologie épileptique clinique et EEG n'est que temporaire mais qui peut laisser place, en se retirant, à un syndrome autistique sévère et durable. Ce syndrome de West, relais lui-même d'une encéphalopathie connue ou inconnue, démontre bien que l'altération de certains processus cérébraux, portant aussi bien sur la maturation que sur le développement et frappant le sujet entre six et huit mois, entrave la structuration psychologique en train de se faire, et cela encore fait le lit de la psychose.

Enfin, il y a une quatrième possibilité, plus mystérieuse encore dans ses phénomènes physio et psychopathologiques, celle où, dans le cours d'un syndrome autistique apparemment cryptogénétique ou symptomatique, surviennent, de manière inopinée, des crises épileptiques cliniques ou des manifestations irritatives à l'EEG. Dans ces cas, le syndrome autistique est non seulement initial, mais il est aussi prédominant alors que les crises épileptiques qui l'émaillent ne rentrent pas dans la catégorie de syndromes épileptiques bien définis. Ces constatations avaient retenu toute mon attention en 1984, et leur interprétation était elle-même délicate. Mais j'ai vu qu'elles avaient été confirmées par d'autres équipes françaises, différentes de la nôtre, qui se référaient elles aussi à la psychodynamique (Boyer, Delwarde, Bourdaire, Lairy).

On peut résumer ces éventualités évolutives de la manière suivante :
— Épilepsies et psychoses parallèles.
— Épilepsies et psychoses intriquées.
• Encéphalopathies épileptogènes psychotisantes. À dominance arriération-psychose ;
• Psychoses paraépileptiques du syndrome de Lennox-Gastaut. À dominance épileptique.
— Épilepsies et psychoses successives.
• Psychoses postépileptiques du syndrome de West ;
• Épilepsies postpsychotiques (Soulayrol 1980, 1984).

• Les interprétations

Les premières explications qui viennent à l'esprit des médecins sont de nature neurophysiologique et neuropsychologique.

Pour les auteurs anglo-saxons ou suédois, comme Gillberg ou Olson[12], la même lésion est responsable à la fois de la psychose et de l'épilepsie, et ils avancent l'hypothèse que les structures diencéphaliques ou temporales peuvent être intéressées dans « la pathogenèse de la symptomatologie autistique » et que ce qu'ils appellent « l'autisme per se » peut dépendre d'une dysfonction des aires adjacentes à celles intéressées par l'épilepsie.

Nul en effet ne songe à nier que les crises ou les décharges EEG ne soient l'expression d'un dysfonctionnement neurobiologique fonctionnel ou même organique qui se manifeste sous des influences variables à une période sensible de la maturation cérébrale, elle-même dépendante de la plasticité du métabolisme cérébral selon le temps et les sites, comme l'a montré Wasterlin chez le rat.

---

12. C. Gillberg, I. Olson, S. Steffenburg, « Epilepsy in autism and autisticlike condition », *Arch. neurol.*, 1988, 45, 666-668.

Dulac[13] précise même les relations entre l'âge de survenue, la topographie corticale hyperexcitable et le type des troubles cognitifs prédominants dans les encéphalopathies épileptogènes du syndrome de West, de Lennox-Gastaut et des pointes-ondes continues pendant le sommeil (POCS). Une première période de risque entre trois et douze mois correspond chez le nourrisson à l'acquisition des fonctions gnosiques et visuelles, c'est aussi la période où survient le syndrome de West dans lequel ces fonctions sont particulièrement touchées, expliquant en partie les difficultés de reconnaissance du visage de la mère[14] et les perturbations relationnelles qui en découlent. On voit comment la psychopathologie prend facilement le relais de la neuropsychologie.

Le même schéma maturatif et fonctionnel s'applique au syndrome de Lennox-Gastaut survenant entre deux et huit ans et correspondant aux périodes de l'acquisition du langage et des fonctions exécutives de type frontal.

Il en est de même pour les POCS où les troubles concernent également le langage ou les fonctions de planification et d'abstraction, selon que les anomalies EEG prédominent dans les régions temporales ou frontales. À propos des POCS, Claveirole, Geneste et Coudert[15] attirent l'attention sur les troubles héréditaires de la maturation cérébrale et les asymétries morphologiques des deux hémisphères d'origine embryologique dans la neuropsychologie de tels syndromes.

On le voit, ce relais par l'altération des grandes fonctions non seulement laisse toute leur pertinence aux explications psychodynamiques, mais il les renforce puisqu'elles précisent le moment et le type du brouillage de la relation objectale qui semble tenir la clé de toute évolution symbolique intériorisée.

La psychopathologie peut-elle aller plus loin pour expliquer cette affinité de l'épilepsie pour la psychose ou de la psychose pour l'épilepsie ?

On verra, à propos des névroses, qu'une prédisposition épilep-

---

13. O. Dulac, « Introduction », *ANAE* hors série, 1996.

14. B. Gepner, *Reconnaissance des visages chez l'enfant autiste*, Mémoire de DEA de neurosciences, Marseille, 1991.

15. P. Claveirole, J. Geneste, A. Coudert, « Aspects psychopathologiques d'un trouble épileptique de l'enfant », *Neuropsychiatrie de l'enfance et de l'adolescence*, 1997, 45, 1-2, 31-41.

tique organique ou fonctionnelle pourrait se mettre à la disposition des conflits de développement, qu'ils soient actuels ou représentés symboliquement pour éclater en crise. Or ce qui est vrai pour la névrose l'est-il aussi pour un fonctionnement plus archaïque comme celui de la psychose ?

Ou bien n'y aurait-il pas plutôt dans ces cas une communauté de structure qui ferait de l'épilepsie, toujours avec la complicité d'une prédisposition biologique, un symptôme « privilégié » de la psychose ? Il semblerait alors que processus épileptique et processus psychotique puissent se fondre dans le même creuset psychopathologique.

Pour étayer cela, revenons à la théorie de l'auto-organisation que j'avais proposée comme étant la plus fédérante pour rallier des points de vue divergents sur l'organisation du psychisme de l'enfant. Essayons de nous intéresser de plus près aux moments de risques de constitution de la psychose pour les confronter aux périodes sensibles de la maturation cérébrale qui favorisent les épilepsies âge-dépendant.

Il est logique de penser que les facteurs de risque organiques ou environnementaux, que l'on ne cesse de découvrir dans l'histoire des autistes et des psychotiques, puissent avoir troublé, à différents stades du développement, soit la matière génétique elle-même, soit les processus épigénétiques ou auto-organisateurs au sein même de leurs interactions. Les événements troublants, les « bruits », de nature intrinsèque (organogénétiques) ou extrinsèque (environnementaux), quantitativement trop importants ou qualitativement trop inadéquats, peuvent avoir débordé les capacités d'auto-organisation d'un nourrisson.

Dans certains cas, cette faillite à l'assimilation des événements peut aboutir à la fermeture du système auto-organisateur qui, refusant de se laisser désorganiser, *a fortiori* ne peut se réorganiser (autisme à carapace de F. Tustin). Ce système, non désorganisable, immuable, intolérant, se rigidifie dans la roideur fragile d'un « cristal » qui peut rester encore sensible à quelques ébranlements proprioceptifs, labyrinthiques ou sensoriels venus de l'intérieur qui montrent que toute vie n'est pas morte. Ainsi s'expliquerait la sensibilité des psychotiques aux stimulations musculaires des stéréotypies, à celles de la sensibilité cutanée, de l'étayage postérieur, de l'agrippement, de l'attrait du vide et de la portance de l'eau, etc.

Parfois, et c'est souvent le cas quand les bruits dérangeants sont provoqués par des facteurs d'environnement affectif ou social de mauvaise qualité, les désorganisations du système sont souvent suivies de réorganisations dysfonctionnelles qui portent à jamais la marque de la perturbation qui les a engendrées. Ces systèmes incapables d'instituer de l'ordre à partir de l'incohérence extérieure resteraient plus ou moins chaotiques, fluctuants, inconsistants comme la « fumée » et correspondraient à ce que nous appelons les « psychoses ».

Dans d'autres cas, les perturbations sont moins massives, moins précoces, ayant permis à la maturation et à l'épigenèse d'assouplir certains réseaux qui demeurent utilisables ; plus partielles, elles ne gênent l'auto-organisation que de certains systèmes cognitifs ou affectifs en laissant intacts les autres. Cela correspondrait assez bien à ce que la clinique décrit sous le nom de dysharmonies évolutives.

Ainsi, à partir d'une aberration génétique ou malformative du projet de la maturation cérébrale, dont dépendent la croissance, la multiplication et la migration des neurones et qui laisse ouvertes les possibilités plastiques de la synaptogenèse et de l'axogenèse, la rencontre de ce système biologique complexe avec le milieu se fait mal et distord, à son tour, les structures de base de la relation représentées par les sensations, les perceptions, la proprioceptivité et la motricité qui permettent à la fonction symbolique de se substituer aux processus primaires et de développer les fonctions supérieures du pouvoir exécutif (praxies), du vouloir (cognition), du savoir (mémoire), de la communication (langage) et du désir (affectivité).

Selon la profondeur de l'atteinte initiale ou des distorsions de l'interaction, la pensée symbolique peut ne pas apparaître (arriération profonde), ou ne se manifester que par des processus primaires archaïques présymboliques (autisme), ou symboliques de mauvaise qualité (psychose), ou ne se développer que dans certains secteurs en en maintenant d'autres dans le déficit ou la dysfonction (dysharmonie d'évolution).

Toutefois, cette conception unificatrice des troubles graves du développement, même si elle se réfère au dynamisme de l'ontogenèse de la pensée, ne saurait correspondre à la complexité de ce que l'on observe en clinique. L'autisme et la psychose sont plus qu'un développement qui a mal tourné. Le vide d'une arriération ou d'une débilité n'a rien à voir avec la richesse du bizarre que l'on suppose exister derrière le mur de l'enfermement autistique.

Aussi doit-on continuer à considérer, dans cette difficulté d'advenir à l'existence, tout ce que la psychodynamique nous a appris et qui s'intègre parfaitement à cette tentative de synthèse. Même fourvoyé sur une mauvaise piste, l'être continue d'avancer même si, enfermé en lui-même, il insiste plus qu'il n'existe. Après tout, pourquoi dénier à une pensée, gênée dans sa construction par la mauvaise qualité de ses outils et altérée dans son rendement, qu'elle n'en continue pas moins à fonctionner sur un mode qui est le sien où les mécanismes primaires et les fantasmes archaïques sont prégnants, les mécanismes de défense rigides et globaux par défaut d'une pensée symbolique qui nuance habituellement les relations de l'être avec son extérieur ? Or il semble, chez le psychotique plus que chez l'arriéré, qu'on ait des indices de la poursuite d'un fonctionnement interne extrêmement tumultueux, ne serait-ce que par les manifestations de l'angoisse massive, le désintérêt de toute communication, la mise en acte de la fantasmatique, agressive notamment ou défensive, et des tentatives d'identification qui tantôt demeurent globalement adhésives, tantôt arrivent à être parcellaires.

Au fond, et pour continuer à serrer davantage la synthèse, on pourrait envisager, dans cette distorsion de l'ontogenèse affective selon le mot de B. Golse, trois niveaux qui comportent chacun leur propre dynamisme :

— un niveau neurophysiologique où, pour des raisons constitutionnelles ou exogènes, persistent des connexions redondantes qui ne peuvent se sélectionner, altérant de ce fait les outils de base de la vie de relation que sont les sensations, les perceptions et la motricité ;

— un niveau neuropsychologique qui, du fait du mauvais fonctionnement de ces outils, ne permet pas un développement efficient des fonctions symboliques supérieures dans leur emprise sur le monde extérieur et leur capacité à intégrer les objets épistémiques, voire libidinaux (mémoire, anticipation, stratégie cognitive, langage, non-représentation de l'autre, etc.) ;

— un niveau psychopathologique où cette pensée infra-symbolique tente de fonctionner avec ses éléments ou ses mécanismes élémentaires (fantasmes archaïques de M. Klein, éléments bêta de W. Bion, processus primaires de S. Freud, identifications adhésives de D. Meltzer ou projectives de M. Klein) et s'organise sur un mode que nous devons nous résoudre à appeler, faute d'un autre mot qui nous manque : psychotique.

La mise en évidence de ces trois niveaux de distorsion nous permet aussi de mieux repérer les moments vulnérables où le développement est en danger, ce qui permet aussi, sinon une dénonciation étiologique, tout au moins le dévoilement de facteurs qui peuvent avoir pesé plus gravement que d'autres sur l'infléchissement de la construction psychique et qui peuvent être repris, si c'est possible, dans une stratégie thérapeutique. La difficulté vient du fait que plus on traque l'émergence du psychisme hors du chaos initial, plus les hypothèses s'accumulent, multipliant ainsi les interprétations sur les moments et les points de fragilité qui conduisent à la psychose.

Moment de la maturation cérébrale soumise à l'influence du génome et sur laquelle on a peu d'action. Tous les auteurs anglo-saxons, de Rutter à Ritvo, ont dénoncé, à juste titre, le peu d'évolution de ces autismes où ils relevaient une note organique en nous brandissant des arbres généalogiques de jumeaux, des chromosomes fragiles, des taux instables de sérotonine ou des déchirures un petit peu partout dans le cerveau que débusque l'IRM. Ce qui ne veut pas dire que tous les autismes ressortissent à ces causes ni même que ces lésions indiscutables en soient les causes. Mais, en revanche, cela n'entame pas l'hypothèse qu'un mode de pensée autistique puisse s'organiser à partir d'altérations cérébrales très précoces qui expliquent sa faible marge de possibilités évolutives.

Moment éminemment structurant et fragile de l'emprise sensori-motrice sur le monde environnant (objets épistémiques et libidinaux) qui perfectionne et affine les structures mêmes de l'appareil sensori-moteur en renforçant les circuits utiles et en les toilettant d'une hyperinnervation qui les parasite (SSS de Changeux). Cela rend possible la mise en place et le fonctionnement des fonctions supérieures qui sont ces outils hautement perfectionnés, eux-mêmes faits de pensée (contenants de la pensée de Gibello) et qui vont en produire les contenus (des protoreprésentations aux représentations de mouvements, d'espace, de choses et de mots) qui permettent la distanciation d'avec un monde appréhendé sur un mode de plus en plus symbolique.

Moment privilégié de l'interaction mère-bébé qui va oindre de plaisir le fonctionnement de ces outils. De cette qualité interactive dépend aussi la solidité en même temps que la souplesse des structures de base de la pensée. Ces interactions s'établissent dans les différents registres de la sensorialité et semblent se fondre dans le liant d'une perception qui les représente toutes et que D. Stern a appelé « perception amodale ». Mais aussi interactions imaginaires et fantasmatiques qui dépendent de « l'accordage affectif » qu'une mère peut avoir avec son nourrisson et qui viennent donner chaleur et couleur à ces protoreprésentations bientôt promues aux fonctions de représentations puisqu'elles ont la qualité du représentant-représentation et la quantité de la charge affective qui leur est allouée.

Interactions tout aussi menacées par un bébé vulnérable, peu compétent et désorganisateur que par une mère déprimée qui résiste mal ou pas suffisamment *(not enough)* aux projections agressives de son nourrisson (éléments bêta), ou qui est elle-même incompétente à les transformer en retours apaisants imprégnés d'une partie d'elle-même (éléments alpha).

Et l'épilepsie dans tout ça ?

Elle peut être impliquée de deux manières.

Ou bien l'hyperexcitabilité épileptique d'un jeune enfant, qu'elle soit idiopathique ou symptomatique, vient se glisser dans les rouages mêmes des mécanismes de la maturation cérébrale, notamment dans ceux des processus cognitifs. Elle introduit un « bruit » dans les processus auto-organisants et les détourne de leur fonction adaptative la plus économique (normale) pour les faire entrer dans d'autres plus coûteux (psychoses ou dysharmonie) ou les maintenir dans un mode archaïque de fonctionnement (autisme), voire les amputer définitivement (déficit, arriération). La précocité et la gravité de l'épilepsie expliquent les ravages plus ou moins grands qu'elle produit dans l'auto-organisation. Dans ce premier cas qui correspond aux encéphalopathies épileptogènes, c'est essentiellement l'épilepsie qui est le bruit désorganisateur.

Mais la psychose est, elle aussi, un phénomène dynamique, elle tend à maintenir une homéostasie adaptative, fût-elle de mauvaise qualité. Elle a ses moments de renforcement, ses moments d'angoisse, mais aussi ses moments de disponibilité propres à utiliser les capacités symboliques qu'elle a su établir. L'autisme est fragile dans sa rigidité de « cristal [16] » qui le protège précairement, comme la psychose est facilement obscurcie par le brouillard de sa « fumée [17] ». L'un comme l'autre ne tolèrent que difficilement les propositions d'exister que leur tend la vie extérieure et qui risquent de briser le cristal ou d'épaissir la fumée. Mais la psychose paraît avoir pour l'épilepsie une prédilection particulière, comme si elle trouvait en son « savoir-faire » les moyens de manifester sa résistance à tout changement de son cours stéréotypé. Une inadéquation entre les sollicitations extérieures et les possibilités adaptatives peut faire qu'elle utilisera le mécanisme épileptique pour masquer son impuissance à absorber ces bruits trop dérangeants.

Ou bien, dans un deuxième cas de figure, il faut aller chercher ailleurs que dans l'épilepsie les bruits perturbants. Bien au contraire, les crises convulsives n'apparaissent plus que comme des épiphénomènes de la psychose. Elles n'entrent pas dans le cadre nosologique d'un syndrome épileptique bien défini, elles parsèment, apparemment au hasard, l'histoire de la psychose sans correspondre à un âge de susceptibilité cérébrale spécifique, elles sont peu tenaces et finissent par disparaître, et leur disparition n'entraîne pas d'amélioration de la psychose, à l'inverse de ce que l'on voit dans les tableaux où épilepsie et psychoses coexistent. Elles ont tous les caractères de crises occasionnelles. Tous ces éléments incitent à leur chercher un sens dans le domaine de la psychopathologie plutôt que dans celui de l'épileptologie.

On ne peut qu'être frappé, sinon par l'identité de structure, tout au moins par la connivence des forces pulsionnelles qui régissent l'épileptique et le psychotique. J'ai toujours été sensible, lors des consultations, aux similitudes que je relevais entre les parents qui me racontaient l'histoire de leur enfant psychotique et ceux qui me parlaient de leur enfant épileptique. Il me semblait qu'elles pouvaient souvent être interchangées. Craignant que mon contre-transfert n'ait créé artificiellement ces rapprochements, je me suis assuré auprès d'autres praticiens qu'ils avaient éprouvé le même sentiment.

En relisant le chapitre consacré à l'économie de l'enfant épileptique, on pourrait, à quelques nuances près, l'appliquer à l'en-

---

16. H. Atlan, *op. cit.*
17. *Ibid.*

fant psychotique. Mieux encore, la psychose étant un état permanent, l'observation de ces enfants en hôpital de jour, dans le déroulement des activités qu'on leur propose ou dans la relation intime et transférentielle de la psychothérapie, nous révèle, avec plus d'insistance que chez l'épileptique, la fantasmatisation dont ils sont la proie et l'équilibre précaire de leur économie toujours menacé par le monde extérieur tant leurs moyens de défense symbolique sont pauvres.

On retrouve chez eux la prééminence plus caricaturale encore de la pulsion de mort avec un attachement quasi adhésif à un objet dur, des stéréotypies de comportements répétitifs, des manifestations d'angoisse envahissantes et inapaisables, des manifestations agressives qu'ils retournent contre eux en des automutilations sauvages ou en se mettant dans des situations dangereuses. On retrouve chez les autistes évolués cette propension à la mort subite qui nous bouleverse toujours par les interrogations qu'elle laisse en suspens. Parfois même, comme cela a été le cas chez deux de mes patients de ma casuistique de 1984, épilepsie et psychose se conjuguent pour arriver à ce que la pulsion de mort, ici redoublée, arrive à ses fins.

À ces enfants s'appliquent aussi la problématique du double, de l'identification à l'enfant mort, et les manifestations du fantôme encrypté dans l'inconscient familial. Il est chez l'Africain l'enfant étrange et merveilleux, l'enfant « Ni-Kou-Bon » dont la souffrance psychique le tient à l'écart du groupe.

Alors pourquoi les crises chez ces enfants-là, pourquoi cet acharnement dans la combinaison des deux pathologies ?

L'identité du fonctionnement économique pourrait nous incliner à penser que les crises des autistes sont des moments exquis, paroxystiques, convulsifs dans l'évolution des psychoses et que, loin de marquer une aggravation, ils représenteraient un mouvement dynamique en son fonctionnement plutôt rigide. La crise serait alors comme un craquement indiquant que cette structure a bougé.

Mais qu'est-ce qui détermine ces moments ? Ces crises ne surviennent pas plus au hasard dans la vie du psychotique qu'elles ne survenaient dans la vie de l'épileptique. Ici aussi elles prennent un sens dans cet univers réputé pour son vide symbolique.

J'ai essayé de montrer, en confrontant l'histoire de la psychose à l'apparition des crises, que celles-ci marquaient des événements significatifs de la vie du psychotique. Notamment quand il était trop fortement sollicité par des événements de la vie extérieure qui pouvaient provoquer des représentations qu'il ne peut traiter ni sur le plan des représentants-représentations ni sur le plan de l'affect. Cette irruption d'une réalité trop pressante fait un si grand « bruit » que sa résonance ne peut être absorbée par les mécanismes autorégulateurs défaillants de la fonction symbolique. La structure se replie sur les mécanismes de défense de la crise où l'on peut voir tantôt l'effet de leurre signalé plus haut, le mime de la mort s'offrant en bouc émissaire à la pulsion de mort pour protéger le sujet d'une mort réelle, tantôt une régression à un stade plus archaïque encore que ne l'est la structuration psychotique, sollicitant l'excitabilité cérébrale pour faire disparaître la conscience et libérer les systèmes toniques de survie. Le psychotique paraît particulièrement doué pour ce retour à un mode de fonctionnement archaïque comme s'il avait moins de chemin à parcourir pour y arriver !

Boyer et coll.[18] admettent eux aussi chez le psychotique l'hypothèse d'une organisation défensive extrêmement serrée qui pourrait se fissurer sous l'influence d'événements de la réalité externe. Mais, pour ces auteurs, les crises représenteraient, plutôt qu'un mécanisme de défense contre une désorganisation, une période de renforcement du processus psychotique qu'ils appellent « autisme convulsif » ou « autisme ponctuel ».

Deux observations ont été à l'origine de ces réflexions.

Pierre ou l'énigmatique ange blond

Il est des patients qui vous marquent plus que d'autres. Pierre fut l'un de ceux-là. C'est lui qui m'a pris par la main au sens propre du terme dans le difficile parcours que je faisais avec lui sur le chemin de la psychose. C'est lui qui m'a aidé à renoncer aux interprétations simplistes en me refusant toute symbolisation verbale tout en m'ouvrant le canal corporel d'une communication possible d'une approche par son dos. C'est lui qui m'a fait comprendre que les « bruits » trop violents de l'intrusion de notre réalité trop brutale dans le fragile équilibre de son mode de pen-

---

18. J.-P. Boyer, A. Deschartrette, M. Delwarde, « Autisme convulsif ou syndrome de Lennox-Gastaut », *Neuropsychiatrie de l'enfance et de l'adolescence*, 1980, 28, 3, 93-100.

sée pouvaient l'angoisser au point d'aller frôler la mort dans le mécanisme régressif d'une crise d'épilepsie. C'est lui enfin qui, devant nous impuissants à résoudre son énigme, s'est abandonné à la pulsion de mort qui a eu sa victoire subite quand il eut atteint vingt-six ans.

L'histoire de Pierre, né en 1969, n'avait pas bien commencé, et sur elle a toujours plané la menace d'une affection organique qui n'a jamais fait sa preuve. Il m'avait été adressé par mon maître le Pr J. de Ajuriaguerra qui l'avait vu à l'âge de quatre ans et qui, frappé par son absence de langage, son indifférence et ses activités qu'il qualifie lui-même « d'autoagressives et stéréotypées » pouvait dire : « On a l'impression qu'il s'agit d'un autisme dans le sens général du terme. » Mais il souligne son association avec une hydrocéphalie et des troubles toniques d'« enfant mou » sans établir de relations formelles entre eux et le tableau clinique.

Les parents de Pierre, très présents et très chaleureux, nous ont constamment aidés dans nos tentatives de compréhension et de traitement de leur fils.

Le père était vraisemblablement un enfant surdoué, « un enfant prodige en mathématiques », dit-il. Il se souvient qu'en se promenant enfant sur une plage (il a toujours aimé particulièrement l'eau et la mer comme son fils) il était capable de résoudre des problèmes de mathématiques extrêmement difficiles qui le dépasseraient aujourd'hui.

Enfant solitaire et renfermé, il n'a vraiment été heureux qu'à partir de l'âge du « bachot ». Puis il a intégré une grande école. Initié tard à la musique, il a appris à jouer de l'orgue et du piano et il fait remarquer que Pierre aime beaucoup la musique. Après avoir soutenu une thèse de géométrie, il a obtenu un poste de professeur dans une ville méditerranéenne étrangère, ce qui l'a incité à venir plus tard à Marseille pour retrouver la mer et « l'illusion d'un pays chaud ».

La mère est fille unique, elle a le sentiment d'avoir été assez isolée des enfants de son âge et d'avoir été mêlée trop tôt aux querelles de ses parents dont elle se sentait responsable. Fille d'un professeur de physique, elle a embrassé une carrière de mathématicienne et a été « la fierté de son père ». Après une agrégation et une thèse, elle se consacre à l'enseignement.

Les parents se sont mariés en 1964, ils ont eu deux enfants avant Pierre, une fille et un garçon, tous deux extrêmement brillants. Mme B. était très heureuse de ses grossesses et de ses maternités. Pierre est né en 1969, c'était un enfant fortement désiré. « Il a été la conséquence de Mai 1968. Cela a été pour moi l'effondrement de mon éblouissement pour l'université. Cela m'a fait douter de moi. J'ai eu besoin de créer quelque chose de concret. »

La première enfance de Pierre a été émaillée d'incidents. D'abord une augmentation alarmante du périmètre crânien qui atteint, à cinq ans, 57 cm et qui ne correspondait pas à une hydrocéphalie car l'encéphalographie gazeuse ainsi qu'un scanner étaient normaux. Le retard moteur est aussi évident, c'est un enfant mou, qui n'a su marcher seul sans appui qu'à l'âge de dix-neuf mois. Ses parents affirment qu'il y a eu régression du langage à deux ans puisqu'il n'a plus prononcé, depuis, les quelques mots qu'il disait distinctement. En fait, au cours de son histoire, il lui arrivera parfois d'émettre des phrases paradoxales et inadéquates comme : « les rideaux du salon », soit des mots parfaitement distincts comme « merde », « non », « grand-pé », mots furtifs qu'il est impossible de lui faire répéter. À quatre ans, il manifeste les signes d'un syndrome diarrhéique parfaitement exploré dans le service du Pr Royer où l'on avait évoqué une maladie cœliaque, puis dans le service du Pr Sarles où l'on a conclu à un déficit immunitaire avec stéatorrhée par pullulation. Enfin, les différents EEG, d'octobre 1972 à septembre 1973, sont tantôt normaux, tantôt montrent des pointes centro-temporales gauches, le sommeil soulignant une asymétrie aux dépens de l'hémisphère gauche. Est-il besoin de dire que Pierre n'a présenté à cette époque ni convulsions ni crises ?

La première consultation avec Pierre date de 1974, et, devant le désarroi des parents et leur finesse d'observation, parce qu'il est mignon et charmeur, parce que son regard furtivement accroche le mien, parce qu'il me semble qu'un abord corps à corps soit possible, parce qu'il me prend par la main pour me faire exécuter ce qu'il veut et parce qu'il est parfaitement toléré dans une maternelle ordinaire, je décide d'une prise en charge très sensori-motrice dont j'espérais qu'elle se transformât en psychothérapie par l'établissement d'un transfert. L'aventure allait durer sept ans, jusqu'en 1981.

L'attitude de Pierre oscille entre des repliements autistiques où il s'absorbe dans des activités stéréotypées (se remonter les chaussettes) avec autoagressivité (se mordre les doigts) et des prises de contact brutales et agressives contre moi. Il me mord, m'écrase les pieds, etc. Il se complaît dans des activités sales, il fait pipi et caca assez régulièrement pendant les séances, il aime barbouiller avec ses doigts enduits de salive le rose pâle des murs de mon bureau, il salit la moquette, il aime se vautrer sur mon divan ou mes coussins lorsqu'il est mouillé. Il passe de longs moments à téter ou à sucer le robinet vers lequel il conduit ma main pour que je l'ouvre, ce qu'il apprend assez vite à faire tout seul. Parfois, il est plus tendre, il court vers moi en début de séance, puis il pivote et se cale le dos contre mon genou, il peut rester ainsi blotti dans mes bras qui l'entourent. Parfois, il m'ouvre la bouche et l'explore avec ses doigts gluants de salive.

La mère est introduite dans les séances que j'ai avec son fils sur les conseils du Pr Lebovici qui me dit d'interpréter devant elle. Elle est très mal à l'aise devant mon laxisme et les agressions que je subis de la part de son fils. Le voyant téter le robinet et boire tout son soûl, elle dit : « Je l'ai allaité longtemps, il me faisait mal quand il tétait. » À ce moment, Pierre vomit. « Ah ! le petit cochon », dit-elle.

D'octobre 1974 à avril 1975, au sein de ces activités sales et agressives, Pierre est arrivé à dire un certain nombre de mots qu'avec son père et sa mère nous recueillons précieusement, comme des perles : caca, non, maman, encore, regarde, au lit, père (Pierre ?). Le plus souvent, il fait des bruits de pets avec sa bouche. Parfois, il a l'air de parler un néolangage. Il sait jouer à cache-cache et me découvrir avec des cris de joie lorsque je me dissimule.

En avril 1975, on décide de faire entrer Pierre à l'hôpital de jour du service dans un groupe d'enfants dysharmoniques mais sachant parler et capables de suivre des activités. L'adaptation est remarquable, il est à la fois hors du groupe de par ses comportements autistiques, mais aussi dans le groupe en ce sens qu'il suit le rythme de vie imposé et qu'il respecte les lieux qui lui sont assignés et les temps que durent les exercices. La psychothérapie continue pendant encore une année interrompue par les vacances d'été. Je vais chercher Pierre dans sa classe, il suffit qu'il me voie pour venir avec moi ; tantôt la séance se passe dans le jardin où l'on se cache et se poursuit, il peut me lancer un ballon et aller le chercher, tantôt c'est Pierre lui-même qui se dirige vers mon bureau pour aller directement au robinet. Il devient maintenant capable de le fermer comme s'il avait maîtrisé le jeu du « fort-da ». Son activité orale est intense : outre sa polydipsie, il mange n'importe quoi, des bougies, du savon, de la pâte à modeler, des pierres que l'on a visualisées dans son estomac à la radio ! La mère est toujours aussi étonnée de ce qui se passe avec moi, elle reste sur la défensive, commentant assez froidement les comportements de Pierre et les comparant avec ce qui se passe à la maison, mes interprétations se heurtent à sa rationalisation, elle continue à le gronder à cause de sa saleté et de son agressivité.

Au début du mois d'avril 1975, Pierre paraît régresser, chez lui comme dans le service où il était devenu grognon, sale, diarrhéique, se souillant plusieurs fois par jour. Puis tout à l'air de s'arranger, et je note dans la séance du 26 avril : Pierre est très excité, on dirait qu'il veut parler, il dit : « Ré, ré, gleu, gleu », il sourit, il rit aux éclats. Il me laisse facilement fermer le robinet. Il joue avec mes mains. Puis il touche son zizi, il geint comme un appel. Je l'emmène aux cabinets, et il fait pipi. Je note : « Excellent contact aujourd'hui comme s'il avait abandonné une position anale pour aborder un stade plus phallique ? »

Le lendemain 27, on m'appelle dans sa classe. Pierre y fait sa première crise, une crise hypotonique avec chutes suivies de clonies généralisées (j'ai assisté moi-même à la fin de la crise) et sommeil postcritique. Il fera d'autres crises chez lui, et on décide avec la mère qu'il sera suivi sur le plan épileptologique au centre Saint-Paul afin que l'histoire des crises n'envahisse pas le champ de la psychothérapie. Il y aura de nombreux manquements à cette règle que j'ai moi-même transgressée.

L'histoire de l'épilepsie mérite d'être contée à part, bien qu'à notre avis elle interfère avec celle de la psychose.

Pierre a continué à faire des crises, dans une période comprise entre avril 1976 et décembre 1976. Les crises sont de type hypotonique avec balancement en arrière, yeux révulsés en haut à droite, puis effondrement parfois suivi de quelques mouvements cloniques (des frissons). Elles surviennent aussi bien le jour que la nuit, on identifie ces dernières à la profondeur anormale du sommeil qui les suit. Une fois, Pierre a eu une crise partielle péribuccale droite, « comme s'il voulait parler », dit le père. Le FO est normal à droite, les bords de la papille un peu flous à gauche ; les parents sont réticents à l'idée que leur enfant subisse une anesthésie générale pour un nouveau scanner ; rappelons qu'un premier avait été normal.

On peut ainsi résumer les différents EEG qui ont été pratiqués chez cet enfant. Tout d'abord, avant ses crises, les EEG étaient tantôt normaux, tantôt montraient, sur une activité de fond de moyenne amplitude, des activités plus lentes ou parfois des pointes lentes prédominant dans la région temporale gauche le plus souvent, mais pouvant exister à droite notamment au cours du sommeil. Après ses crises, sur un fond ralenti hémisphérique gauche, on peut observer des pointes-ondes dégradées tantôt droites, tantôt gauches, des pointes centro-temporales gauches, parfois des décharges de pointes-ondes généralisées plus marquées sur l'un ou l'autre des hémisphères. Le sommeil n'active pas les anomalies, les différents éléments du sommeil sont très asynchrones sur les deux hémisphères, le sommeil lent fait apparaître des pointes hémisphériques à droite et quelques bouffées de pointes-ondes généralisées.

Un traitement par Dépakine 200, deux comprimés, est remplacé par du Tégrétol 200, trois comprimés et du Sédocalcyl, un demi-comprimé. Les crises se sont espacées puis ont disparu. Je note en décembre 1976, à la fin de la période active des crises : « Les crises surviennent souvent après les périodes où Pierre amorce une évolution positive. » Tout se passe comme s'il ne pouvait poursuivre les progrès en langage qui se dessinent et qui lui ont fait prononcer de manière audible son nom, « petit Pé », d'une voix grave bien différente de ses onomatopées habituelles. Les crises sont suivies de périodes de régression où il reprend ses jeux sales et son agressivité, ou parfois il se replie sur lui-même dans une attitude fœtale.

Cependant, la psychothérapie se poursuit, le contact affectif est meilleur tant avec moi qu'avec ses parents et son éducatrice, il reste très sensible aux gronderies et laisse éclater sa joie lors des réconciliations. Il supporte mieux les interdits que j'ai introduits dans la psychothérapie concernant ses activités anales et orales. Il a acquis depuis longtemps la permanence de l'objet, mais, malgré la présence de la mère, nous ne sommes jamais arrivés à pouvoir interpréter une situation triangulée (Pierre-maman-docteur), l'agressivité directe envers sa propre mère se marque par des tentatives de pénétration de doigt dans sa bouche, dans son œil, des mimes d'étranglement, etc. Il se comporte parfois avec elle comme un nourrisson en proie à une angoisse de l'étranger ; lorsqu'elle entre dans la pièce, son visage se crispe, ses yeux s'embuent, il crie et se met à baver, ou alors il se mord et ne peut aller vers elle. C'est extrêmement pénible. Mais parfois il peut être tendre ; il l'a prise une fois par le cou en disant « maman ». Pierre est le « nombril » de sa famille : il participe à toutes les activités, et aime la société et les fêtes de famille. Les séances ont été poursuivies jusqu'au mois de juin 1981, date de sa sortie de l'hôpital de jour.

Pierre, à partir de ses onze ans, a été placé dans un IMP près de Marseille ; j'ai eu parfois de ses nouvelles par son frère qui a commencé des études de médecine. Devenu adulte, Pierre a pu intégrer une structure pour jeunes psychotiques où il a eu une vie très réglée. Il n'a jamais atteint un niveau de langage ayant valeur de communication. En 1996, je reçois l'avis de décès de Pierre. Dans ma réponse, je me permets de solliciter un entretien avec ses parents, profondément affectés. Ils m'apprennent que Pierre est mort subitement. Ils me donnent de lui une photo où l'on reconnaît, sous l'adulte qu'il est devenu, le bel enfant blond et énigmatique qui n'a pas guéri.

Hilale le fétichiste

Hilale a huit ans quand je le rencontre pour la première fois à mon cabinet en 1963. À cette époque, ma connaissance des autistes était purement livresque et, si j'en avais vu dans les services de pédiatrie, je ne les avais pas reconnus. Sa mère me l'amène parce que son fils est instable ; il a des colères destructrices et ne parle toujours pas ou émet des onomatopées : « Han gang, mo mo, man man », bien que parfois sa mère entende des mots comme « bonbon, pipi, baba ». Impossible de le mettre à l'école, bien que propre, il fuit le contact des autres enfants qui le lui rendent bien tant il les effraie.

Avant douze mois, tout avait l'air normal, il souriait. À deux ans, son regard est devenu fuyant, il fixait le vide, mais surtout il n'arrivait pas à parler.

Hilale n'a aucun antécédent obstétrical, son développement moteur a été normal, il n'a jamais eu la moindre convulsion ; on signale un petit traumatisme à l'âge de sept mois, rien de plus.

M. A. est un marin venu de Djibouti qui s'est fixé comme ouvrier à Marseille. Il est en invalidité car un accident de la circulation l'a privé de l'usage d'une de ses jambes qui a dû être amputée. C'est un musulman fidèle et pieux, qui ne parle qu'arabe à la maison ; il lit le Coran, il s'exprime peu, il est sévère avec ses deux fils et sa femme. C'est à elle de s'occuper des enfants. Il pense que la maladie d'Hilale est due à un « djinn » ou à un sort qu'on lui aurait jeté, il prie pour lui et l'a emmené chez le marabout.

Tout autre est Mme A. Encore jeune quand je la vis à cette première consultation, c'est une femme vive, active, qui cherche à comprendre, elle est extrêmement fine dans l'observation de son fils. Originaire d'Oran, elle fait partie d'une grande famille unie, elle parle et lit parfaitement le français. Elle est très adaptée en France et dans son quartier du nord de Marseille où elle est femme de ménage dans une collectivité. Elle est sociable et recherchée par ses voisines pour sa tolérance, ses conseils et son bon sens.

Djemal, de deux ans le cadet d'Hilale et qu'elle appelle Germain, est un enfant brillant, premier de sa classe, dont on dit qu'il est sans histoires, alors que nous verrons qu'il en aura une en contre-point de celle de son frère auquel on peut déjà dire qu'il sera sacrifié.

Commence alors le calvaire d'une mère d'enfant autiste, que j'ai accompagné à chacune de ses étapes jusqu'en 1995.

La prise en charge de l'enfant est chaotique ; chez lui Hilale est difficile, l'appartement est petit, Hilale ne tient pas en place, il a des crises de colère au cours desquelles il casse la télévision ou le réfrigérateur. Les divers neuroleptiques sont inefficaces ou l'abrutissent. On cherche pour lui un établissement pour soulager les parents ; à l'époque il y a peu d'institutions pour psychotiques, d'ailleurs Hilale est plutôt considéré comme un débile profond dysharmonique, agité et dangereux, ce qui n'est pas fait pour lui ouvrir des portes.

Finalement, Hilale est admis à l'âge de neuf ans en internat de semaine à Montriant, une institution qui se spécialisera de plus en plus dans la prise en charge des autismes et psychoses de l'enfant et avec laquelle le service prendra l'habitude de travailler. Il y restera jusqu'à l'âge de treize ans. L'adaptation a été très difficile, et les mots des éducateurs et de la directrice reflètent l'inquiétude et la lassitude du personnel devant l'absence de progrès de cet enfant, son manque de sociabilité, sa dangerosité et ses manifestations sexuelles qui se marquent par des masturbations fréquentes et ostentatoires. On a bien essayé de le placer dans deux autres institutions pour débiles profonds, son QI de performance a été estimé à 0,36, mais il n'y a pas été admis. La mère a refusé son entrée dans le service d'enfants de l'hôpital psychiatrique Édouard-Toulouse.

Chez lui ce n'est pas mieux, bien que la mère ait organisé la vie de famille en fonction de son fils. Elle a appris à conduire pour le sortir et l'emmener aux beaux jours à la plage ; quand elle va travailler, c'est son père ou son frère qui le gardent. Il craint assez son père qu'il évite de provoquer et il est un peu jaloux de son frère qui fait tout pour ne pas le contrarier.

Mme A. vient régulièrement à mes consultations car elle est très gênée du comportement fusionnel et sexuel de son fils vis-à-vis d'elle.

Hilale est devenu fétichiste ; par moments, il la regarde d'un air mauvais, on sent qu'il est excité. Il exige que sa mère lui abandonne ses mains qu'il tourne les paumes en haut, qu'il regarde de près, qu'il sent, puis il se met à se masturber à travers son pantalon. Cela a commencé bien avant qu'il soit capable d'éjaculer. Parfois, ce sont les pieds de sa mère sur lesquels il se fixe, il la harcèle jusqu'à ce qu'elle se déchausse et, soit il lui sent les pieds comme il le faisait de ses mains, soit il lui demande de les lui mettre sur la figure, tout en lui demandant aussi d'ouvrir la bouche pour émettre certains mots, comme « plan, plan, plan », ou de passer sa langue sur ses lèvres, etc. Ce n'est évidemment qu'après plusieurs entretiens que j'ai pu reconstituer ces jeux incestueux que la mère m'a rapportés avec beaucoup de mesure, comme accablée par une fatalité qu'elle a bien fini par admettre. D'ailleurs, quand elle refuse de se plier à ces rituels, Hilale peut devenir extrêmement violent, il se met à casser des choses ou il tourne « comme un fou » dans la maison jusqu'à ce qu'il soit « soulagé ».

« Alors, docteur, dites-moi ce qu'il faut faire. »

Elle me demande du bromure, des calmants, des neuroleptiques. Quand sa mère n'est pas là, les activités masturbatoires sont aussi fétichistes ; il caresse un manteau de cuir à forte odeur qui lui a appartenu ou il prend ses pantoufles qu'il sent et qu'il caresse. Ces comportements, bien que moins fréquents, ont duré jusqu'à l'âge adulte au point qu'un jour, au comble du désespoir, elle a envisagé de le faire châtrer « comme un bélier » !

Une fois, il a voulu aller dans le lit de ses parents pour y rejoindre sa mère ; son père l'a battu et chassé, Hilale a fait une grande crise de colère.

Au cours de la consultation, Hilale vient toujours accompagné d'un objet fétiche ; par périodes, ce peut être un martinet, un extenseur de gymnastique, une douchette, un débouche-évier, mais surtout un rasoir électrique avec lequel il irrite sa joue ou plus récemment un baladeur vissé dans ses oreilles au maximum de sa puissance.

Adolescent puis adulte, Hilale a beaucoup grossi, il a atteint le poids de 105 kg. Dans la salle d'attente, son regard méchant et fixe, son maillot à larges bandes transversales qu'il affectionne particulièrement, son crâne presque rasé et son menton qui l'est moins le font ressembler à Chéri-Bibi, et il fait peur aux consultants. Mme A. supporte tout ça avec une humeur égale, elle est toujours calme et bienveillante, indifférente aux regards des autres, d'ailleurs Hilale en public n'est jamais agressif, une seule fois il s'est montré entreprenant et excité par une assistante dentaire blonde et jolie. « C'était son type », dit la mère en souriant avec indulgence.

En mai 1968, Hilale sort de son institution, il a quatorze ans ; on ne sait où le faire prendre en charge, on envisage un hôpital de jour en centre-ville, mais les déplacements sont longs, incommodes et coûteux. Finalement, la mère se résout à placer son fils à l'hôpital psychiatrique où on essaiera plusieurs formules, hôpital de jour, internat en pavillon pour enfants et même pour adultes pour en venir à une formule mixte de trois jours en hôpital de jour et trois jours chez lui. Il faut dire qu'Hilale et sa mère, installés depuis longtemps dans la fusion, ont très mal supporté la séparation. Lui n'a fait que régresser à un stade quasi infantile avec des épisodes d'encoprésie, il ne suivait aucune activité, il était replié sur lui-même et paraissait avoir peur des autres malades. Sa mère était très malheureuse elle aussi, elle avait acheté des jumelles pour observer du haut d'une colline qui surplombait l'hôpital ce que faisait son fils, et ce qu'elle voyait renforçait sa peine. Il n'empêche que cette hospitalisation partielle a pu se poursuivre jusqu'en 1973, mais bien d'autres incidents se sont produits entre-temps.

En 1971, Hilale a seize ans et demi. Un soir, chez lui, on le sent bizarre, il se met à émettre des sons : « mou, mou, mou... », sa tête est irrésistiblement attirée vers la droite, son membre supérieur gauche est demi-fléchi, le droit est déplié et raide, tandis que ses deux membres inférieurs sont étendus ; il a perdu connaissance, et, après ce début tonique asymétrique qui évoque une crise de l'aire motrice supplémentaire, son corps tout entier est animé de clonies, puis il sombre dans un sommeil profond.

À quelques variantes près, les crises auront peu ou prou toujours les mêmes caractères d'une crise à début partiel, secondairement généralisée.

Intriquée à l'histoire de la psychose allait commencer pour Hilale et sa mère celle de son épilepsie.

Les crises sont relativement peu fréquentes, il peut rester entre un mois, trois mois ou un an sans crises ; les crises se sont encore davantage espacées quand il avançait en âge puisque, entre 1992 et 1995, Hilale n'en a eu aucune.

Les crises sont volontiers groupées en périodes et surtout paraissent être déclenchées par des circonstances particulières.

Hilale fait des crises quand il est contrarié dans ses habitudes ou qu'il y a un changement dans sa vie. Il en fait une quand son père l'a chassé du lit conjugal où il tentait de s'introduire ; une autre alors qu'un coup frappé à la porte de la chambre par son père vient interrompre les jeux érotiques auxquels il se livrait avec sa mère (ce qui n'est pas sans rappeler, dans un renversement de situation, la première crise du petit Fiodor Dostoïevski) ; une autre le jour de l'enterrement de son père qui est mort subitement en 1980 lui abandonnant, pourrait-on dire, la jouissance complète de la mère ; une autre quand sa tante et sa grand-mère sont venues d'Algérie passer quelques jours à Marseille ; une autre le jour de sortie de prison de son frère Germain ; une autre le jour du mariage de ce frère.

Car, outre les crises de son aîné, Mme A. a eu bien des soucis avec son cadet qui s'est trouvé marginalisé par la fusion qu'elle entretenait avec le fils malade. Nous avons quitté Germain, enfant doux et sensible et brillant écolier dans le primaire, attentif et tolérant aux « manies » de son frère qu'il ne voulait pas contrarier. Il se repliait dans la lecture et dans la poésie, il a fait de bonnes études secondaires, mais a raté de peu son baccalauréat. Ce fut l'engrenage : après avoir été « pion » dans un lycée des quartiers nord, il a rencontré une jeune fille arabe qui ne plaisait pas à la mère et qui excitait la jalousie d'Hilale, ils sont allés vivre ensemble dans un hôtel meublé d'un quartier chaud de Marseille, et un jour Germain a été arrêté et incarcéré sous le chef d'inculpation de proxénétisme ! Prison des Baumettes, procès, condamnation, interdiction de séjour, chômage, etc. Depuis, Germain s'est marié, il s'est essayé dans un petit commerce, il a eu un enfant. Mais sa situation reste toujours précaire. Avec cette même égalité d'humeur, Mme A. a assumé tout cela, faisant vivre tout le monde dans les moments difficiles.

Mais revenons à l'épilepsie d'Hilale et à son exploration. Les différents EEG de veille étaient tantôt très souvent normaux, tantôt montraient des anomalies irritatives à type de pointes dans les deux régions temporales, le plus souvent à droite ; le sommeil confirme le caractère focalisé des anomalies dans les deux régions temporales sans tendance à la généralisation. Un scanner pratiqué en 1978 est normal, une IRM faite en 1989 montre plusieurs hypersignaux en frontal et occipital droit, et en regard de la corne frontale du ventricule gauche.

Le traitement par Tégrétol, adapté au poids d'Hilale qui ne cesse de grossir et aux dosages, paraît contrôler les crises sans les faire disparaître complètement. On découvre un diabète par surcharge pondérale que l'on traite par voie orale. Ma dernière consultation date de 1994 ; Hilale a quarante ans, il n'a plus de crises depuis deux ans, son EEG est normal, son diabète équilibré, mais, s'il paraît plus calme, il se présente toujours le baladeur sur les oreilles, émettant toujours les mêmes onomatopées, parfois il répète des mots, « maman, bonbon », il imite des mimiques et semble comprendre les ordres simples ; il a toujours ses mêmes habitudes sexuelles, bien que moins fréquentes, car sa mère lui cède moins, ce qu'il semble mieux accepter. Il m'a dit au revoir en partant !

Le 6 juin 1995, en rentrant de son travail, Mme A. trouve son fils mort, allongé sur le dos, son pantalon à demi baissé, il avait l'air calme et heureux.

Est-il besoin d'ajouter que le travail de deuil de cette mère est long et douloureux, et qu'il m'appartient de l'accompagner ? Elle m'a demandé un certificat pour faire transférer le corps de son fils dans un cimetière plus proche de son domicile. Nous nous voyons de temps en temps, parfois elle me téléphone pour parler encore d'Hilale, mais on parle aussi de Germain et de son petit-fils.

Cette observation offre avec celle de Pierre à la fois des analogies et des différences.

Dans les deux cas, il s'agit d'un syndrome autistique révélé au moment de l'acquisition du langage, d'un syndrome autistique sévère qui a évolué sans grande amélioration dans l'ordre symbolique malgré une prise en charge en institution pour les deux et d'une psychothérapie pour l'un. Ce syndrome autistique s'est accompagné d'une épilepsie à crises peu fréquentes apparue à des moments significatifs de l'évolution de leur histoire ; enfin, dans les deux cas, il y a eu mort subite et mystérieuse.

Quant aux différences, elles ne font que souligner l'inexorabilité du syndrome autistique sur un temps d'évolution de quarante années. Si les parents de Pierre étaient du groupe socioculturel décrit par Kanner, on ne peut en dire autant de ceux d'Hilale, l'origine ethnique différente montre l'universalité de l'autisme, la relation à la mère était extrêmement fusionnelle pour Hilale, beaucoup plus distante et plus opératoire pour Pierre, celui-ci s'est bien adapté à l'hôpital de jour et a bénéficié (?) d'une psychothérapie individuelle, il n'en a pas été de même pour l'autre. L'épilepsie de Pierre a débuté à un âge plus précoce, dans une période pourrait-on dire de forte sollicitation, alors que celle d'Hilale s'est révélée à la puberté, dans un moment de régression et de tentative de défusion.

L'épilepsie de Pierre n'a duré que huit mois, alors qu'on ne peut pas considérer celle d'Hilale comme totalement guérie même à l'heure de sa mort. Les crises de Pierre ont l'air d'appartenir à une épilepsie généralisée, celles d'Hilale à une épilepsie partielle. Plus que chez le premier, les crises du second paraissaient en rapport plus direct avec des éléments signifiants de la vie quotidienne et du cours de son histoire.

ÉPILEPSIE ET NÉVROSE

Loin d'en faire un chapitre de la pathologie, je voudrais au contraire montrer ici ce qu'un sujet épileptique a de normal dans son organisation mentale. Il traverse les mêmes vicissitudes de développement que n'importe qui, à ceci près qu'il a à sa disposition des manifestations visibles d'une affection somatique dont il peut ou non se servir pour exprimer, éviter ou détourner ses conflits. Chez lui donc, la recherche du sens de la crise et de ses mécanismes psychopathologiques n'est que le premier temps, on pourrait dire le premier prétexte, qui ouvrirait l'accès à une compréhension plus profonde qui s'adresserait à sa personne plus qu'à sa maladie.

J'ai évoqué comment l'épilepsie peut être un témoin contemporain de la constitution de la névrose puisque nous l'avons vue se glisser, selon ses affinités pour certains âges sensibles, dans les conflits normaux de développement leur correspondant chronologiquement. Mais l'épilepsie est plus qu'un témoin dans l'évolution interactive d'un enfant, son impact est tel qu'elle peut intervenir pour la troubler. À ce point que, si l'on ne peut plus parler de personnalité épileptique au sens minkowskien du terme, le sujet épileptique sera d'autant plus marqué du sceau de l'épilepsie que celle-ci l'aura imprimé plus précocement. C'est préciser aussi qu'on ne peut pas cacher au patient que l'épilepsie fait partie de sa personne, ce qui ne veut pas dire qu'il soit anormal pour autant. La découverte, l'acceptation et la maîtrise des mécanismes épileptiques dans le règlement de ses conflits aident considérablement le sujet à se débarrasser de son « complexe » épileptique au sens le plus freudien du terme, c'est-à-dire incluant conflit et refoulement de ce conflit.

En fait, l'« erreur » de Freud (il est de bon ton aujourd'hui d'aller chercher noise aux grands hommes), qui faisait de l'épilepsie une névrose hystérique grave, a eu le mérite de poser clairement la question des rapports entre celle-là et la théorie psychanalytique en même temps que celle de la réponse épileptique au fonctionnement névrotique. Si le terme de névrose a disparu de nos classifications modernes, sa théorie fortement ancrée dans la pensée psychiatrique demeure extrêmement commode pour expliquer la souffrance psychique de nos patients et y porter remède.

Je reconnais toutefois le caractère démodé des interprétations un peu péremptoires, tout au moins dans les formes où elles sont condensées, que ceux que j'ai appelés « les psychanalystes de première génération » ont assenées à propos de l'épilepsie.

Voie d'écoulement de masses d'énergie bloquées pour Stekel, coït extra-génital pour Reich, régression au stade hallucinatoire du désir pour Ferenczi, échappatoire aux tensions de la réalité dans un repli narcissique mégalomaniaque pour Clark, désintrication des pulsions aussi bien pour Kardiner que pour Freud avec pour celui-ci une identification au père mort pour pallier la culpabilité de l'avoir souhaité mort.

Que reste-t-il aujourd'hui de ces explications qui paraissent désuètes en partie à cause de leur terminologie ? La théorie des névroses repose sur la métaphore de l'angoisse de castration, elle-même avatar du destin de la situation œdipienne : la souffrance névrotique est un fait réel, et il est légitime de se demander ce que le fait d'être épileptique lui ajoute même si l'on doit pour cela en appeler au secours de la métapsychologie.

Il semble bien que les crises de l'enfant et les fantasmes qu'elles font naître, aussi bien chez lui que chez ses parents, modifient considérablement l'aménagement de ses conflits à tous les stades de son développement. Mais c'est évidemment le conflit œdipien qui est le nœud de l'enchevêtrement névrotique, soit qu'il ait été mal préparé par des conflits antérieurs que la survenue d'une épilepsie précoce n'a pas permis de régler, soit qu'une épilepsie juvénile le remette en question. L'attaque d'épilepsie prendrait alors, dans la logique névrotique, une valeur symbolique, celle d'échapper à la culpabilité d'avoir voulu pousser l'agressivité contre le parent rival jusqu'au souhait de sa mort à tel point qu'il trouve, dans la crise, le moyen ou le leurre de mourir à sa place. Ce contexte masochique trouve son pendant sadique, si l'on en croit Marie Bonaparte[19] dans un Surmoi particulièrement rigide ou fortement imprégné d'éléments mortifères issus eux-mêmes de l'histoire douloureuse des parents. On le voit, les occasions de conflits entre les pulsions, entre les instances, entre le Moi et l'idéal du Moi des parents sur l'enfant ne manquent pas. Et l'on ne sait plus si c'est l'épilepsie qui est constitutive de la névrose ou si elle est un moyen de lui échapper quand elle devient insupportable.

Quoi qu'il en soit de la part de l'épilepsie dans l'origine de la névrose, l'important se trouve dans l'intimité du jeu que joue chacune des parties dans l'intrication de leur psychodynamique propre. On peut l'envisager de deux manières.

L'épilepsie au service de la névrose ?

Il s'agit de comprendre ici comment le phénomène crise chez un épileptique peut être utilisé dans un processus névrotique à des fins défensives souvent, mais aussi utilitaires.

La recherche du sens de la crise nous a déjà montré qu'on pouvait le trouver au sein de processus secondaires tendant à écarter de la conscience des représentations insupportables qui venaient, souvent après coup, défiler à nouveau devant elle. La crise est parfois un moyen somatique de se débarrasser des excitations psychiques trop entreprenantes, elle peut devenir un mécanisme de défense privilégié et spécifique dans l'aménagement de ces tensions intrapsychiques entre pulsions ou instances. L'échec de la résolution symbolique des conflits peut utiliser l'échappatoire fonctionnelle, voire lésionnelle du mécanisme épileptique pour les maintenir hors de la conscience, d'autant plus que l'épilepsie s'y entend pour la dérober au sujet et la disputer au refoulement.

Mais, parfois, les bénéfices immédiats de la crise sont apparemment plus évidents, plus conscients.

Il en était ainsi de Zorah qui présentait une épilepsie partielle symptomatique associée à des troubles du comportement suffisamment graves pour que, adolescente, elle soit placée dans un foyer. En ce lieu, les éclats caractériels et les crises ont continué, mais on s'est aperçu qu'elle en faisait surtout lorsqu'un certain édu-

---

19. M. Bonaparte, « L'épilepsie et le sadomasochisme », *Revue française de psychanalyse*, 1962, 715-730.

cateur était présent, car elle aimait qu'il la porte dans ses bras jusqu'à l'infirmerie.

Christiane avait remarqué que les crises partielles, à sémiologie élaborée de son épilepsie temporale, lui servaient à cacher l'argent du ménage afin que son mari ne le lui prît pas pour aller le boire. Elle le mettait dans des endroits secrets, si secrets d'ailleurs que, l'amnésie aidant, elle ne le retrouvait pas toujours. C'est elle aussi qui, enfant, allait s'asseoir au cours de ses crises sur les genoux de son papa et qui, une fois mal mariée à son ivrogne de mari, profitait de ses crises pour faire l'amour avec lui, ce qu'elle lui refusait en temps ordinaire.

Une manière assez subtile de mettre son épilepsie au service de la névrose nous est donnée par l'observation de ces patients, authentiquement épileptiques, qui miment les crises qu'ils ont l'habitude de faire, sans que l'EEG appelé en témoin ne vienne cautionner leur mécanisme épileptique. Tout se passe comme si, le dispositif épileptique étant défaillant pour régler le conflit névrotique actuel, le sujet utilisait les voies somatiques tonico-motrices bien rodées que les crises épileptiques ont l'habitude d'emprunter pour exprimer une souffrance indicible autrement. C'est ce que j'ai observé chez beaucoup de sujets réunionnais qui continuaient à faire leurs crises habituelles malgré un traitement médicamenteux bien conduit, ou peut-être même à cause de son efficacité, tant on avait négligé les autres causes psychologiques ou magiques des manifestations de leur maladie qui les poussaient à continuer d'exprimer leur malaise comme ils avaient « coutume » de le faire.

Dans une interprétation inversée, on peut souscrire à l'idée que la crise d'épilepsie, vidange neurobiologique d'une certaine quantité d'excitation psychique, peut protéger le sujet d'être hystérique. Une des caractéristiques des cas de plus en plus rares d'hystéro-épilepsie est précisément l'alternance des moyens paroxystiques mis à la discrétion de l'économie de ces patients qui puisent indifféremment, pour le choix de leur crise, dans leurs disponibilités hystériques ou épileptiques. Geier[20] avait déjà remarqué cette capacité de choix chez des épileptiques enregistrés en télémétrie au cours d'une journée et qui pouvaient, selon les aléas conflictuels des incidents de la vie quotidienne, faire soit des

---

20. S. Geier, *op. cit.*

crises d'épilepsie, soit des crises caractérielles, soit des crises excito-motrices, soit de simples décharges sur l'EEG.

Dans la thèse de P. Bergougnoux[21] sur les anomalies irritatives EEG de jeunes enfants (entre trois et douze ans) n'ayant jamais présenté de crises cliniques, nous avions montré que, dans un groupe de treize enfants sans facteurs organiques connus, tous présentaient soit des troubles du caractère, soit des troubles névrotiques, soit des troubles neurovégétatifs. Il est vrai que tous ces enfants avaient été en quelque sorte « sélectionnés » puisque nous les avions vus à la consultation pour des motifs divers et que l'on sait que de pareilles anomalies sont présentes chez 5 à 10 % d'une population d'enfants scolarisés. Quoi qu'il en soit, la variabilité des anomalies dans le temps, leur focalisation centrale, leur tendance à la généralisation au cours du sommeil plaidaient en faveur de leur nature fonctionnelle et pouvaient être interprétées comme le retentissement neurobiologique d'une situation de détresse psychologique. Ces situations, qu'il serait peut-être excessif d'appeler « préépileptiques », nous renforcent dans l'idée qu'une organisation névrotique peut influer sur l'excitabilité neuronale et se traduire sur l'EEG par des anomalies irritatives.

Il est enfin un autre argument qui signe l'assujettissement de l'épilepsie à la névrose ou, mieux, à l'économie de la personnalité ; un argument qui doit être pris en considération dans la préparation psychologique des sujets épileptiques à un traitement chirurgical. Il s'agit d'une nécessaire et parfois longue hésitation des patients à se soumettre à l'acte opératoire même indiqué dans les meilleures conditions. Tout se passe chez eux comme s'ils avaient inconsciemment peur d'être dépouillés, par la suppression chirurgicale de leur épilepsie, d'un mécanisme défensif auquel ils pourraient avoir recours.

André : le fuyard

André est professeur de lettres classiques. Il a une épilepsie focale symptomatique d'une angiomatose cérébrale frontale droite avec des crises partielles et fréquentes extrêmement gênantes, puisqu'elles peuvent survenir en classe, et dont la symptomatologie faite d'éructations, d'efforts de vomissement le contraint à se réfu-

---

21. P. Bergougnoux, *op. cit.*

gier dans les toilettes. Par ailleurs, il est astreint à un traitement assez lourd et peu efficace puisqu'il a plusieurs crises par mois. Il a été parfaitement exploré dans le service du Pr Talairach à Sainte-Anne, exploration particulièrement longue et minutieuse, comme on le sait, et qui a montré l'excellence de l'indication. À l'annonce du jour de l'intervention, André n'a pas demandé son reste et s'est pratiquement enfui de l'hôpital, il a pensé qu'il n'était pas prêt. Nous sommes patiemment en train de revoir avec lui la question de son acceptation.

Mieux encore, quelques malades, pourtant guéris neurochirurgicalement de leurs crises, continuent d'éprouver encore longtemps le fait qu'ils sont épileptiques et que, paradoxalement, l'ablation chirurgicale a emporté quelque chose de leur personnalité, quelque chose qu'ils ressentent comme un manque.

Alba ou la nostalgie raisonnée

Alba est une jeune femme de quarante-sept ans qui ne fait pas son âge tant elle a l'air d'une jeune fille. J'ai eu l'occasion de la rencontrer à une réunion sur l'épilepsie, ce qui veut dire que, malgré sa guérison, quelque chose la pousse à s'intéresser encore à l'épilepsie et aux épileptiques.

Après un état de mal survenu en 1984, elle a été explorée au centre Saint-Paul ; les médecins précisent qu'il s'agit chez elle d'une épilepsie partielle temporale droite symptomatique d'une souffrance néonatale ayant entraîné une lésion focale temporale droite. L'indication opératoire paraît claire, et elle est opérée huit ans après avec succès au point que toutes ses crises ont disparu, qu'elle ne prend aucun traitement et que tout pourrait aller pour le mieux dans le meilleur des mondes possibles. Voire ! Ce serait sans compter avec la personnalité de cette ancienne patiente si attachante et si attachée.

Intelligente, précoce, brillante en classe, réussissant ses études de lettres, son épilepsie n'en a pas moins été le calvaire qu'il est pour tout patient. Ses crises partielles, qui la tourmentaient depuis l'enfance, la plongeaient dans une grande perplexité anxieuse quand elles s'accompagnaient de ces phénomènes de téléopsie qui font vaciller la raison. Parfois, la nuit était coupée par un réveil extrêmement angoissant qui la laissait crispée, « ratatinée » sur son lit. Elle avait peur, elle avait besoin de quelqu'un à qui parler, à qui confier ces « choses trop fortes » qui se passaient en elle. Sa mère ? Mais elle craignait de la déranger, elle avait l'impression qu'elle lui en voulait d'avoir ces crises. Puis « le vilain petit canard » (ce sont ses propres termes) se transforme en une belle jeune fille, et toutes ces manifestations bizarres auxquelles elle ne pouvait donner de nom s'arrêtent. Elle se marie, elle a un premier enfant à l'âge de vingt-huit ans et un second à trente-deux ans. C'est au huitième mois de cette grossesse, en 1982, qu'il y a eu une reprise de ses crises au soir d'une consultation de dermatologie où on lui avait signalé un grain de beauté suspect. Elle a alors traversé une période où les crises étaient très nombreuses ; elle sent quelque chose de bizarre dans sa tête avec une impression de déjà-vécu, elle a une constriction épigastrique qui la fait se recroqueviller sur elle-même pour se protéger, pour « laisser passer l'orage », elle peut appeler, « d'une voix mécanique » qui n'est pas la sienne, son mari. Sa maladie l'a fait rejeter de tout le monde, y compris de celui-ci, on la traite de folle, elle divorce. Elle souffre de cette séparation et de l'agressivité de son fils qui semble l'en rendre responsable. Après un état de mal, elle est prise en charge à Saint-Paul en 1984 où l'on peut enfin mettre des mots sur ses maux et lui expliquer ce dont elle souffre. Elle a fortement investi ses médecins et son chirurgien pendant la période où l'on a posé l'indication opératoire ; elle s'abandonne avec une grande confiance à l'intervention qui a eu lieu le 7 janvier 1992 et qui lui a supprimé depuis toutes les crises, mais il est vrai qu'elle s'est sentie extrêmement seule pendant ce temps si important pour elle.

Or elle pense toujours à ses crises, et elle a réfléchi à certains de leurs sens ; certaines pouvaient être extatiques, notamment au cour du plaisir ineffable que lui procurait le chant, d'autres pouvaient être comparées à un orgasme, d'autres enfin venaient à point nommé pour « échapper à quelque chose de pénible ». Dans tous les cas, elle reconnaît que ses crises, malgré leur désagrément, étaient pour elle une expérience unique de sa propre personne, et qu'elle peut dire qu'elle éprouvait comme « une jouissance à se sentir soi quand elle faisait des crises ». Cela ne veut pas dire qu'elle les regrette, mais c'est à nous de comprendre qu'elle puisse en éprouver le manque tant qu'elle n'en aura pas fait le deuil et mis à leur place autre chose, ce qui me semble être en train de se faire et de réussir.

La névrose au service de l'épilepsie

Dans ce cas, on se propose de montrer comment un type d'organisation de personnalité peut habiter les manifestations épileptiques pour les révéler, pour les provoquer, pour en orienter la sémiologie ou parfois pour les maîtriser.

Quel que soit le processus épileptique en jeu, et même s'il s'agit d'une épilepsie symptomatique d'étiologie organique, la première crise révélatrice de l'affection ne survient jamais au hasard. Encore faut-il s'entendre sur ce que l'on appelle « la première crise ». Beaucoup d'auteurs (Diebold, Beauchesne, Soulayrol) ont soupçonné que la première crise, celle de l'inauguration de l'histoire officielle de l'épilepsie, n'est peut-être pas la première, soit parce qu'elle échappe à l'enfant et qu'il n'en parle pas, soit parce qu'elle est dissimulée par lui (souvenons-nous des premières crises d'Isabelle), soit parce qu'elle est niée par les parents. Il est possible alors, dans ces cas, que la conjonction de multiples facteurs, y compris les facteurs biologiques ou métaboliques, ait joué le rôle du hasard dans ces cas de premières crises encore vierges de représentations.

En fait, la consécration solennelle de la première crise en tant que telle est due à l'intensité des représentations et des affects qu'elle a mobilisés et qui prennent valeur d'un langage après coup (Soulas [22]) ou qui coïncident avec l'irruption dans la réalité d'« un événement fortuit mais grave, souvent la mort d'un enfant » (Diebold). Il n'est pas étonnant que cette première crise fasse date dans l'histoire de l'épileptique et de sa famille, et qu'elle ait valeur de traumatisme au sens psychique, mais peut-être au sens physique du terme tant l'anxiété et la souffrance morale sont aiguës.

Il est facile alors de concevoir que l'organisation névrotique familiale, qui s'est cristallisée autour de ce premier événement, ressente le renouvellement des crises ultérieures comme des répétitions douloureuses du traumatisme initial. Ainsi, toutes les autres crises risquent de porter la marque, le poids et le sens de la crise initialement significative jusqu'à ce qu'une prise de conscience thérapeutique déculpabilisante puisse purifier les crises de ses contenus mortifères répétitifs, comme nous l'allons voir dans l'observation de Sylvain.

---

22. B. Soulas, « Deuil et apparition de crises épileptiques », *Revue française de psychanalyse*, 1978, 42, 3, 391-410.

Ce que j'ai dit des influences des dispositions psychiques sur le déclenchement des crises trouve aussi sa place ici. L'évitement des représentations issues des situations dites de hasard est une des occasions de décharges d'un système neurobiologique hyperexcitable dans une perspective psychosomatique où le cerveau serait l'organe cible. Toutefois, à l'inverse des maladies de ce type, si l'organisation névrotique est à elle seule incapable de créer cette hyperexcitabilité même fonctionnelle, on peut simplement penser que la disponibilité biologique des facteurs âge-dépendant n'attend que l'ordre des perturbations psychiques pour déclencher une crise qui va à son tour les absorber et en manifester les symptômes, comme dans l'observation suivante.

Sylvain et l'homme en noir

Sylvain m'est adressé à l'âge de sept ans par son pédiatre à ma consultation de pédopsychiatrie car il présentait tous les soirs, avant d'aller se coucher, des crises d'angoisse où il avait peur d'un homme en noir. Lorsqu'on lui fait préciser la sémiologie de ces angoisses, il dit : « Je sens un froid qui monte le long de ma jambe gauche comme si on avait versé de l'essence. Je vois un personnage de motocycliste avec une combinaison noire et un casque noir où il y a des yeux qui me disent : "Viens !" Quand je me retourne pour la frapper, l'image se fond dans l'eau. Alors mon petit corps frissonne et je me bloque. » Sa mère ajoute : « Il se retourne en arrière et, de sa main gauche, car il est gaucher, il fait comme s'il voulait chasser un ennemi. »
Soupçonneux comme un neuropédiatre devant une description aussi précise et aussi stéréotypée de ces « crises » d'angoisse, je découvre, sur l'EEG demandé, que Sylvain a un foyer fronto-temporal droit et que ces crises sensitivo-versives peuvent bien lui être rapportées. Un pédopsychiatre pouvait-il s'en tenir là ? Certes non.
Interrogé plus avant, Sylvain m'apprend que sa première crise d'angoisse a été provoquée par la vision de draps noirs mortuaires tendus à la porte de son immeuble, pompe funèbre qui célébrait la mort du voisin du dessus. Du dessus certes, mais en dessous il y avait la chambre de Sylvain qui avait appris que le « vieux » monsieur qui dormait au-dessus était mort d'une « crise » cardiaque.
Et cette mort en cachait une autre, celle d'un sien cousin, âgé de six ans, né d'une « faute » de sa tante et qui avait été tué dans la

cour de la cité par un camion qui manœuvrait en marche arrière. Mais cette « faute » tragiquement annulée avait été à demi avouée par le fait que, l'accident étant survenu pendant que la mère de Sylvain était enceinte de son premier enfant, celle-ci lui avait donné en second prénom le prénom du mort, mort avant la naissance de Sylvain, mort qu'on lui avait longtemps tue mais dont on parlait à voix basse.

Sylvain était fortement marqué par le sentiment d'être double, il l'exprimait ainsi : « J'étais double, il y a un Sylvain qui serre les poings pour faire passer la crise et un Sylvain qui tourne la tête, un Sylvain qui a la crise. »

On a soigné par du Tégrétol l'épilepsie de Sylvain, on a parlé de ses peurs et enterré officiellement ses deux morts. Son angoisse a disparu. Il a continué à faire quelques crises, mais elles n'étaient plus que des crises versives sensitivo-motrices, d'une propreté neurologique nettoyée de toute angoisse. Sylvain est devenu un épileptique adolescent ordinaire ayant quelques difficultés à suivre en classe et à secouer le joug maternel.

L'épilepsie a-t-elle une unité somato-psychique ?

L'épilepsie est un syndrome neurologique, organique ou fonctionnel, mais son origine cérébrale qui lui fait fréquenter les hautes sphères des fonctions supérieures, ses manifestations paroxystiques qui s'en prennent à la conscience et mettent au jour l'instinct, font que, plus que dans toute autre pathologie, elle infiltre l'ensemble de l'organisation psychique de la personne tout entière. L'épilepsie est donc plus qu'un syndrome neurologique.

L'épilepsie n'est pas une névrose, mais elle intervient dans les mécanismes complexes de sa formation, elle est parfois la nourrice, parfois la confidente de ses conflits, parfois la servante de son expression symptomatique. Cette fréquentation intime de l'être névrosé qu'elle a contribué à façonner déteint aussi sur ses propres éclats et leur donne en retour une teinte névrotique.

L'épilepsie n'est pas une maladie psychosomatique, mais bien de ses crises, bien de ses inscriptions EEG sont qualifiées de « fonctionnelles », évoquant par là une réaction bioélectrique à des sollicitations psychiques s'engouffrant sans réfléchir (n'oublions pas que le symptôme psychosomatique est « bête ») dans le lit des activités motrices que lui ouvre la « complaisance somatique » plutôt que dans celui de la mentalisation. Mais l'épilepsie est une chose trop sérieuse pour la confier aux seules forces psychiques qui, si elles interviennent dans le mécanisme des crises, sont jusqu'à preuve du contraire incapables de créer des lésions dans un cerveau, même si parfois elles le prennent pour cible en exaspérant son irritabilité idiopathique ou acquise.

Est-ce que le fait d'avoir essayé de tracer des limites neurologiques, névrotiques ou psychosomatiques à l'épilepsie suffit à lui assigner une unité propre ou celle-ci demeure-t-elle à l'interface de ces trois domaines ? Une fois de plus, la psychopathologie peut nous aider à trouver une réponse déjà ébauchée par Freud et développée par Ferenczi à propos de l'hystérie ou des tics [23].

Superficiellement, le fonctionnement mental de l'épileptique et celui de l'hystérique seraient assez voisins. Dans les deux cas, le système serait caractérisé par des décharges pulsionnelles, le plus souvent sexuelles, libérant les instincts mal contenus par des mécanismes de défense insuffisants. Mais, chez l'hystérique, la voie de décharge trouve le mécanisme réflexe instinctif des mouvements du coït qu'il se met à mimer ou dont il donne des équivalents symboliques. Chez l'épileptique, elle trouve les voies sensori-tonico-motrices complaisamment ouvertes par l'excitabilité cérébrale organique ou fonctionnelle. La différence de niveau est d'importance, l'épilepsie va plus loin, qu'il s'agisse d'atteinte de la conscience, d'absence de symbolisation, de la libération des instincts [24] ou de la profondeur de la régression. D'autre part, Ferenczi, qui partageait avec Freud l'idée qu'il y avait dans l'épilepsie « quelque chose d'organique » ou « d'hétérogène », avait supposé qu'il existait, chez l'épileptique comme chez le tiqueur, un « narcissisme de maladie » qui fait que « la plus petite lésion d'une partie du corps atteint le Moi tout entier ». Revoir sous l'angle du narcissisme l'attachement du sujet à sa maladie nous paraît éclairer certains faits mystérieux et paradoxaux de défi à la guérison que nous opposent certains patients. Pour toutes ces raisons, l'épilepsie nous semble avoir une psychopathologie originale qui nous montre bien que la foudre qui frappe le corps s'en va jusqu'à l'âme.

———————

23. S. Ferenczi, « Réflexion psychanalytique sur les tics », *Psychanalyse*, 1921, 81-112.

24. J. Losserand, « Épilepsie et hystérie » *Revue française de psychanalyse*, 1978, 42, 411-439.

Troisième partie

L'ÉPILEPTIQUE ET LES MENTALITÉS
« LE LYS SUR L'ÉPAULE »

Comme si toutes les souffrances subies par l'enfant épileptique dans son développement et dans son fonctionnement intérieur ne suffisaient pas, voici qu'il est aussi persécuté par des ennemis extérieurs autrement tenaces et redoutables. Ils tiennent l'enfant sous le feu croisé des idées, des croyances, des écrits et des regards que les autres, depuis des siècles, portent sur l'épilepsie avec un certain entêtement dans la mauvaise foi. Ces tourmenteurs, on les appelle en sociologie les « mentalités ».

Belles mentalités en effet qui tissent autour de l'enfant épileptique un réseau d'influences qui l'isole et le tient prisonnier en pervertissant sa manière d'être au monde en fonction de ce que les autres attendent de lui, c'est-à-dire d'être un enfant à part, handicapé, fragile, quand il n'est pas débile, dangereux ou fou ! Quelle tentation de le marquer au fer rouge au feu de son épilepsie !

La perversité de ces influences se nourrit d'un paradoxe poignant lorsque l'on sait que ces préjugés sociaux et culturels imprègnent aussi les parents des enfants épileptiques et qu'ils ont, dans leur malheur, à mener un combat à la fois pour leur enfant et également contre eux-mêmes.

Ces mentalités sur l'épilepsie remontent à la nuit des temps, elles font partie d'une culture qui n'a rien de médical et qui est régulièrement entretenue par la connaissance des mythes, de l'histoire et de la littérature.

CHAPITRE VII

Un modèle mythique de l'épileptique : Héraclès

> « Et par l'oiseau blessé qui ne sait pas comment
> Son aile tout à coup s'ensanglante et descend. »
>
> Francis Jammes.

LE BESOIN DU MYTHE

Mais l'homme, lui, veut le savoir et lorsqu'il est frappé de plein fouet d'une chose qu'il ne comprend pas, non seulement il l'enveloppe de sens en la nommant, mais encore il lui invente une histoire surhumaine qui lui sert de référent. Comme si ce qui peut être raconté, fût-ce dans le domaine de l'imaginaire et du pire, tombait dans le domaine du connu et desserrait l'angoisse actuelle de l'inconnu.

L'épilepsie n'échappe pas aux mythes qui, comme le dit Diatkine[1], « sont le produit d'une élaboration collective, tant dans leur histoire la plus reculée que dans leur transmission ». Nous le verrons, l'épilepsie a accompagné l'humanité depuis les temps les plus anciens, et les hommes lui ont tissé sa propre mythification pour se défendre contre l'horreur qu'elle inspirait. Les mythes déversent

---

1. R. Diatkine, « Avant-propos au colloque de Deauville. Mythes », *Revue française de psychanalyse*, 1982, 46, 4, 691-695.

dans le collectif un trop-plein d'angoisse que l'individu seul ne pourrait supporter, ils permettent « à chaque individu de trouver dans son appartenance au groupe des moyens de lutter contre l'angoisse et d'élaborer sa dépression ».

Chaque civilisation a construit ses propres remparts contre le mystère de cette maladie intrusive aussi bien pour le corps que pour l'esprit, mais nous ne parlerons ici que de la mythologie grecque car elle a bercé notre culture occidentale.

La polémique antithéologique d'Hippocrate contre « la maladie sacrée » longtemps encore appelée en latin par les doctes laïcs « *morbus sacer* », ou « *morbus divinus* », ou « *morbus sonticus* » montre bien que cette affection portait en elle une part de transcendant, de destin inéluctable qui échappait à la volonté de l'individu et à la compréhension humaine de ceux qui en étaient les témoins.

L'HÉRACLÈS ÉPILEPTIQUE

Mais, bien avant, l'histoire d'Héraclès fut l'exutoire exemplaire nécessaire à la maîtrise de l'incompréhensible où furent jetés tous les éléments que nous retrouvons à notre époque métapsychologique sur les conflits, les fantasmes et l'organisation topique du sujet épileptique.

T. Neyraut-Sutterman[2] a particulièrement bien analysé les rapports qu'il pouvait y avoir entre un personnage imaginaire, façonné par l'angoisse des hommes, et une maladie bien réelle qui l'alimente. Elle insiste sur la singularité de l'épilepsie, « seule maladie, à notre connaissance, chez l'être humain, à posséder son messager mythologique ».

Elle rappelle que le Dr Josat, dans sa thèse qui date de 1856, nous décrit, selon les idées du moment, une typologie, voire une phrénologie d'Héraclès qui lui paraît spécifique de celle que l'on attribuait aux épileptiques et qui en fait des gibiers de potence constitutionnels. En comparant deux représentations matérielles du héros, celle de l'Hercule Farnèse et celle de l'Hercule du Belvé-

---

2. T. Neyraut-Sutterman, « Héraclès et l'épilepsie », *Revue française de psychanalyse*, 1978, 46, 4, 851-856.

dère, Josat se livre à une véritable leçon de clinique psychiatrique de l'époque : « Le premier en effet, nous dit-il, représente l'homme, tandis que le second représente le dieu. Voyez donc cette tête. Les cheveux sont courts, dressés et ramassés sur le front. Le front lui-même est bas, charnu, crispé. Les yeux se gonflent et s'arrondissent. Il n'est pas jusqu'à cette force prodigieuse, apanage presque divin d'Hercule, qui ne vienne apporter un argument nouveau. »

Plus loin, Josat a trouvé dans le mythe la description d'une crise de son patibulaire patient : « Un jour qu'il offrait un sacrifice à Jupiter, il s'arrête tout à coup, ses yeux roulent d'une manière affreuse et se remplissent de sang, l'écume coule sur sa barbe, son sourire est convulsif et forcé, il se dépouille[?], il se bat en l'air. » On jurerait qu'on y est !

Il n'est jusqu'à ses accès de fureur que l'on n'attribue à l'épilepsie puisqu'on les lui arrête en « lui faisant sentir une caille » (sans doute faisandée) qui est un traitement antique de cette maladie.

Dans l'*Héraclès furieux* d'Euripide, le chœur tragique nous chante comment Alcide, qui ne s'appelle pas encore Héraclès, après avoir tué ses enfants et sa femme Mégara[3] dans un accès de violence aveugle, se précipite sur son « père » Amphitryon pour lui percer le cœur, lorsque survient Athéna-Pallas, la protectrice, qui « jette contre la poitrine d'Héraclès une pierre qui arrête sa folie de meurtre et dans le sommeil le plonge »... On le lie à une colonne « pour qu'à son réveil il n'ajoute pas un autre crime à ses forfaits. Il dort, l'infortuné ; de quel triste sommeil ». Dort-il ou est-il plongé dans un coma postcritique ?

Mais cessons nous-même de rêver.

Si belle que soit cette observation de ce jumeau postmature, conçu par adultère d'une mère (Alcmène) doublement abusée par personne ayant autorité (Zeus), porteur cryptique d'un secret de famille, menacé d'infanticide par Héra dont il déchire le sein au cours d'une tétée dramatique, ni homme ni dieu et les deux à la fois, exposé à tous les dangers, capable de descendre aux Enfers et d'en revenir, alternativement fort et faible, maîtrisant l'agressivité de sa puissance virile mais tuant ses enfants dans un accès de dangerosité, réduit, aux pieds d'Omphale, revêtu du « péplos » fémi-

---

3. Il semble qu'Euripide ne tienne pas compte du fait que Mégara épousera plus tard Iphiclès, le jumeau d'Héraclès. D'après R. Graves, *Les Mythes grecs*, Paris, Fayard, 1967, tome II.

nin, à filer la laine pour finalement mourir, avant de renaître à l'immortalité au cours d'une crise où le feu de la tunique de Nessus se combine à l'étouffement pour le tuer, Héraclès n'existe pas, il n'a jamais existé !

Et s'il est pertinent d'utiliser son mythe pour mieux percevoir l'horreur de l'épilepsie, on ne doit en revanche céder en aucune manière à la tentation d'utiliser l'histoire d'Héraclès comme celle d'un homme, modèle de tous les épileptiques à venir[4].

LES ÉPILEPTIQUES NE SONT PAS DES HÉRACLÈS

Comme le dit Jean Starobinski[5], « il [Héraclès] n'a d'existence que dans la parole qui lui est attribuée ». Il n'est que « l'équivalent collectif d'un rêve », mais les rêves sont les matériaux préférés des psychanalystes qui ne se sont pas privés d'interpréter ceux que le mythe, et non l'histoire, d'Héraclès fournissait à leurs propres facultés associatives.

Le mythe du héros ionien, dans sa richesse et dans sa complexité, alimente bien d'autres interprétations que celles liées à l'épilepsie.

Nicole Loraux a souligné les contradictions d'Héraclès à la fois « surmâle aimant les femmes (philogunes-φιλογύνησ) et féminin (affublé du péplos et de la mitra) », fils de deux mères dont l'une symbolique au point de lui donner son nom définitif (Héraclès = Gloire à Héra), une seconde naissance et l'immortalité, ne l'en déteste pas moins au point de mener contre lui une action infanticide. Mais celui-ci le lui rend bien en ambiguïté en se prêtant à la cérémonie de l'adoption, du retour dans son ventre et en lui tétant si sadiquement le sein qu'il le déchire.

Georges Dumézil[6], quant à lui, fait remonter le mythe d'Héraclès à une source indo-européenne précédant la période hellénique. Il ne serait que la troisième épiphanie d'un dieu indien et

---

4. Je n'ai, moi-même, pas pu résister à cette tentation dans une pièce de théâtre — non publiée — qui s'intitule *Les Frères Klès*.

5. Cité par N. Loraux, « Héraclès, le surmâle et le féminin », *Revue française de psychanalyse*, 1978, 46, 853-855.

6. G. Dumézil, *Mythes et épopées*, Paris, Gallimard, 1971.

d'un héros scandinave, tous deux monstrueux physiquement et tous deux s'exprimant par la force brutale et meurtrière.

Or, d'après Dumézil, ce qui unit l'histoire de ces trois héros serait qu'ils ont commis trois « péchés » dont la réparation explique la rigueur de leur destin.

Pour Héraclès, le premier est d'avoir hésité à accomplir ses douze travaux pour le compte de son cousin Eurysthée soutenu par Héra ; il en sera puni en étant frappé de folie meurtrière.

Le deuxième est d'avoir tué déloyalement son ami Iphitos, son ancien allié. Il en sera puni en étant réduit à l'esclavage des travaux féminins auprès d'Omphale.

Le troisième est d'avoir trompé sa femme Déjanire au profit de la jeunesse d'Iolé. Il en sera puni par Déjanire elle-même qui, croyant à la vertu de philtre d'amour de la peau du centaure Nessus, la lui envoie pour qu'il s'en fasse une tunique. Or cette tunique, qui contenait encore le poison de la flèche qui avait tué l'hydre de Lerne, le brûla au point qu'il mit fin à ses jours terrestres avant de renaître à l'immortalité.

Ainsi, le mythe d'Héraclès pourrait alimenter bien d'autres sources que celles de l'épilepsie selon celui qui y puise. Et ce serait bien accablant pour l'épileptique de lui faire endosser à son tour la tunique brûlante de tous les fantasmes que nous signifie le conte d'Héraclès. Boulimique insatiable, hypersexuel, travesti, traître déloyal, violeur de jeunes filles, mercenaire brutal chargé des sales boulots, et, pour couronner le tout, le plus grand des pécheurs aux yeux d'une humanité privée d'un dieu unique puisque, par l'inceste, le double parricide et l'infanticide, il aurait transgressé les lois fondamentales qui la régissaient si la folie furieuse ne lui avait servi d'excuse !

Sans tomber dans l'excès de la caricature, on peut, avec Neyraut-Sutterman, garder le mythe herculéen comme modèle outré d'une psychopathologie de l'épileptique, parce que la clinique de nos patients nous démontre qu'il faut aller chercher le sens de leur souffrance dans des peurs très primitives que leurs symptômes déstructurants font peut-être affleurer plus facilement que chez les autres. Il faut donc retenir que l'épilepsie avait sa mythologie avant même que ne commence son histoire.

CHAPITRE VIII

Le regard de l'histoire

Il est difficile de distinguer l'historique de l'épilepsie de son histoire[1], voire de son roman tant cette maladie dans ses interprétations est infiltrée de mythes, de sacré, de merveilleux ou de diabolique et se présente, selon les époques, proche tantôt de la théologie, tantôt de la démonologie, tantôt de la psychiatrie ou bien de la neurologie.

À notre époque moderne et malgré les progrès de la neurologie, l'intérêt de l'épilepsie se partage entre les psychiatres, qui discutent de ses rapports avec la folie, les psychanalystes, attentifs à décrypter le sens fantasmatique ou défensif des crises, et les phénoménologistes, occupés de la manière d'être au monde du sujet épileptique.

Enfin, l'épilepsie n'a cessé d'être une maladie sociale ostracisante et aliénante contre laquelle le corpus social doit se défendre par l'exclusion de ceux qui en sont atteints. Autrefois hors du groupe, du mariage, de la citoyenneté, de l'éducation, hors de l'Église pour les possédés, l'épileptique est encore de nos jours hors des fonctions qui pourraient mettre en danger la vie des citoyens sains de corps et d'esprit.

---

1. L'ouvrage de référence sur l'histoire de l'épilepsie est celui de Temkin, *The Falling Sickness, a History of Epilepsy from the Greecks to the Beginning of Modern Neurology*, paru en 1945. Plus récemment, Michel Weber, de Nancy, a fait paraître un article extrêmement documenté sur le sujet dans le cadre d'un cycle de conférences sur l'histoire de la médecine où il fait de larges emprunts au livre de Temkin : « Histoire de l'épilepsie », Conférences lyonnaises d'histoire de la neurologie et de la psychiatrie, *Doc. Méd. Oberval*, 1982, 107-134.

Indiquer le contexte historique de l'évolution des idées sur l'épilepsie paraît nécessaire à celui qui se propose de comprendre l'enfant épileptique d'aujourd'hui.

Identifiée pourtant très tôt comme une maladie neurologique, on aurait pu croire que l'histoire de l'épilepsie a été parallèle à celle des découvertes neurologiques. Certes, mais ce n'est vrai qu'en partie, l'épilepsie a également accompagné, comme un symptôme de mauvais augure, l'histoire des dysfonctionnements des comportements humains et sociaux. À cet égard, l'Histoire hésite et l'histoire *de* l'épilepsie est souvent une histoire des mentalités *sur* l'épilepsie.

Au handicap d'être épileptique l'enfant épileptique ajoute, aux yeux de l'Histoire, celui d'être un enfant. Car l'Histoire, celle des pauvres et des humbles, n'a jamais été tendre avec l'enfant. Elle nous le prouve encore aujourd'hui.

Je m'étais déjà risqué à montrer comment l'enfant, lorsqu'il devient objet d'étude historique, a l'air de « jouer à couvert et découvert selon les marées de l'Histoire[2] ». Il apparaît tantôt au premier plan des préoccupations, comme dans les sociétés grecque, spartiate ou romaine, parce qu'elles ont pris conscience de sa valeur symbolique potentielle et démographique, et qu'il faut préparer la relève des citoyens, des guerriers ou de la gens. Il est évident que l'enfant épileptique ne faisait pas partie de cette élite et que plus l'enfant est précieux, plus le handicap le différencie et le fait rejeter.

Tantôt il disparaît au profit des adultes trop occupés de leur survie (notamment pendant les deux épidémies de peste noire de 1348), de leur travail ou du salut de leurs âmes jusqu'au haut Moyen Âge. L'enfant épileptique se trouve alors comme noyé parmi les autres banalisés par leur absence de valeur individuelle, eu égard à la mortalité infantile qui empêchait l'attachement précoce et qui faisait considérer les survivants comme les fruits du hasard plus que comme ceux d'une sollicitude affective de tous les instants.

Tantôt il réapparaît sporadiquement sous l'effet de courants religieux et philosophiques qui en font plus un objet de discussions théologiques ou métaphysiques que de préoccupations sociales ou hygiéniques. On s'occupe plus de son âme que de son corps (on

---

2. R. Soulayrol. « Histoire de l'enfant fou », *Psychiatrie française*, 1995, 1, 88-101.

invente même des systèmes pour l'ondoyer *in utero*). Sa nature est fondamentalement mauvaise ou diabolique puisqu'il est porteur du péché originel. Et les crises d'épilepsie sont considérées comme les témoins bien visibles de ces possessions qui méritent exorcismes et feux de bûcher.

Il en est ainsi jusqu'au Siècle des lumières où, nimbé de la pureté de son innocence et offrant la cire molle de son esprit au stylet de l'éducation, l'enfant porte l'espoir de devenir à lui seul une encyclopédie. Il redevient alors l'objet de toutes les attentions des éducateurs, des maîtres de musique, des philosophes, des théologiens et commence d'être celui des hygiénistes qui l'envoient à la campagne téter le lait de nourrices généreusement humaines.

On sait que cette vision angélique a tourné court au XIXe siècle où l'enfant des fabriques, des mines, des guerres et de la misère n'a pas bénéficié de cet avenir radieux. En fait, ce clivage entre enfants de « l'Ancien Régime », méprisés et rejetés[3] et enfants « des Lumières » me paraît trop tranché. Nous avons dès le Moyen Âge de nombreuses preuves, écrites, iconographiques ou culturelles, d'une tendresse naturelle des pères et des mères pour leur enfant. Et dès le XIIe siècle l'image de la Sainte Famille représente le modèle de l'amour familial idéal.

Le véritable clivage du destin des enfants ne me semble pas se situer entre enfants de riches ou enfants de pauvres, nobles ou vilains, enfants des villes ou des campagnes qui finalement payaient le même tribut à la mortalité et à la morbidité infantile, mais plutôt entre les enfants socialement reconnus et les autres, orphelins, bâtards rejetés, enfants abandonnés ou exposés. Et si certains enfants handicapés arrivaient à vivoter au sein de leur famille ou de leur village dans l'acceptation chrétienne de la Croix qu'ils représentaient, beaucoup d'autres dans les villes n'avaient comme recours que la charité publique. Un mouvement qui s'est considérablement organisé dès le règne de François Ier qui crée l'hôpital des Enfants-Dieu en 1536 tout comme plus tard saint Vincent de Paul accueillera dans ses institutions tous les enfants abandonnés, légitimes ou pas, tous égaux devant la misère ou la maladie.

On le voit, l'histoire de l'enfant épileptique se confond avec

___

3. Ph. Ariès, *L'Enfant et la Famille sous l'Ancien Régime*, Paris, Seuil, 1973.

celle des enfants délaissés, disgraciés, estropiés, déficients, fols et agités, et certainement l'Histoire triste de ces tristes histoires a-t-elle contribué à véhiculer, jusqu'à nos jours vis-à-vis d'eux, un sentiment de défiance et de mise à l'écart.

Dans l'histoire antique, assyrienne, sumérienne, égyptienne et grecque, on connaissait les malades atteints du « bennu » et les moyens de les diagnostiquer en les mettant en observation un temps suffisamment long pour qu'ils ne puissent dissimuler une crise, ou en les soumettant à la stimulation lumineuse intermittente d'une roue à rayons tournant entre le soleil et le patient. En revanche, on connaissait moins bien les moyens de les guérir en dehors de leur ouvrir le crâne pour permettre aux mauvais esprits de s'échapper (nécropole de Toforalt, dix mille ans avant J.-C.), mais on savait s'en protéger en les bannissant, ou les éradiquer en empêchant leur reproduction.

Une première période de clarté se dessine dans l'Antiquité grecque quand les philosophes préhippocratiques commencèrent à séparer le chaos du cosmos. Ces philosophes, qui s'interrogeaient sur la place de l'homme dans le cosmos, ont su montrer comment les quatre éléments d'Empédocle, l'eau, l'air, le feu et la terre, pouvaient s'offrir aux organes sensibles des humains, bref à l'expérience. Or l'épilepsie, par cette brutale cassure de l'expérience, ne peut-elle pas être interprétée, à l'échelon personnel, comme un retour au chaos, une non-existence ?

Il y eut, avec Anaxagore, entre 500 et 428 avant J.-C., une tentative d'animisme par un clivage non pas soma-psyché, mais soma-noos, le νόοσ appartenant plus à l'esprit créateur qui impulse aux choses une fonction qu'à l'anima, ψυχή, qui les transcende. Or Alcméon (500 avant J.-C.), vers la même époque, avait déjà montré que le cerveau était bien le centre qui recueillait, grâce aux voies de communication des nerfs, les fruits du commerce entre le monde sensible et la personne, la maladie pouvant résulter d'un excès d'excitation dû à un dérèglement de l'équilibre des contraires (isonomie).

Puis vint Hippocrate (460-377) qui est non seulement le père de la médecine, mais celui de l'épileptologie. Il reprend la théorie des contraires et le principe des équilibres dévolu à la nature, et il reste attaché à la conception des humeurs. Ainsi, la juste répartition du sang, du phlegme et des deux biles (κρᾶσισ-crase) règle la santé. Tout engorgement du phlegme ou tout déplacement de la bile noire, la « μελανχολή », selon qu'elle se porte sur le corps ou sur le cerveau, provoque l'épilepsie ou la mélancolie. Et si cette même atrabile s'échauffe, elle provoque, selon les degrés, irritation, colère ou fureur. Mais la modernité d'Hippocrate fulgure dans son livre *De la maladie sacrée* dont le titre est à prendre sur le mode ironique.

Il réfute tout d'abord le caractère divin de l'affection : « Elle ne me paraît avoir rien de plus divin ni de plus sacré que les autres, mais la nature et la source en sont les mêmes que pour les autres maladies. » Il reconnaît son caractère « effrayant » et « l'impuissance où l'on est de s'en faire une idée » sans que l'on soit obligé pour autant de faire appel au merveilleux ou au divin pour l'expliquer et encore moins pour la traiter ; fustigeant au passage « ceux qui les premiers ont sanctifié cette maladie, les mages, les expiateurs, les charlatans, les imposteurs », tous gens qui « jettent donc la divinité comme un manteau et un prétexte qui abritent leur impuissance [...] afin que leur ignorance ne devînt pas manifeste ». Mieux encore, il défend les épileptiques contre les pratiques de purification en s'indignant qu'on puisse les considérer non comme des malades, mais comme « des gens ayant quelques souillures, des scélérats, des individus frappés d'un charme ou ayant commis quelque action sacrilège ».

Non content de régler son compte à l'origine divine de la maladie et à ses conséquences absurdes, voire impies, Hippocrate fait faire un bond en avant à la modernité de la neurologie en affirmant : « La vérité est que le cerveau est l'origine de cette affection. »

Il pressent les causes héréditaires et acquises de l'épilepsie : « Elle naît comme les autres maladies, par hérédité. » Si d'un phlegmatique naît un phlegmatique... « où est l'obstacle que la maladie, dont le père ou la mère a été affecté, n'affecte aussi quelques-uns de ses enfants ? » Il est enfin possible que chez les enfants « le germe en commence chez l'embryon encore enfermé dans l'utérus ».

Sur le plan sémiologique, il sait distinguer les crises généralisées des crises unilatérales lorsqu'il nous dit : « De tels accidents se manifestent tantôt à droite, tantôt à gauche, tantôt des deux côtés. »

Hippocrate est évidemment moins perspicace dans ses explications physiopathologiques, car ses connaissances anatomiques et physiologiques sont celles de son temps et font appel à la théorie des humeurs et à celle des vents aspirés par les veines et distribués dans tout le corps. Que survienne un engorgement dans cette libre circulation ou qu'un excès de phlegme ne puisse être purgé par les écoulements habituels à l'enfance, voilà l'individu phlegmatique menacé de voir son abondance pituiteuse envahir les deux grosses veines du cerveau qui viennent, celle de droite, du foie, et celle de gauche, de la rate, « alors le sujet perd la voix parce que le phlegme, descendant tout à coup dans les veines, intercepte l'air qui n'est plus reçu dans le cerveau ». Le sujet perd conscience parce que l'air qui donne l'intelligence au cerveau n'y arrive plus. Quant à l'agitation des membres, elle est causée par le bouillonnement du mélange entre le phlegme froid et le sang chaud. « Si le flux est abondant et épais, la mort est immédiate car il triomphe du sang par le froid et le coagule, s'il est moindre, dans le moment il a le dessus, interceptant la respiration ; puis au bout de quelque temps, s'étant répandu dans les veines et mêlé au sang qui est abondant et chaud, il a le dessous, les veines admettent l'air et la connaissance revient. » Ouf, on a eu chaud !

Galien (130-201 après J.-C.), encore attaché à la théorie des humeurs et des vents, explique l'épilepsie par les déplacements de ces éléments au cerveau et, grâce à son don d'observation clinique, il découvre un des phénomènes des crises partielles qu'il nomme « aura » parce qu'un de ses patients lui avait dit qu'il ressentait comme un « souffle ou une bise froide » qui, partant de sa jambe, était remonté le long de sa cuisse, de son aine, de ses côtes, avait atteint le cou puis sa tête, lui faisant alors perdre conscience. Cette description cadrait parfaitement avec ce que Galien pensait de la migration et de l'engorgement des humeurs sur les organes. Le terme de souffle employé par son patient lui-même confirmait qu'il s'agissait bien d'un « vent » qui parcourait ses veines. Il est fréquent de nos jours encore que nos malades empruntent des termes d'un discours médical à la mode pour se plaindre de leurs maux.

Nous n'avons hérité, de l'époque romaine, que la réaction contraphobique collective envers l'épilepsie qui faisait qu'on interrompait l'assemblée des comices si un de ses membres était, pendant le rassemblement, frappé d'une crise qu'on appelle depuis « crise comitiale ». À nouveau l'épilepsie était qualifiée par un contemporain, Sérénus Sammonicus, de « mal affreux qui rompt l'assemblée du peuple en lui imprimant une tache hideuse » et l'épileptique mis au ban de la société qui le tenait pour responsable de la défaveur des dieux envers la Cité.

Avec l'époque chrétienne, nous entrons dans la parabole et la métaphore qui peuvent donner sens à l'épilepsie et à ses crises, tout comme est introduit le prix de l'amour (*caritas*) que l'on peut porter à l'épileptique. Il y a plus à comprendre dans la lecture synoptique des Évangiles de saint Marc, de saint Matthieu et de saint Luc, qui rapportent l'épisode de la guérison de l'enfant épileptique, que la simple description d'une crise versive d'un enfant et sa rémission par une intervention christique.

Certes, Jésus admoneste l'esprit impur de sortir du possédé par des paroles d'exorciste : « Esprit muet et sourd, je te l'ordonne, sors de cet enfant et n'y rentre plus. » Ce qui a pour effet immédiat de renforcer la furie du malin : « L'esprit jeta un cri et ayant agité l'enfant avec violence sortit, et l'enfant devint comme mort de sorte que la plupart disaient "il a trépassé", mais Jésus l'ayant pris par la main le releva et il se tint debout. »

Toutefois, Jésus semble savoir que son intervention serait inutile sans qu'une confiance sincère et profonde ne se tisse entre celui qui donne et celui qui reçoit. Il renforce la foi de ses apôtres en les tançant : « Ô génération incrédule, jusqu'à quand serai-je avec vous ? » et celle du père de l'enfant : « Si vous pouvez, tout est possible à celui qui croit. » Il y a là comme une première leçon d'une interaction possible des forces psychiques du thérapeute, des parents et du patient dans la maîtrise du processus épileptique.

Il est curieux que le Moyen Âge chrétien n'ait pas exploité vis-à-vis des épileptiques cette veine charitable et spirituelle, et n'ait retenu de l'action de Jésus que son côté miraculeux, et de l'enfant, son seul statut de possédé. Une chape d'obscurantisme s'est alors abattue sur l'épileptique qui allait être considéré pendant toute cette période comme un être non seulement impur, possédé, mais éminemment dangereux, plus pour l'âme que pour le corps, et éventuellement contagieux. On ne retient de l'épileptique que le saisissement qui le fait tomber à terre (*morbus caductus* et mal de la terre), les soubresauts des forces du mal qui tordent ses membres et les éruptions d'écume qui jaillissent du bouillonnement du chaudron du diable.

À mal diabolique s'opposent donc les manipulations régaliennes, « les roys d'Angleterre guarissent miraculeusement de l'épillencie » (alors que l'on sait que la spécialité des rois de France est celle des écrouelles). Le culte des saints désignait les intercesseurs comme saint Jean ou saint Valentin, on priait, on jeûnait, on allait en procession et on proposait des remèdes antidiableries inspirés des recettes anciennes contenant du sang, des raclures d'ossements humains, de l'urine, des viscères d'animaux réputés avoir commerce avec le diable comme le bouc ou les chiens hurleurs de la pleine lune (*morbus lunaticus*). Bref, on était revenu aux charlatans que dénonçait Hippocrate.

Mais la confusion entre possession et épilepsie était telle que ce furent les exorcistes qui eurent la partie belle enfonçant jusque dans la Renaissance ce coin d'obscurantisme moyenâgeux. Et l'enfant épileptique continua d'être l'enfant du mal. Encore au xve siècle, dans le trop fameux *Malleus maleficarum* de Sprenger, ces enfants marginaux sont vite accusés de commerce avec le diable, les filles menant le sabbat, les garçons se muant en lycanthropes. Leurs crises d'agitation, de colère, d'épilepsie, de délire démontrent qu'ils sont bien réellement possédés, ce qui permet de les brûler comme sorciers, d'autant plus que leur suggestibilité leur faisait avouer ce que l'on attendait d'eux comme cette malheureuse Magdelaine des Aymard qui fut jugée en 1606 à Riom. Dans son livre de 1602, *Traité de l'épilepsie, maladie vulgairement appelée en Provence : la goûtette aux petits enfants*, Jean Taxil déclare encore que « tous les démoniaques sont épileptiques[4] ».

À ce propos, rendons hommage à J. Wier, médecin hollandais du xvie siècle, dont l'objectivité clinique concernant les possédés tout aussi bien que les miraculés, d'ailleurs, a permis de démontrer que ces malheureux n'étaient souvent que des malades à soigner plutôt que des victimes ou des privilégiés du surnaturel. On comprend que Bariety ait pu écrire que « le Moyen Âge a duré mille ans ».

Il n'est qu'à lire *L'Œuvre au noir* de Marguerite Yourcenar

---

4. Tout récemment, le 21 mars 1998, deux quotidiens de la Réunion titraient, l'un : « L'envoûtée était épileptique », l'autre : « La séance d'exorcisme tourne au drame », pour rapporter la mort d'une épileptique en crise au cours d'une séance d'exorcisme pratiquée par une guérisseuse qui, après des impositions inefficaces des mains, a flagellé la patiente avec des tiges de bambou.

pour comprendre les contradictions qui se posaient aux médecins des XVe et XVIe siècles, tiraillés entre un besoin de sciences physiques, chimiques et astrologiques, et la puissance parfois répressive de la théologie. Même sur des bases fausses, la réflexion sur la maladie et l'épilepsie en particulier se voulait scientifique, et la médecine, bien que fort imprégnée d'hermétisme et d'astrologie, l'emporta sur la religion, la magie ou le merveilleux.

Le grand Paracelse (1493-1541), dans deux livres qui traitent du sujet épileptique, amorce l'idée qu'une compassion des médecins envers leur patient est nécessaire pour que le traitement devienne efficace et que l'épilepsie est peut-être un phénomène de nature, plus cosmique que physiologique. Et il fait de la crise d'épilepsie un orage intérieur où ne manquent ni la charge anxieuse de la menace, ni l'obscurcissement de la vue qui se trouble, ni l'agitation qui secoue les membres comme les branches des arbres, ni les éclairs aveuglants qui vrillent la tête de l'œil à l'occiput, ni le tonnerre des cris et des râles, ni la détente qui se produit sous l'ondée de l'écume, de la sueur et du sperme qui semblent libérer le sujet exténué de ce qu'il vient d'essuyer. Pour cet auteur, l'épilepsie est à l'échelon microcosmique ce que sont, à celui macrocosmique, les grandes catastrophes et fléaux prévisibles par les conjonctions des astres. Et même Josat, qui critique les positions de l'école astrologique utilisant les mystères du déclenchement des crises pour faire de l'épilepsie la maladie astrale par excellence, est obligé de s'interroger sur l'influence de la lune (*morbus lunaticus*) dans cette maladie et il cite l'observation d'une patiente dont les crises étaient groupées à la période de la pleine lune, et remarque que dans l'histoire de la maladie le chiffre 7 prend un sens cabalistique ; née à 7 mois, elle devient épileptique à 7 ans, avec des crises tous les 7 jours, à 7 heures du matin. Cela évoque l'observation de ce mien patient qui ne faisait ses crises que les dimanches ou les jours fériés, ou encore une description d'un patient dont la vie épileptique était rythmée par des dates significatives de la vie de Beethoven auquel il vouait un culte quasi mystique. L'influence de l'hermétisme est telle que la philosophie plus que la médecine tente d'expliquer les symptômes de l'épilepsie par le retrait des fonctions de la vie du « diumvirat » estomac-rate qui la gouverne à l'état de santé. Cette recherche de causes extra-neurologiques eut le mérite de souligner les facteurs climatiques, émotionnels et psychogènes dont le déterminisme n'est pas de nos jours clairement établi.

Les médecins du XVIIe siècle étaient loin d'être tous des Diafoirus, tout comme ceux du XXe des Knock, mais la caricature permet justement d'accentuer le relief qui fait culminer les découvertes des hommes de sciences véritables au-dessus du cloaque des habitudes, des croyances ou de la fumisterie.

On peut dire que, pour la médecine de l'enfant, le Siècle des lumières a été le XVIIe siècle, et l'épilepsie s'en est trouvée éclairée. Thomas Sydenham découvre le laudanum, René Descartes publie un traité sur la formation du fœtus et des risques qu'il court *in utero*, la pédiatrie naissante veille sur le développement et la santé de l'enfant avec, en 1675, un traité de Guillaume Le Roy sur *Le Devoir des mères avant et après la naissance*, et Pierre Gassendi recommande l'allaitement maternel qui allait faire reculer la mortalité infantile. L'obstétrique eut ses pionniers comme Van Devanter Hendrick dont la mesure du bassin des femmes permettait de prévoir les difficultés de l'accouchement, ou comme le très fameux Moriceau dont personne n'a oublié la manœuvre, tandis que Chamberlin inventait le forceps et non le parapluie comme je l'ai entendu dire à un étudiant ! On le voit, les facteurs exogènes de l'épilepsie de l'enfant étaient combattus sur tous les fronts.

Renonçant à l'astrologie et à l'hermétisme, les médecins de la fin du XVIIe siècle eurent une furieuse envie d'explication rationaliste du mécanisme de l'épilepsie qui cadrait avec les découvertes anatomiques et physiologiques du temps. Sylvius, Willis, Malpighi, plus connus de la postérité pour leur aqueduc, leur hexagone ou leur glomérule eurent leur mot à dire sur l'épilepsie. Ils ont été les champions de l'école mécaniciste et de la théorie des esprits, pris au sens d'émanations subtiles de composés chimiques volatils comme l'esprit-de-sel par exemple. Ce qui peut être considéré comme les prémices de la biochimie. Ainsi, nous dit Temkin, relayé par Weber, Willis pensait que les fibres musculaires contenaient des particules d'esprit-de-sel tandis que le sang artériel charriait des particules nitrosulfureuses (lesquelles, on le sait, sont particulièrement inflammables et répandent une odeur qui est encore celle du diable). La crise d'épilepsie serait provoquée par la mise à feu par les nerfs particulièrement échauffés de ces particules sanguines, lesquelles, se communiquant à celles des muscles, les feraient exploser, entraînant un gonflement et un raccourcissement des fibres. Nous ne sommes pas très loin du principe même de la contraction musculaire phosphorylante.

Pour Malpighi, ce sont les fibres cérébrales elles-mêmes qui se contracteraient en spasmes sous l'influence de l'apport nocif de vitriol ou d'arsenic qui sont les violents poisons que l'on connaît de nos jours.

Bagluvi pensait que la dure-mère composée de fibres membraneuses, richement irriguée et battant comme le cœur avait pour fonction de transmettre le fluide nerveux à tout le corps tandis que le cœur apportait le flux sanguin aux fibres charnues des muscles. Le cerveau inerte et mou, séparé du sang artériel, ne pouvait prétendre à une action aussi noble que celle de l'excitation. Sous l'effet d'un agent violent attaquant la dure-mère, voilà que le fluide nerveux devient irrégulier dans sa distribution et produit les spasmes de l'épilepsie.

Avec la théorie de l'animisme dont Stahl fut le défenseur à la fin du XVIIe siècle, on assiste non seulement à une réaction contre le mécanicisme, mais à une tentative de centralisation des fonctions neurologiques et nutritives à l'ensemble de la structure organisée qui est le corps humain. L'âme dont il s'agit n'est pas l'âme transcendante, elle est matérielle et se rapproche plutôt de celle que Descartes logeait dans la glande pinéale. Elle est assez voisine de sa future rivale, l'hypophyse, que les neuro-endocrinologues allaient élever à la dignité de chef d'orchestre hormonal. Dans cette conception et pour ce qui nous intéresse, cette âme ainsi définie paraît plus vulnérable aux perturbations externes, émotives en particulier, qu'aux humeurs ou aux esprits, et on peut se risquer à la traduire par psyché.

En dehors de ces querelles d'interprétation des mécanismes de l'épilepsie, la moisson du XVIIe siècle fut assez abondante sur le plan clinique et thérapeutique, comme le rappelle Weber. Taxil (1602), déjà cité, distingue l'épilepsie héréditaire de l'épilepsie accidentelle et dénonce le rôle aggravant de l'alcool. Boerhaave (1668-1736) distingue l'épilepsie de l'apoplexie et de l'hystérie, et, nous l'avons vu, les progrès de l'obstétrique et de la pédiatrie diminuent la fréquence des causes accidentelles bien que peut-être cela ne soit pas apparu aussi clairement aux contemporains.

En revanche, pour la psychiatrie, la médecine neurologique et, par voie de conséquence, pour l'épilepsie, les Lumières du XVIIIe siècle furent masquées par l'ombre du livre de Tissot sur l'onanisme (*De onania*, 1760) qui eut, nous le rappelle D.J. Duché[5],

---

5. D. Duché, *L'Onanisme*, Paris, « Que sais-je ? » PUF, 1990.

un succès considérable (pas moins de trente éditions) et des effets néfastes qui ont perduré jusqu'au début du xxe siècle où la psychanalyse enfin déchargea les malheureux onanistes, c'est-à-dire tout le monde, du poids du péché et les épileptiques de la responsabilité de leurs maux.

L'épilepsie n'échappait pas aux foudres de l'onanisme et figurait en bonne place dans la liste de ses conséquences fâcheuses au même titre que la folie et l'affaiblissement des facultés intellectuelles. « Les excès sexuels entraînent l'épilepsie chez les personnes les plus robustes qui n'avaient jamais été atteintes. »

On mesure difficilement les conséquences d'une telle conception empreinte d'un certain moralisme qui nouait le premier fil entre épilepsie et folie dont la trame allait continuer de se tisser jusqu'au xixe siècle. Voltaire, qui connaissait Tissot et son ouvrage, ne prend pas partie dans son dictionnaire philosophique sur le sujet. Quant à Rousseau, qui nous parle « de sa première éruption très involontaire », prélude sans doute à d'autres plus provoquées, il pense que « séduit par ce funeste avantage [il] travaillai [t] à détruire la bonne constitution qu'avait rétablie en [lui] la nature et à qui [il] avai[t] donné le temps de bien se former ». Diderot dans *Le Rêve de d'Alembert* est plus critique et admet la masturbation comme un exutoire « aux suites funestes d'une continence rigoureuse » et conseille même « aux pauvres diables qui ne savent où s'adresser, à s'expédier à la façon du cynique ». Il fait ici allusion à Diogène qui répondait, provocateur, à qui l'interrogeait pendant une de ses masturbations publiques : « Je plante un homme. »

Samuel, Auguste, David, André Tissot (1728-1797) était ce qu'on appelait, il y a peu encore, un grand patron. Voltaire serait venu le consulter, et il est dommage que ce grand médecin qui eut deux grandes idées soit passé à la postérité pour la seconde alors que pour la première, sous le titre de *L'Inoculation justifiée*, il préconisait les bienfaits de l'inoculation variolique qui a fait reculer les ravages de la petite vérole dont mourut Louis XV le Bien-Aimé.

À l'actif de Tissot et des pharmacologues de son temps, il faut porter la réfutation d'un certain nombre de composants peu ragoûtants qui entraient dans la composition de sirops, de poudres ou de pilules antiépileptiques, qu'ils soient de Duclos ou de Daquin. Ce dernier, dont la solution antiseptique violine est encore employée de nos jours, fut moins inspiré pour la recette de sa poudre antiépileptique qui comprenait à la fois « de la raclure du crâne d'un homme mort de mort violente, des foies et des cœurs de vipères, de l'ongle d'élan, de la racine de pivoine, de valériane, de contrabyerva, de succin blanc, de l'arrière-faix d'une femme qui soit d'un tempérament sanguin, de l'os du cœur de cerf, de la fiente de paon desséchée, du cinabre d'antimoine et du sel volatil de corne de cerf ». Tout cela dans un mélange tel que si un seul ingrédient venait à manquer ou que la pesée n'était pas juste, il y avait de fortes chances pour que le malade ne guérît point. Plus pragmatiquement, Tissot retient les effets favorables de la racine de valériane, de pivoine, les fleurs d'oranger, le musc et le camphre non sans se permettre, à propos des remèdes « dégoûtants », de proférer un jugement hautain sur « la petitesse [dans laquelle] peuvent donner les hommes quand ils se laissent guider par des systèmes, les préjugés et la superstition ». On ne pourrait mieux dire en ce qui concerne sa position sur l'onanisme !

Comme toujours, les données de l'observation, qu'elles soient anatomiques, physiologiques ou cliniques, sont les plus fécondes. Ainsi, pour Haller (1708-1777), l'épilepsie provient du cerveau qui irrite les nerfs qui à leur tour contractent les muscles. La division entre prédisposition, causes déclenchantes, dont les causes morales, et facteurs lésionnels, comme tumeurs, traumatismes crâniens, syphilis ou blessure à la naissance, est assez bien connue à l'époque. Rendons à Tissot l'hommage d'avoir décrit le premier les absences Petit Mal et aux médecins de sa génération d'avoir distingué l'épilepsie de l'éclampsie et des convulsions fébriles, et peut-être même de l'hystérie dont les spasmes paraissaient « volontaires ».

Les progrès de la psychiatrie au XIXe siècle ont lentement séparé l'épilepsie de la folie à laquelle elle était liée dans sa forme la plus violente, le terme de fureur épileptique est là pour en témoigner. Et l'histoire de l'hystérie, dont la vocation est la pathomimie, nous montre bien avec quelle jouissance elle s'est plu à prendre pour modèle les symptômes épileptiques et la difficulté des médecins à la distinguer de l'épilepsie, surtout quand les deux tableaux se superposent ou alternent sous le titre d'hystéro-épilepsie.

Au début du XVIIIe siècle, les prisons et les asiles abritaient encore indifféremment épileptiques et fous, la populaire chanson de Bicêtre nous le serine encore.

Il fallut que l'idéologie révolutionnaire étende jusqu'aux fous les droits de l'homme pour les faire considérer par Philippe Pinel (1745-1826) comme des malades mentaux « qui sont des hommes dont l'état pénible mérite tous les égards dus à l'humanité souffrante ».

Esquirol (1772-1840), qui succède à Pinel à la Salpêtrière, sépare les épileptiques des autres patients en leur créant une division spéciale. Les mauvaises langues de l'histoire disent que c'est surtout pour protéger ses chers malades mentaux de l'influence émotive que pourrait avoir sur eux la vue d'un épileptique en crise. Il a du mal à séparer l'épilepsie de la folie, attribuant à celle-là des manifestations de celle-ci, notamment les plus violentes qu'il décrit sous le nom de « délirium épileptique ».

Il n'empêche que Maisonneuve se félicite de cette concentration hospitalière d'épileptiques qui permet, à lui et à ses contemporains, « d'acquérir en un temps plus court plus d'expérience de cette maladie que dans tout le cours d'une pratique ordinaire ».

Ainsi, les épileptiques se distinguaient des aliénés, l'épilepsie devenait un objet d'étude à part entière, l'épileptologie était née, mais non encore le sujet épileptique.

M. Weber dresse les étapes de ces progrès.

Sur le plan terminologique, Esquirol oppose « les attaques sévères et les attaques légères, c'est ce qu'on appelle le Grand et le Petit Mal dans les hôpitaux ».

Calmeil complète, dans sa thèse, la séméiologie des absences déjà décrites par Tissot en les comparant à des « extases ». Les « auras » motrices, sensitives, sensorielles et intellectuelles précisent le début de certaines crises, et le redoutable « état de mal » est décrit par Prichard (1822), Calmeil (1824) et Portal (1827).

Bravais, dans sa thèse de 1827, décrit l'épilepsie hémiplégique, première étape de la connaissance des épilepsies partielles auxquelles son nom restera attaché à côté de celui de Jackson.

Certains facteurs étiologiques ou prédisposants sont ainsi mis en avant : l'influence de l'hérédité, de l'âge, de la menstruation et des causes « morales » ; Maisonneuve peut ainsi suggérer qu'« il y a un grand nombre d'épilepsies qui doivent être réellement attribuées à des passions violentes dont elles sont la conséquence ».

La méthode anatomoclinique, si précieuse dans l'élucidation des maladies organiques, était décevante pour l'épilepsie dont les lésions trouvées à l'autopsie des patients pouvaient se situer dans des régions aussi variables que le cerveau médian pour Portal

(1827), la glande pituitaire pour Venzel ou la corne d'Ammon pour Bouchet et Cazauvielh.

Pour expliquer à la fois la perte de conscience et l'hyperexcitabilité musculaire, Marshall Hall élaborait la théorie réflexe qui faisait de la réaction du cerveau la cause de la première (épilepsie centrique), tandis que la seconde était due à une atteinte de la moelle épinière (épilepsie excentrique).

Quant à la thérapeutique, elle restait empirique, se contentant de « petits moyens » pour contenir les effets nocifs de la crise jusqu'à ce qu'un médecin anglais, Wilks, eut l'idée d'appliquer aux épileptiques le bromure de potassium qui calmait très efficacement les crises hystériques des jeunes femmes en période cataméniale et diminuait l'excitation sexuelle des hommes.

La fin du XIXe et le début du XXe siècle seront marqués en épileptologie par le retentissement des travaux de H. Jackson (1825-1911) qui s'attache à la description des crises partielles. Il précise la progression ascendante des crises sensitivo-motrices de l'épilepsie partielle unilatérale, entrée dans l'Histoire sous le nom de « marche bravais-jacksonienne ». Il décrit les crises partielles aphémiques et olfactives. Il oppose la symptomatologie déficitaire localisée d'une atteinte destructrice cérébrale à la symptomatologie convulsive partielle d'une atteinte excitante. Les idées de Jackson permettaient la première dichotomie entre épilepsies partielles et épilepsies généralisées. Mais elles permettaient aussi un clivage plus net entre épilepsie maladie organique neurologique et hystérie à crises épileptoïdes que Charcot attribuait à une atteinte fonctionnelle d'origine psychique qui allait faire florès sous le nom de névrose.

La synthèse de la fin du siècle se trouve dans la thèse de Ferré (1890) qui rassemble les connaissances épidémiologiques, cliniques et thérapeutiques de l'épileptologie de l'époque.

Je ne considérerai pas ici les travaux épileptologiques de la seconde moitié du XXe siècle sous l'angle historique tant les maîtres qui les ont inspirés, Ajuriaguerra, Bancaud, Roger, Paillas et Gastaut — pour ne citer que les Français, voire les Marseillais —, sont encore vivants en moi.

CHAPITRE IX

Littérature, littérateurs

L'épilepsie est un sujet d'écriture, et on sait combien l'écriture influence les mentalités. En dehors même du monde médical, on a beaucoup écrit sur l'épilepsie et les épileptiques. Ces écrits sont une preuve de plus pour nous convaincre que l'épilepsie est une maladie à la fois très ancienne et très humaine au sens où elle provoque chez l'homme le besoin d'en parler en se coulant dans ses mythes ou dans son imaginaire. Le plus souvent, ces histoires contribuent à creuser le fossé du rejet de l'épileptique et à marquer son destin du sceau souvent infamant de la possession, de la malédiction, voire de la folie, tous maux qui peuvent côtoyer le génie.

Bien entendu, tous les épileptiques ne sont pas des génies, comme ne le sont pas non plus tous les littérateurs qui en ont parlé, mais on peut dire que l'épilepsie, par son mystère et la richesse exubérante de ses manifestations, est un thème littéraire qui en a tenté plus d'un ; tout comme certains, qui en étaient atteints, ont pu faire passer dans leurs œuvres ce qu'ils ressentaient dans leur corps ou dans leur âme sans forcément qu'ils aient décrit des symptômes de la maladie elle-même.

Au fur et à mesure que se lève le tabou sur l'épilepsie et comme pour le conjurer, la liste des épileptiques célèbres, parce que ce sont les plus faciles à recenser, s'allonge. Tous ne sont pas des littérateurs, chez tous l'épilepsie n'est pas certaine, mais au risque d'indiscrétions pas toujours vérifiées, on peut se risquer à transmettre ce qui, pour certains, est un commérage de l'Histoire[1].

---

1. M. Weber, *op. cit.* On trouve pêle-mêle des chefs d'État comme le roi Saül, Alexandre le Grand, Jules César (voir annexe I), Caligula, Pierre le

ÉPILEPSIE ET LITTÉRATURE

Dans la littérature anglaise

Dans sa revue de la littérature anglaise sur l'utilisation romanesque ou dramatique de l'épilepsie, Peter Wolf[2] essaie de nous communiquer ce qui pouvait bien la rendre intéressante aux yeux des lecteurs contemporains.

C'est ainsi que l'Oswald du *Roi Lear* reflète sur son « *epileptic visage* » les plaies de sa maladie, que Monk, le demi-frère d'Oliver Twist, affiche sur sa face les cicatrices de ses chutes épileptiques, et dans ses comportements ses basses inclinations et sa tendance au crime.

S'il n'était pas criminel, l'épileptique était fou, ou au minimum simple d'esprit, comme nous le verrons dans *L'Idiot*, de Dostoïevski, avec toutefois l'innocence exaltée comme une vertu.

Une tentative ambiguë de réhabilitation de l'épileptique nous est donnée par George Eliot, dans l'histoire de *Silas Marner* où elle considère ses crises comme une marque de Dieu jusqu'au jour où un mauvais esprit suggère qu'elles pourraient bien être diaboliques et expliqueraient un vol qui lui est imputé et le fait chasser de la communauté.

Dans un roman d'un ami de Dickens, Wilkie Collins, c'est le jumeau, Oscar, pourtant épileptique à la peau noircie par le nitrate d'argent, qui a le beau rôle alors que son frère Nugent, qui a la peau claire mais l'âme noire, essaie de se faire passer pour lui aux yeux, aveugles, de la belle et capricieuse Lucillia qui évidemment, de par sa cécité, a la phobie du noir. Qui aimera-t-elle vraiment

---

Grand, Charles Quint, Louis XI, Louis XIII et peut-être Richelieu, Napoléon Bonaparte, d'après une indiscrétion de Mlle George qui la paya de son exil en Russie ; des philosophes ou hommes de science comme Socrate, Pascal, Newton, Nobel ; des musiciens comme Haendel, Tchaïkovski ou Paganini ; des peintres parmi lesquels Van Gogh est le plus connu ; des grands mystiques comme saint Paul, Mahomet, sainte Thérèse d'Avila, saint Jean de la Croix, Jeanne d'Arc et Luther, ce qui nous permet de dire que l'épilepsie est œcuménique, et enfin des hommes de lettres comme Dante, Pétrarque, Shakespeare, Cervantès, Bossuet, peut-être Molière, mais surtout Dostoïevski, Flaubert, Maupassant et lord Byron.

2. P. Wolf, « Epilepsy in literature », *Epilepsia*, 1995, 36, suppl. 1, 212-217.

lorsqu'elle aura recouvré la vue ? C'est ce que vous verrez si vous lisez le livre.

Il eût été dommage que la très sadique Agatha Christie n'utilisât pas l'épilepsie dans un de ses montages pervers. Ce fut fait dans *ABC Murders* où un meurtrier particulièrement intelligent (elle) fait peser tous les soupçons sur un épileptique incapable, à cause de ses crises, de se souvenir de ce qu'il faisait quand les meurtres étaient commis et donc de fournir un alibi. Heureusement que la perspicacité d'Hercule Poirot (toujours elle) innocente le malheureux.

En revanche, Raymond Chandler, l'auteur du *Grand Sommeil* dont on a tiré le film du même nom, utilise l'état crépusculaire de l'épilepsie de la nymphomane Carmen pour lui faire tuer son beau-frère qui résistait à ses avances. Par bonheur, après que plusieurs suspects ont été descendus et lui-même copieusement rossé, Humphrey Bogart en Philip Marlow résout l'énigme et épouse la jolie et riche veuve, Lauren Bacall, sœur de l'infortunée Carmen qui ira se faire soigner en asile à défaut d'aller en prison !

Beaucoup d'autres romans de la littérature anglaise ont l'épilepsie pour thème, soit à des fins intimistes, comme le roman de Janet Frame, *Owls do Cry* qui est autobiographique, soit parce qu'ils reflètent une expérience vécue comme dans le *Snakes and Ladders* de Penelope Farmer qui est la femme d'un épileptologue qui a travaillé en Équateur, soit enfin parce que les auteurs croient pouvoir exploiter la veine mélodramatique de la maladie, ce qui n'est pas à leur honneur car ils participent ainsi à véhiculer les idées toutes faites qui contribuent à l'ostracisme social des épileptiques.

Littérature comparée

Anna Vanzan-Paladin [3] a le grand mérite de montrer comment, dans trois cultures et religions différentes, le thème de l'épilepsie est, encore au XXᵉ siècle, utilisé pour révéler les mythes et les croyances attachés à cette maladie.

Dans une pièce de théâtre de 1916 intitulée *Le Dibbouk*, qui est, dans le folklore juif, un esprit malin apparenté à l'âme d'un

____

3. A. Vanzan-Paladin, « Epilepsya in Twentieth Century Literature », *Epilepsia*, 1995, 36, 10, 1058-1060.

pécheur qui, n'ayant pas trouvé le repos, envahit le corps d'un vivant, l'auteur, S. Anski, montre sans complaisance l'image négative de l'épilepsie supposée être l'œuvre d'une possession diabolique ou la punition de Dieu au péché de l'homme.

En 1974, Elsa Morante, la compagne de Moravia, décrit dans *La Storia* le pitoyable destin d'Ida, Calabraise d'origine, sur laquelle pèse pendant la guerre une double malédiction qui doit rester secrète, celle d'avoir du sang juif et celle d'avoir été épileptique dans son enfance. Violée par un soldat allemand, Ida met au monde un fils, Useppe, au regard étrange, un mélange de retardé mental et d'enfant doué de capacités ésotériques comme celle de parler aux animaux ou de pouvoir prophétiser. Useppe est aussi épileptique et meurt de cette maladie, mais sa courte vie et sa mort auront, par la rédemption qu'elles montrent, non seulement soulagé sa mère de sa triple honte, mais aussi lavé les péchés du monde misérable qu'elle et son fils ont côtoyé.

Tout autre, et singulièrement plus valorisante pour l'épilepsie, est l'histoire que nous conte l'Égyptien Najib Mahfuz dans un épisode de ses chroniques sur un quartier populaire du Caire. Son héros, Abdu, est un rêveur éveillé, aimant chanter dans les registres les plus hauts de sa tessiture et présentant parfois des crises épileptiques. Or celles-ci, loin d'être un objet d'horreur ou de crainte pour ses amis, semblent au contraire le protéger et même le faire respecter de par le simple fait qu'il est malade ou innocent. Ce passage nous rappelle ce que devraient être la tolérance et la compassion de l'islam vis-à-vis des faibles.

Dans la littérature française

Dans la littérature française, la description la plus achevée et la plus émouvante d'une crise de convulsions infantiles revient à Balzac sous la plume d'une jeune mère de province qui écrit à son amie parisienne. Certes, Balzac n'était pas épileptique, à notre connaissance aucun des héros principaux de *La Comédie humaine* ne l'est, mais il fut si impressionné par les convulsions fébriles d'un enfant de ses proches qu'il ne put s'empêcher de s'en inspirer dans les *Mémoires de deux jeunes mariées*[4]. Il serait dommage que je

---

4. H. de Balzac, *Mémoires de deux jeunes mariées*, *La Comédie humaine*, t. 1, Paris, Gallimard, « La Pléiade », 1951, p. 226-269.

n'en donne pas ici le texte *in extenso* tant les préoccupations de cette mère du XIXe siècle résonnent à nos oreilles d'une douleur actuelle.

« Ah ! Louise, je sors de l'enfer ! Si j'ai le courage de te parler de mes souffrances, c'est que tu me sembles une autre moi-même. Encore ne sais-je pas si je laisserai jamais ma pensée revenir sur ces cinq fatales journées ! Le seul mot de convulsion me donne un frisson dans l'âme même. Ce n'est pas cinq jours qui viennent de se passer, mais cinq siècles de douleurs. Tant qu'une mère n'aura pas souffert ce martyre, elle ignorera ce que veut dire le mot souffrance. Je t'ai trouvée heureuse de ne pas avoir d'enfants, ainsi juge de ma déraison !

« La veille du jour terrible, le temps, qui avait été lourd et presque chaud, me parut avoir incommodé mon petit Armand. Lui, si doux et si caressant, il était grimaud ; il criait à propos de tout, il voulait jouer et brisait ses jouets. Peut-être toutes les maladies s'annoncent-elles chez les enfants par des changements d'humeur. Attentive à cette singulière méchanceté, j'observais chez Armand des rougeurs et des pâleurs que j'attribuais à la pousse de quatre grosses dents qui percent à la fois. Aussi l'ai-je couché près de moi, m'éveillant de moment en moment.

« Pendant la nuit il eut un peu de fièvre qui ne m'inquiétait point ; je l'attribuais toujours aux dents. Vers le matin il dit : Maman ! en demandant à boire par un geste, mais avec un éclat dans la voix, avec un mouvement convulsif dans le geste qui me glacèrent le sang. Je sautai hors du lit pour aller lui préparer de l'eau sucrée. Juge de mon effroi quand, en lui présentant la tasse, je ne lui vis faire aucun mouvement ; il répétait seulement : Maman, de cette voix qui n'était plus sa voix, qui n'était même plus une voix. Je lui pris la main, mais elle n'obéissait plus, elle se roidissait. Je lui ai mis alors la tasse aux lèvres ; le pauvre petit but d'une manière effrayante, par trois ou quatre gorgées convulsives, et l'eau fit un bruit singulier dans son gosier. Enfin, il s'accrocha désespérément à moi et j'aperçus ses yeux tirés par une force intérieure devenir blancs, ses membres perdre leur souplesse. Je jetai des cris affreux. Louis vint.

« — Un médecin ! un médecin ! il meurt, lui criai-je.

« Louis disparut, et mon pauvre Armand dit encore : Maman ! maman ! en se cramponnant à moi. Ce fut le dernier moment où il sut qu'il avait une mère. Les jolis vaisseaux de son front se sont injectés, et la convulsion a commencé. Une heure avant l'arrivée des médecins, je tenais cet enfant si vivace, si blanc et rose, cette fleur qui faisait mon orgueil et ma joie, roide comme un morceau de bois, et quels yeux ! Je frémis en me les rappelant. Noir, crispé, rabougri, muet, mon gentil Armand était une momie.

« Un médecin, deux médecins amenés de Marseille par Louis, restaient là, plantés sur leurs jambes comme des oiseaux de mauvais augure, ils me faisaient frissonner. L'un parlait de fièvre cérébrale, l'autre voyait des convulsions comme en ont les enfants. Le médecin de notre canton me paraissait être le plus sage parce qu'il ne prescrivait rien. — C'est les dents, disait le second. — C'est une fièvre, disait le premier. Enfin on convint de mettre des sangsues au cou et de la glace sur la tête. Je me sentais mourir. Être là, voir un cadavre bleu ou noir, pas un cri, pas un mouvement, au lieu d'une créature si bruyante et si vive ! Il y a eu un moment où ma tête s'est égarée, et où j'ai eu comme un rire nerveux en voyant ce joli cou, que j'avais tant baisé, mordu par des sangsues, et cette charmante tête sous une calotte de glace. Ma chère, il a fallu lui couper cette jolie chevelure que nous admirions tant, et que tu avais caressée, pour mettre de la glace.

« De dix en dix minutes, comme dans mes douleurs d'accouchement, la convulsion revenait, et le pauvre petit se tordait, tantôt pâle, tantôt violet. En se rencontrant, ses membres si flexibles rendaient un son comme si c'eût été du bois. Cette créature insensible m'avait souri, m'avait parlé, m'appelait encore naguère maman ! À ces idées, des masses de douleurs me traversaient l'âme en l'agitant comme des ouragans agitent la mer, et je sentais tous les liens par lesquels un enfant tient à notre cœur ébranlé. Ma mère, qui peut-être m'aurait aidée, conseillée ou consolée, est à Paris. Les mères en savent plus sur les convulsions que les médecins, je crois. Après quatre jours et quatre nuits passés dans des alternatives et dans des craintes qui m'ont presque tuée, les médecins furent tous d'avis d'appliquer une affreuse pommade qui fait des plaies ! Oh ! des plaies à mon Armand qui jouait cinq jours auparavant, qui souriait, qui s'efforçait à dire marraine ! Je m'y suis refusée en voulant me confier à la nature. Louis me grondait, il croyait aux médecins. Un homme est toujours un homme. Mais il y a dans ces terribles maladies des instants où elles prennent la forme de la mort ; et pendant un de ces instants, ce remède que j'abominais me parut être le salut d'Armand. Ma Louise, la peau était si sèche, si rude, si aride que l'onguent ne prit pas. Je me mis alors à fondre en larmes pendant si longtemps au-dessus du lit que le chevet en fut mouillé. Les médecins dînaient, eux. Me voyant seule, j'ai débarrassé mon enfant de tous les topiques de la médecine, je l'ai pris, quasi folle, entre mes bras, je l'ai serré contre ma poitrine, j'ai appuyé mon front à son front en priant Dieu de lui donner ma vie tout en essayant de la lui communiquer. Je l'ai tenu pendant quelques instants ainsi, voulant mourir avec lui pour n'en être séparée ni dans la vie ni dans la mort. Ma chère, j'ai senti les membres fléchir ; la convulsion a cédé, mon enfant a remué, les sinistres et horribles couleurs ont disparu ! J'ai crié comme quand il était tombé malade, les médecins ont monté, je leur ai fait voir Armand.

« — Il est sauvé ! s'est écrié le plus âgé des médecins.

« Oh ! quelle parole ! Quelle musique ! Les cieux s'ouvraient. En effet, deux heures après, Armand renaissait mais j'étais anéantie, il a fallu pour m'empêcher de faire quelque maladie le baume de la joie. Ô mon Dieu, par quelles douleurs attachez-vous l'enfant à sa mère ? Quels clous vous nous enfoncez au cœur pour qu'il y tienne ? N'étais-je donc pas assez mère encore, moi que les bégaiements et les premiers pas de cet enfant ont fait pleurer de joie ! Moi qui l'étudie pendant des heures entières pour bien accomplir mes devoirs et m'instruire au doux métier de mère ! Était-il besoin de causer ces terreurs, d'offrir ces épouvantables images à celle qui fait de son enfant son idole ? Au moment où je t'écris, notre Armand joue, il crie, il rit. Je cherche alors les causes de cette horrible maladie des enfants, en songeant que je suis grosse. Est-ce la pousse des dents ? Est-ce un travail particulier qui se fait dans le cerveau ? Les enfants qui subissent des convulsions ont-ils une imperfection dans le système nerveux ? Toutes ces idées m'inquiètent autant pour le présent que pour l'avenir. Notre médecin de campagne tient pour une excitation nerveuse causée par les dents. Je donnerais toutes les miennes pour que celles de notre petit Armand fussent faites. Quand je vois une de ces perles blanches poindre au milieu de sa gencive enflammée, il me prend maintenant des sueurs froides. L'héroïsme avec lequel ce cher ange souffre m'indique qu'il aura tout mon caractère ; il me jette des regards à fendre le cœur. La médecine ne sait pas grand-chose sur les causes de cette espèce de tétanos qui finit aussi rapidement qu'il commence, qu'on ne peut ni prévoir ni guérir. Je te le répète, une seule chose est certaine : voir son enfant en convulsion, voilà l'enfer pour une mère. Avec quelle rage je l'embrasse ! Oh ! comme je le tiens longtemps sur mon bras en le promenant ! Avoir eu cette douleur quand je dois accoucher de nouveau dans six semaines, c'était une horrible aggravation du martyre, j'avais peur pour l'autre ! Adieu ma chère et bien-aimée Louise, ne désire pas d'enfants, voilà mon dernier mot. »

Laissons se dissiper l'émotion, se fondre le dernier sanglot et s'apaiser l'inquiétude.

Aucun texte, aucune démonstration, aucune étude ne pourrait aussi bien condenser les propos que je voulais exprimer sur l'épilepsie. Pourquoi ?

Parce qu'au-delà de la saisissante description clinique d'une crise de convulsion et les interrogations sur ses causes se posent aussi celles sur la présence de la mort qui rôde, sur le trouble qu'elle a jeté dans la limpidité de la relation mère-enfant, sur l'avenir menacé d'un développement physique et intellectuel qui paraissait sans nuages, et sur le possible dévoilement d'une tare maudite qui pourrait s'exprimer aussi sur l'enfant à venir. On y voit comment la relation naturelle mère-enfant peut être tragique au point que l'amour s'y transforme en souffrance, « par quelles douleurs attachez-vous l'enfant à sa mère ? Quels clous vous nous enfoncez au cœur pour qu'il y tienne ? » Mais il semble que cet attachement ne prenne sa véritable mesure qu'à l'épreuve de la maladie qui avive la douleur de l'arrachement et conjugue au présent le verbe mourir. La crise préfigure la mort : « Un médecin ! un médecin ! il meurt ! » La crise mime la mort : « Il y a dans ces terribles maladies des instants où elles prennent la forme de la mort. » La crise est la mort, elle montre « un cadavre bleu ou noir ». Toute mère s'offre en otage du salut de son enfant « en priant Dieu de lui donner [sa] vie » ou en essayant de la lui infuser dans la reconstitution à peine symbolique d'une nouvelle grossesse en vue d'une nouvelle naissance : « Je l'ai pris quasi folle entre mes bras, je l'ai serré contre ma poitrine, j'ai appuyé mon front à son front en priant Dieu de lui donner ma vie tout en essayant de la lui communiquer. »

Certes, dans le cadre du romanesque, la convulsion cède à ce moment, mais, dans celui de la réalité, retenons la leçon que la proximité d'une source affective, comme celle qui irradie de la mère, ne peut qu'aider au traitement. Et je garde le souvenir d'une petite malade corse, hospitalisée en état de mal épileptique depuis plusieurs jours, dont les crises n'ont cédé que lorsqu'elle a franchi la passerelle du bateau qui la ramenait dans un état désespéré dans son île.

Étrange maladie qui rend un enfant familier à ce point différent qu'il change non seulement de caractère, mais devient méconnaissable physiquement à sa propre mère. La blessure narcissique est ici à son comble. Ce bel enfant, conçu amoureusement, auquel elle a donné la vie au prix de souffrances oubliées mais qui reviennent maintenant, dont la vivacité augurait bien de son intelligence, dont la beauté troublait et la tendresse alanguissait, comment peut-il devenir cette « momie à la peau si sèche, si rude, si aride » ? Ne vaudrait-il pas mieux qu'il meure puisqu'il est déjà mort ? Une mère ne devient-elle pas elle-même « quasi folle » pour qu'une telle maladie lui donne de telles pensées ?

Deux cas contestés : saint Paul et Mahomet

On a souvent voulu rapprocher épilepsie et mysticisme, tantôt en faisant de la religiosité un trait de la personnalité épileptique, tantôt en expliquant les extases, les visions, les hallucinations, les intuitions ou les prédictions par les mécanismes neurologiques de l'épilepsie. Ces deux explications me paraissent l'une et l'autre un peu élémentaires. Dans un cas comme dans l'autre, c'est dénier au sujet tout ce qui fonde sa personnalité et ce qui fait la transcendance même de sa foi au profit d'une explication étroite des moyens par lesquels il l'exprime. Et, par ailleurs, on peut être mystique sans être épileptique et être épileptique sans être mystique. Néanmoins, l'épilepsie supposée de deux hommes du Livre, l'un propagateur, l'autre fondateur d'une religion, a été fortement discutée dans la part qu'elle aurait pu prendre sur leur enseignement.

• Saint Paul

Entrons dans l'énigme de l'épilepsie de saint Paul qui fut un authentique écrivain par les nombreuses lettres qu'il a écrites aux populations qu'il évangélisait et par le sujet qu'il a fourni aux Actes des Apôtres.

On a dit que saint Paul était épileptique, et l'auteur le plus récent qui ait soutenu cette opinion est P. Verceletto[5]. Il se fonde à son tour sur les travaux de Bryant (1953) qui n'a pourtant prudemment évoqué qu'« une certaine maladie » et sur ceux de Landsborough qui a discuté d'une possible « *temporal lobe epilepsy* » (1987). Mais Verceletto s'appuie aussi sur le remarquable livre de Marie-Françoise Baslez (1991) qui est aussi ma référence et dont je n'ai pas eu la même lecture en ce qui concerne la conviction d'une épilepsie chez saint Paul.

Les arguments de Verceletto sont les suivants : saint Paul était-il atteint d'une maladie chronique ? On peut sur ce point répondre affirmativement en se basant sur ses nombreuses lettres et confessions qui font dire à M.-F. Baslez que saint Paul portait un réel intérêt à son propre corps. « Il enregistre ses maladies et leurs manifestations ; il dit sa souffrance chronique, "l'écharde dans la chair" ; il constate les ravages de la vieillesse et des épreuves. »

Saint Paul était-il atteint d'épilepsie ? On le voit, Verceletto lui-même emploie la forme interrogative, mais on sent qu'il brûle de répondre affirmativement. Il se base sur une dernière phrase d'une épître aux Corinthiens (Corinthiens, XII, 1-10) : « Cet homme fut transporté jusqu'au troisième ciel [...] Et pour que la surabondance de ces révélations ne m'exalte pas, il m'a été mis "une écharde dans la chair", un ange de Satan pour me souffleter. » Verceletto interprète les « soufflets » comme des secousses cloniques faciales et « l'écharde dans la chair » comme un trouble sensitif précédant les soufflets. Quant à Satan, on sait que sa possession des corps expliquait l'épilepsie.

Il est possible enfin que saint Paul ait éprouvé, comme beaucoup de mystiques géniaux, des états extatiques. « Il [cet homme] fut transporté au paradis et il entendit des paroles ineffables qu'il n'est pas permis à un homme de dire. » Or ces auras assez rares et touchant des êtres d'exception seraient assez caractéristiques d'une épilepsie de la pointe du lobe temporal.

Enfin, Verceletto évoque la possibilité que l'épisode de la conversion de saint Paul sur le chemin de Damas puisse être interprétée comme une crise épileptique. Saint Paul en mission de répression contre les juifs helléniques tentés par la nouvelle religion du Christ aurait été, dans un état de « ravissement », jeté bas

---

5. P. Verceletto, « La maladie de saint Paul. Extase et crises extatiques », *Rev. neurol.*, 1994, 150, 835-839.

de son cheval, frappé par une lueur fulgurante qui l'éblouit et l'aveugle jusqu'à ce qu'un chrétien, Amanie, le relève.

D'autres preuves indirectes sont avancées : au cours de ses pérégrinations et ses missions de conversion en Asie Mineure, saint Paul est décrit comme ayant la tête rasée, ce qui était un traitement contre l'épilepsie (voir aussi Balzac), et, à son arrivée dans une ville, les populations auraient craché devant lui, non en signe de mépris, mais parce qu'à l'époque c'était un moyen conjuratoire ou prophylactique de se prémunir contre les maladies contagieuses ; or on sait que l'épilepsie était considérée comme telle et qu'elle pouvait être appelée « *morbus qui sputatur* ».

Or, après la lecture du très beau livre extrêmement documenté de Marie-Françoise Baslez précisément intitulé *Saint Paul* et une conversation avec cette historienne sur les religions orientales dans le monde gréco-romain, rien n'est moins sûr que saint Paul ait été épileptique.

Plusieurs arguments peuvent être avancés.

Descendant de Saül, celui qui écoute la parole de Dieu, son nom hellénisé en Saulos qui signifie le nonchalant, voire qui a l'allure efféminée, fut romanisé par lui-même en Paul. Or Paul, influencé par « les confessions de Jérémie », aimait raconter ce qu'il éprouvait dans ses crises intérieures, il n'était avare ni dans ses récits ni dans ses écrits de confidences concernant son corps, comme nous le disait plus haut M.-F. Baslez à propos de « l'intérêt qu'il porte à son propre corps ». Bref, on dirait de nos jours qu'il avait une tendance hypocondriaque, mais peut-être à des fins apologétiques pour montrer la faiblesse de la chair livrée comme celle du Christ à la Passion, à la mort ou à la putréfaction si n'intervient l'incarnation de Dieu qui la fortifie, la ressuscite et la voue à la vie éternelle.

Or il est surprenant que cet introspecteur des crises intérieures, cet analyste de ses propres rêves, cet auto-observateur des symptômes cliniques ne fasse jamais mention de la moindre crise qui pourrait avoir un caractère épileptique, mieux encore, il n'a jamais parlé lui-même des détails physiques de son expérience de Damas, notamment qu'il fut frappé de cécité. Lorsqu'il fait allusion à ces événements visionnaires, car Paul eut encore, quatorze ans après, une autre expérience mystique, il emploie le terme de « dévoilement », jamais celui de cécité, et le terme d'*optasia*, qu'il cite pour préciser sa vision, se traduit par vue, spectacle « appliqués couramment aux objets initiatiques ou aux réalités ineffables ». Il parle d'ailleurs de « ravissement » et plus loin nous dit : « J'ai été ravi par le Christ », mais il est vrai qu'il nous livre aussi une réflexion bouleversante de perplexité lorsqu'il s'interroge sur le vécu de son expérience : « Est-ce dans mon corps ? Je ne sais. Est-ce hors de mon corps ? Je ne sais. Dieu le sait. »

Le crâne rasé était effectivement un traitement contre l'épilepsie. Nous l'avons rappelé dans l'histoire de l'épilepsie, mais cela pouvait aussi correspondre à la coutume du vœu juif qui voulait que l'on se rasât le crâne lorsqu'on avait comme projet une entreprise pieuse comme celle de vouloir revoir Jérusalem, alors qu'on se sent comme saint Paul particulièrement menacé, voire, à Éphèse, condamné à être jeté « *ad bestias* », ou lapidé à Ikonion.

Quant aux crachats, ils ne s'adressaient pas spécifiquement aux épileptiques en particulier, mais à tout étranger susceptible d'apporter à une communauté, non pas les germes d'une maladie qu'on ne connaissait pas encore, mais sa contagiosité.

N'oublions pas enfin que le diagnostic clinique d'épilepsie est, même chez nos contemporains, un parmi les plus difficiles à affirmer tant on peut le faire par excès ou par défaut.

Tout ce qui concerne saint Paul est le fruit de traductions et l'on ne peut interpréter l'épine dans la chair, l'*optasia*, le ravissement, le transport au paradis dans le sens réducteur d'une symptomatologie clinique moderne.

On ne peut pas non plus se fier entièrement à l'auteur des Actes des Apôtres qui ont été composés en 70 et qui « reconstruit une existence et remodèle une personnalité » pour présenter non la biographie de Paul mais sa mission évangélique, hypertrophiant ainsi « la personnalité charismatique de l'apôtre ». Quant à ses propres confidences sur ses maladies ou ses visions, il faut aussi les considérer comme un enseignement de celui qui, affichant ses faiblesses et ses aveuglements, se voit révéler la force et la lumière parce qu'il a été choisi pour être « l'instrument de Dieu ».

Il faut donc, comme nous y encourage M.-F. Baslez, se remettre à la fois dans le contexte de l'époque et dans le contexte du troublant bouleversement qu'apportaient à des juifs pieux les mystères du Christ, et se méfier de notre vision moderne des choses.

• Mahomet

Mahomet n'a peut-être jamais écrit, mais le Coran qui lui fut inspiré ou dicté est, avec la Bible, le livre le plus lu dans le monde. Or, tout comme saint Paul, Mahomet est soupçonné, sans preuves accessibles, d'avoir eu une épilepsie qui a peut-être influé sur sa vie mystique.

On se rend compte combien il est difficile d'aborder avec un état d'esprit rationaliste et occidental le phénomène d'une expérience mystique qui s'est déroulée dans des temps révolus, au sein d'une civilisation en mutation et transmise dans une langue dont la traduction nous fait perdre les subtilités. Impossible aussi de dire, comme pour saint Paul, si les visions décrites par Mahomet lui-même pouvaient s'apparenter à des crises extatiques ou à des états mystiques.

C'est pourquoi il est si délicat d'aborder ce point précis de la vie du prophète Mahomet qui a fait l'objet de controverses suspectes tant les enjeux religieux étaient importants. À plus forte raison si l'on se fixe sur une affection comme l'épilepsie dont il était peut-être atteint.

Les sources de la vie de Mahomet sont tirées premièrement de la charia (biographie) d'Ibn Hishâm, elle-même compilation du livre d'Ibn Ishâq qui lui-même s'est inspiré de sources variées, deuxièmement de l'étude des hadith qui sont une théologie communautaire qui transmet la tradition islamique, et enfin de la tradition populaire et orale des conteurs arabes qui font la part belle à la légende et au merveilleux sans allusions à ce qui, à l'époque, eût pu passer pour une faiblesse.

Mais il est évident qu'après les premières années de l'hégire et l'avènement de l'islam il y eut dans le monde chrétien, grec et byzantin notamment, toute une littérature de réfutation de l'islam et de la personne même de Mahomet auquel on contestait sa qualité de prophète, la véracité de ses miracles et même la moralité de sa vie.

Plus on s'éloigne des sources islamiques, plus l'hagiographie disparaît, plus les détails, notamment sur les défauts physiques de Mahomet, augmentent, mais l'objectivité n'y gagne pas car ils sont partisans.

Le *De hæresibus* de saint Jean Damascène est le livre le plus virulent, notamment quand il relate la duplicité de Mahomet pour épouser la femme désirée de son ami Zyad en l'obligeant à la répudier. Un autre épisode de répudiation nous permet de voir comment les Byzantins (Dialogue n° XX d'Abû-Kurra, PG, XCVII, 1545-1548) pouvaient faire jouer un rôle à l'épilepsie de Mahomet, encore assimilée à une possession démoniaque, pour l'accommoder à ses désirs.

« Que celui qui voudrait nous accuser de mensonge, quand nous affirmons que Mahomet était transporté par le démon, lise l'histoire (sourate) intitulée *Le Pardon d'A'isha*. Cette dernière était la femme de Mahomet. L'ayant soupçonnée d'adultère, Mahomet la renvoya chez ses parents. Mais quelques jours plus tard, il tomba à terre, agité par le démon et pris de convulsions. Les personnes présentes en conclurent qu'une révélation très importante lui avait été donnée. Peu après, Mahomet revint à lui, et on le questionna sur le contenu de sa révélation. « J'ai reçu la révélation du pardon d'A'isha, répondit-il, car l'ange m'a révélé qu'elle est pure de mes soupçons. Je la reprends donc chez moi. »

Au début du IXe siècle, un certain Théophrane, dit « le confesseur », écrit dans sa *Chronographie* un chapitre consacré à Mahomet et à sa religion. Il est le premier à faire mention explicite de ses crises d'épilepsie pour expliquer et donc réfuter l'attestation de Khadidja demandée au moine Bihra que Mahomet est l'envoyé de Dieu, précisément à cause de ses « Visions ».

Théophrane écrit : « Il [Mahomet] était atteint d'épilepsie. Lorsque sa femme s'en rendit compte, elle en fut fort affligée du fait qu'étant une femme riche elle avait épousé un homme non seulement pauvre mais aussi épileptique. Pour l'en consoler, Mahomet inventa l'histoire selon laquelle il recevait la visite de l'ange Gabriel et que, ne pouvant supporter cette apparition, il tombait par terre tout affaibli. Or Khadidja connaissait un moine qui, rejeté à cause de sa foi erronée, vivait exilé dans cette contrée. Elle s'en alla donc répéter à ce moine l'histoire racontée par Mahomet, lui donnant même le nom de l'ange. Le moine rassura aussitôt Khadidja, l'informant que Mahomet disait vrai car l'ange en question était effectivement celui qui était envoyé à tous les prophètes. Khadidja crut les paroles de ce faux abbé et alla déclarer aux autres femmes que Mahomet était un prophète. »

Mais le livre le plus documenté, mais aussi le plus polémiste, car il puise aux sources islamiques et utilise la tradition, est celui du moine Barthélemy d'Édesse paru en 1685 et intitulé *Réfutation d'un Agarène*.

On y voit que Barthélemy utilise largement l'épilepsie de sa cible pour lui contester tout commerce divin. Et si les épisodes sont ceux des charias islamiques, il y souligne des détails qui sont dans leur interprétation toujours défavorables à Mahomet.

« Mahomet fréquente un moine nestorien nommé Bahîra habitant une cellule dans la montagne. Un jour qu'il était au milieu d'Arabes, il tombe et se roule à terre. Revenu à lui il dit qu'il a vu un ange. Son oncle Abû Tâlib lui demande ce qui lui est arrivé. Il répond que c'est le début de sa mission et qu'il va jeûner un mois pour pouvoir s'entretenir avec l'ange. »

Plus loin : « Après avoir erré puis s'être endormi dans le désert (car ayant perdu un chameau, il s'était fait chasser par son oncle), dans son sommeil il eut une vision : le soleil s'inclinait comme pour l'adorer. Le lendemain, en marchant dans la montagne, il s'assit sur une pierre et entendit une voix venant du ciel qui lui demandait de jeûner un mois. Après avoir jeûné, Mahomet revint à la pierre et se trouva en présence de l'ange Gabriel resplendissant de lumière, qui lui tint des propos admirables. »

Plus loin encore, Barthélemy d'Édesse nous dit comment Mahomet raconte à son oncle Abû Tâlib qu'« il est monté au ciel avec ses sandales, s'est assis à la droite de Dieu et a conversé familièrement avec lui. Incrédule, son oncle lui demande de prouver cette assertion par un miracle. Mahomet annonce alors que le peuple verra la lune se séparer en deux parties. Le miracle aurait bien eu lieu, malheureusement la nuit était bouchée et les compagnons indignes de le voir. »

Il est donc impossible d'accepter avec une foi aveugle la biographie proposée par Barthélemy d'Édesse dont le but est de nous dénoncer l'épilepsie sans doute complexe dont souffrait Mahomet pensant par là qu'il pourrait faire douter de sa mission divine et des bases sur lesquelles il fondait la nouvelle religion.

Mais même en dehors de toute polémique religieuse, il est vrai que, pour lui, comme pour saint Paul ou les autres grands mystiques soupçonnés d'épilepsie, sainte Thérèse d'Avila, saint Jean de la Croix, Jeanne d'Arc ou Luther, notre attitude moderne rationaliste et anticléricale postrévolutionnaire a tendance à nier la possibilité d'états mystiques ou extatiques au profit même s'il en était ainsi, de leur explication « épileptique », ce qui, à mon avis, même s'il en était ainsi, n'enlèverait rien à la valeur spirituelle de leur contenu ou de leur vécu.

Deux auteurs épileptiques : Flaubert et Dostoïevski

• Gustave Flaubert

Contrairement à Dostoïevski qui l'a sublimée dans son œuvre, l'épilepsie de Flaubert[6] a paru entraver son ouvrage. Voyez comme il s'en plaint !

Après sa première crise à l'âge de vingt-deux ans, le 1er janvier 1884, Flaubert se sent « malade, irrité, en proie mille fois par jour à des mouvements d'angoisse atroce, sans femme, sans vie, sans aucun des grelots d'ici-bas, je continue mon œuvre lente comme le bon ouvrier qui, les bras retroussés (*sic*) et les cheveux en sueur, tape sur son enclume sans s'inquiéter s'il pleut ou s'il vente, s'il grêle ou s'il tonne », et il ajoute : « Je n'étais pas comme cela autrefois. » Flaubert travaille lentement, « péniblement », il ne sait « où cette difficulté à trouver le mot s'arrêtera ». Écrivant à Louise Colet à propos de *Madame Bovary*, il lui confie : « Je gâche un papier considérable, que de ratures ! La phrase est bien lente à venir. »

Bref, il semble se débattre dans un tel embourbement de l'idéation que Sartre l'a désigné comme *L'Idiot de la famille*. Il est bien difficile de dire si cette lenteur, cette persévération est en relation directe avec l'épilepsie de l'auteur ou avec le traitement, à base de bromure, qui lui avait été prescrit par son père et par son frère, tous deux médecins, ou si c'est un trait de sa personnalité obsessionnelle. On le sait, Flaubert, à la fois Bouvard et Pécuchet, accumulait lors de ses voyages à Paris une documentation considérable qu'il « ingurgitait » pendant des nuits entières revenu à Croisset. *Salammbô* lui aurait coûté cent volumes sur Carthage !

Mais il n'est pas certain non plus que l'épilepsie n'ait pas servi son œuvre en se mettant au service de sa névrose. Outre sa lenteur d'artisan qui lui faisait polir ses mots et ses phrases qu'il faisait passer au banc d'essai de son « gueuloir », il aurait intégré le souvenir des circonstances de sa première crise dans les illusions de ses crises complexes ultérieures. Maxime Du Camp, dans ses souvenirs litté-

---

6. Flaubert souffrait d'une épilepsie focale occipito-temporale gauche avec crises tantôt partielles à sémiologie visuelle élémentaire, tantôt à sémiologie complexe psychosensorielle pouvant secondairement se généraliser, et due à une lésion atrophique de l'hémisphère gauche. H. Gastaut et Y. Gastaut, « La maladie de Gustave Flaubert », *Rev. neurol.*, 1982, 6-7, 467-492.

raires, rapporte la description par Flaubert lui-même d'une de ses crises : « Je tiens les guides, voici le roulier, j'entends les grelots. Ah ! je vois la lanterne de l'auberge », or nous savons, par son frère Achille, que la première crise de Gustave eut lieu sur la route de Pont-l'Évêque alors que « conduisant [lui-même] un cabriolet », que « la nuit était sombre [...]. Au moment où un roulier passait à gauche et que l'on apercevait sur la droite la lumière d'une auberge isolée, Gustave fut abattu et tomba ». Ce thème angoissant des courses folles dans la nuit est souvent repris par Flaubert, dans *Madame Bovary* notamment, et c'est sur cette même route de Pont-l'Évêque à Honfleur, au lieu-dit Les Rots, qu'il situera le mètre de caillou sur lequel s'est assise Félicité, la pauvre vieille d'*Un cœur simple* qui vient d'être cinglée par le fouet d'un roulier. Et ne peut-on pas dire que l'inquiétude, l'irritation, le repliement, l'ascèse, le perfectionnisme, la lutte avec sa conscience qu'il disputait à la mort[7] n'ont pas contribué à l'achèvement de l'œuvre de Flaubert ? Est-ce par contraphobie ou à cause d'une interdiction paternelle[8] que Flaubert, à ma connaissance, n'a jamais mis en scène un épileptique dans ses écrits, bien qu'il eût songé à le faire dans un roman intitulé *La Spirale* ? Mais cet ouvrage n'a jamais été publié, peut-être parce que, comme il le dit lui-même : « Comme c'est un sujet qui me fait peur, sanitairement parlant, il faut attendre, et que je sois loin de ces impressions-là [les curieux phénomènes psychologiques dont personne n'a idée] pour pouvoir me les donner facticement, idéalement, et dès lors sans danger pour moi et pour l'œuvre. »

• Dostoïevski

Le cas Dostoïevski est un cas à part. La trame de son œuvre et celle de sa vie se confondent, et les traits de sa personnalité épileptique s'y retrouvent. Et cela, non seulement dans la description des

---

7. « Il me semblait que ma conscience, que mon moi, sombrait comme un vaisseau dans la tempête. Mais je me cramponnais à ma raison. Elle dominait tout quoique assiégée et battue [...] il y avait arrachement de l'âme avec le corps atroce [...] mais ce qui constitue la personnalité, l'être raison, allait jusqu'au bout. [...] L'élément psychique alors saute par-dessus moi, et la conscience disparaît avec le sentiment de la vie. Je suis sûr que je sais ce que c'est de mourir. » G. Flaubert, *Correspondance*, Lettres à Louise Colet et à Mme Leroyer de Chantepie, cité par H. Gastaut et Y. Gastaut.

8. Le père de Flaubert, qui soupçonnait peut-être avant la première crise « officielle » le mal dont souffrait son fils, aurait tancé vertement Gustave qui imitait, pour s'en moquer, un mendiant épileptique.

crises de quelques-uns de ses héros, comme le prince Mychkine, Smerdiakov ou Nicolaï Vsévolodovitch Stavroguine, mais encore dans l'abord des thèmes conscients et inconscients qui sont ceux que retrouvent les psychiatres chez leurs sujets épileptiques, thèmes de l'agressivité, de la mort, de la culpabilité et du double.

Dostoïevski était épileptique, il l'a plusieurs fois écrit et déploré dans ses correspondances ou dans ses carnets. Ses intimes, comme l'ami Strakhov, en ont parlé.

Il semble exister une certaine imprécision quant au début de la maladie. Dostoïevski lui-même dit que sa première crise aurait eu lieu au bagne d'Omsk quand il avait une trentaine d'années. Or Bouchard[9] (qui malheureusement ne cite pas ses sources) nous révèle que la première crise du petit Fiodor se serait produite à l'âge de sept ans dans des circonstances pleines de sens pour un psychiatre : « Un soir il entend sa mère crier, il se précipite dans la chambre de ses parents, il ouvre leur porte et s'écroule. » Toutes les suppositions sont possibles devant une telle relation qui évoque, quoi qu'il ait vu ou entendu, la réalité venue à la rencontre du fantasme de la scène primitive. On se souvient que la même situation, inversée, se retrouve dans l'observation de Hilale A.

Une deuxième crise de Fiodor Michaïlovitch aurait eu lieu à dix-sept ans après une circonstance tout aussi signifiante quant à sa charge de culpabilité œdipienne, celle de l'annonce de la mort tragique de son père trouvé mort près de son attelage étranglé par ses serfs, et les testicules écrasés. Culpabilité d'autant plus réactivée par l'oraison funèbre de sa sœur qui ose dire : « Un chien doit avoir une mort de chien. » Plus tard, Ivan Karamazov sera culpabilisé par le passage à l'acte de son double Smerdiakov qui a peut-être réalisé par le meurtre du père un désir inavouable.

Des querelles se sont engagées sur le type d'épilepsie dont souffrait Fiodor. Gastaut[10], qui juge de la chose en épileptologue, penche dans un premier temps pour une épilepsie temporale, mais, après la thèse de Jacques Catteau[11], il révise ce premier diagnostic

---

9. R. Bouchard, J. Lorilloux, N. Guedeney et D. Kipman, *L'Épilepsie essentielle de l'enfant*, Paris, PUF, 1975.

10. H. Gastaut, « L'involontaire contribution de Fiodor Dostoïevski à la symptomatologie et au pronostic de l'épilepsie », *Évol. psychiat.*, 1979, 44, 215-245.

11. « La création littéraire chez Dostoïevski », Institut d'études slaves, Paris, 1978.

et émet l'hypothèse d'une épilepsie généralisée idiopathique pour finalement admettre qu'il pouvait fort bien avoir développé, sur une prédisposition à une épilepsie généralisée, une épilepsie du lobe temporal[12].

En fait, ce qui est important chez Dostoïevski, c'est sa propre description de certaines de ses crises que l'on appelle « les crises extatiques » et dont il s'est servi pour les attribuer au prince Mychkine : « Pendant quelques brefs instants, disait-il, j'éprouve un bonheur impensable à l'état normal et inimaginable pour qui ne l'a pas vécu. Je suis en harmonie parfaite avec moi-même et l'univers entier ; la sensation est si forte et si suave que pour quelques secondes d'une telle félicité on donnerait dix ans de sa vie, peut-être toute sa vie. »

Et en 1863 il nous dit encore : « Dieu existe, il existe. Au même moment les cloches de l'église voisine se mirent à sonner matines. L'air était vibrant et rempli de sons et je sentis que les cieux étaient descendus sur la terre et m'avaient absorbé. Je perçus réellement Dieu et j'en fus imbibé. Oui Dieu existe, criais-je, puis je ne me souvins plus de rien. »

Vogel[13] rapporte un autre propos de Dostoïevski qui compare son extase à celles de Mahomet dont il connaissait la maladie : « Vous tous, gens de bonne santé, vous ne pouvez savoir quel bonheur c'est, quel bonheur que nous, épileptiques, éprouvons durant les secondes qui précèdent l'attaque. Dans son Coran, Mohamed nous assure qu'il vit le paradis et qu'il était dedans. Tous les esprits forts sont convaincus qu'il est tout simplement un menteur et un simulateur. Oh non ! Il n'a pas menti. Il était réellement au paradis pendant une crise d'épilepsie, maladie dont il souffrait comme moi. Je ne sais si cette félicité dure des secondes, des heures ou des mois, laissez-moi vous dire que je ne voudrais pas l'échanger contre toutes les joies que la vie peut donner. »

Mais, pour le psychopathologiste, le diagnostic épileptologique de l'épilepsie décrite ou éprouvée par Fiodor Michaïlovitch lui-même compte moins que l'utilisation littéraire qu'il fait de ses crises aussi bien dans leurs contenus que dans les conditions de

---

12. H. Gastaut, « New comments on the epilepsy of Fiodor Dostoïevski », *Epilepsia*, 1984, 25, 408-411.

13. P. Vogel, « Von der Selbstwahrenhmung der Epilepsie der Fall Dostojeswsky », *Nervenartz*, 1961, 32, 438-441.

leurs survenues chez ses héros. Dans la préface du *Double*, André Green à son tour nous explique cette construction spéculaire par l'histoire personnelle de Fiodor Michaïlovitch.

Mais commençons à voir comment tout ce qui précède immédiatement la crise démontre l'inscription de l'épilepsie dans l'explication du personnage romanesque ou peut-être plus subtilement la tentation qu'aurait pu avoir Dostoïevski de faire passer sous le couvert de l'exaltation épileptique de ses héros un message philosophique ou politique.

L'exemple le plus connu est celui des circonstances de la crise du prince Mychkine au chapitre VII de la quatrième partie de *L'Idiot* qui ont des accents proustiens.

Le prince est dans le « monde », non sans une certaine appréhension. Il est invité chez les Epantchine, et nous savons qu'il « brûlait d'entrer dans ce cercle enchanté ». Il veut y faire bonne impression, mais il est timide et réservé, et il pense surtout que tous ces gens sont des gens « *importants* », plus importants que lui dans tous les cas. Or, au cours d'une conversation, il entend prononcer par l'un des invités, Ivan Petrovitch, le nom de Nicolas Andreïevitch Pavlistchev ; cela lui rappelle son enfance puisque Nicolas Andreïevitch l'avait recueilli à la mort de ses parents et fait élever par deux vieilles demoiselles dont l'évocation l'attendrit mais le culpabilise en même temps, car il ne se pardonne pas de ne pas être allé rendre visite à ses deux éducatrices depuis qu'il voyage et de leur avoir fait endurer bien des soucis, car, dit-il : « Comment ne pas perdre patience avec l'idiot que j'étais à l'époque (hi ! hi !) ? En vérité, j'étais complètement idiot dans ce temps-là, vous ne me croiriez pas (ha ! ha !). »

Puis dans le trouble de cet aveu, le prince Mychkine fait une gaffe en demandant à son interlocuteur Ivan Petrovitch comment il pouvait être parent d'un homme aussi généreux que son bienfaiteur Pavlistchev ? Ivan Petrovitch en rit et ironise quelque peu en rétorquant : « Mais bon Dieu ! pourquoi ne puis-je être le parent même d'un homme si généreux ? »

La confusion du prince est à son comble, de même que son animation croît : « Je... j'ai encore dit une bêtise, mais... cela devait arriver, parce que je... je... je... ma parole a de nouveau trahi ma pensée ! »

Il se met alors à trembler de tous ses membres, il est ému et envahi d'un sentiment de gratitude qu'il semble étendre à tous les membres de cette soirée qui pourtant commencent à le regarder soit avec étonnement, soit avec courroux. C'est à ce moment que le prince apprend une nouvelle qui le bouleverse, Pavlistchev, son modèle, cet homme si généreux, s'est fait jésuite. « Pavlistchev... Pavlistchev converti au catholicisme ? C'est impossible ! s'écria-t-il sur un ton d'épouvante. » Et le voilà qui se lance dans une violente critique de la religion catholique et romaine qu'il accuse d'engendrer par désespoir ou par réaction l'athéisme ou le socialisme. Et il exalte le désespoir de l'âme russe éternellement tourmentée par sa quête d'identité et de territoire en grande tentation d'abandonner et son sol et son Dieu.

Cette « sortie », si peu en harmonie avec son attitude habituellement « réservée » étonne, et on se demande comment éponger mondainement ce « scandale ». Puis il se passe un incident qui peut paraître minime mais qui pourrait bien être le détonateur de cette charge d'émotion que nous venons de décrire. Le prince, dans l'exaltation de son discours appuyée par des mouvements de bras, bouscule un précieux vase de Chine qui oscille sur sa base, menace la tête de l'un, puis se penche du côté opposé et enfin se brise sous les regards hypnotisés de l'assistance. Or la veille, Aglaé lui avait parlé de la beauté et du prix de ce vase, et il avait eu le pressentiment qu'il le casserait si bien qu'il s'en était prudemment écarté pendant toute la soirée, mais la chaleur de son émotion lui avait fait oublier cette contrainte, et voilà que se réalise le pressentiment.

Finalement on en rit, on lui pardonne, et le prince, devant cette mondanité qu'il prend pour une sublime mansuétude, s'attendrit excessivement, il est en proie à un sentiment éperdu de reconnaissance qui lui fait remercier sans grande retenue chacun des membres de l'assistance, il se sent lui-même en pleine possession du fonctionnement de sa pensée qu'il peut développer sans crainte mais qui semble lui échapper et il fait un éloge dithyrambique de la simplicité, de l'innocence et du bonheur. C'est alors qu'il est terrassé par sa crise.

On peut aussi se demander si les trois étranges comportements incongrus de Nicolaï Vsévolodovitch Stavroguine dans *Les Possédés* sont des « auras » ou s'ils représentent la totalité de la sémiologie psycho-émotivo-motrice de crises partielles.

Dans trois circonstances sociales exigeant une maîtrise mondaine ou déférente notre Nicolaï se livre à des comportements bizarres dont il ne semble pas conscient.

Admis dans un club, il se met brusquement à pincer le nez d'un honorable membre qui avait comme tic de langage de répéter toujours : « Non, je ne me laisserai pas mener par le bout du nez, moi. » Or les témoins affirment plus tard qu'au moment de l'« opération » Nicolaï avait l'air songeur « comme s'il eut perdu la raison », et lui-même sur le moment « semblant considérer curieusement ces gens qui criaient. Enfin il resta de nouveau un instant songeur... et balbutia d'un air visiblement ennuyé :

— Vous m'excuserez certainement... Je ne sais pourquoi j'ai eu subitement l'envie... une bêtise ».

Une autre fois, précisément le soir même du jour qui suit une explication embarrassée avec sa mère sur le scandale du club, il est invité, dans un monde qui n'est pas le sien, à une soirée chez le libéral Lipoutine que sa mère qualifie de « vulgaire ». Dostoïevski nous précise que « si la société n'était pas fort distinguée, elle était en tout cas pleine d'entrain, et plus loin : « L'eau-de-vie ne manquait pas non plus. » Bref, après deux tours de valse avec Mme Lipoutine, « fort jolie quand elle riait, il la saisit tout à coup par la taille et, devant tout le monde, la baisa deux ou trois fois à pleine bouche sur les lèvres ». Nicolaï, plus confus que honteux, ne peut que balbutier : « Ne vous fâchez pas », puis il prend son chapeau, s'en va, et son hôte mi-obséquieux, mi-protecteur le « reconduisit avec force saluts jusqu'au bas de l'escalier ».

Enfin, sommé de s'expliquer plus sur le premier scandale du club que sur le second qui s'était déroulé, ne l'oublions pas, dans un milieu roturier, il est convoqué par le bon gouverneur Ivan Ossipovitch qui lui demande de justifier ses étranges comportements qui lui étaient revenus, vous l'allez voir, aux oreilles. C'est alors que notre Nicolaï, se penchant en confidence vers l'oreille de ce doux gouverneur qui la lui tend obligeamment, lui mord cruellement le lobe au point que celui-ci, furieux, le fait jeter au cachot.

Or il semble bien que ces trois épisodes aient été des crises impulsives suivies d'une certaine confusion et de malaises postcritiques analogues à ceux qu'éprouvait Dostoïevski.

On voit comment, même sans être nommée comme telle, l'épilepsie et ces épisodes impulsifs ou incongrus se mettent au service du récit social de l'auteur qui les utilise.

Il est maintenant classique d'admettre qu'un des traits caractéristiques de l'expérience intime de l'épileptique est le sentiment d'être habité par un double, au point que le mythe du double de Sosie ou d'Amphitryon est devenu chez l'épileptique une réalité thématique.

Ce thème a été longuement développé plus haut. Et comment en serait-il autrement lorsqu'on subit des occultations dans la continuité de sa vie et que l'on ne sait qui existait à votre place pendant votre absence ou, pis encore, quel être symbolique vous remplaciez pendant que vous mimiez sa mort, ou quelle partie secrète de vous-même vous dévoiliez quand l'absence vous en donnait la licence. Pendant longtemps, dans la pensée juive et pendant le Moyen Âge chrétien, l'être épileptique était considéré comme possédé par un autre, le plus souvent démoniaque. Tout est double dans l'épilepsie et chez l'épileptique, et souvent ce double imaginaire, fantasmatique, voire fantomatique au sens d'Abraham et de Torok, est marqué du sceau de la mort.

Tout est double aussi chez Dostoïevski, et ce double, comme le Moi dostoïevskien, est le plus souvent haïssable et mérite d'être exorcisé dans la production romanesque comme chez tout écrivain peut-être, mais c'est encore plus apparent chez Fiodor Michaïlevitch, précisément en raison de sa structure « épileptique ».

Dans un de ses premiers romans (1846) intitulé justement *Le Double*, Dostoïevski montre comment la réplique du héros Goliadkine sert à sa paranoïa délirante pour justifier sa déchéance.

On a de bonnes raisons de penser que Raskolnikov porte en partie la pesante culpabilité de l'auteur, accablé de dettes et de charges de famille, joueur et bientôt veuf d'une femme vertueuse qu'il a trompée avec Pauline, qui pourtant ne l'aimait pas, et qui serait surtout passé par l'humiliation d'emprunter de l'argent à un usurier qui sans doute, lui non plus, « ne méritait pas de vivre ».

On le voit, Dostoïevski aussi était tourmenté par ses « démons » et l'acceptation du « châtiment » au sens chrétien du terme. *Les Démons*, d'ailleurs, était écrit, dans sa version initiale, à la première personne.

Qui peut dire aussi que le meurtre du père Karamazov, donné par procuration d'Ivan à Smerdiakov, n'est pas un souhait du meurtre du propre père de Dostoïevski dont on sait qu'il fut assassiné et châtré par ses propres serfs ?

Tout comme les « auras » du prince Mychkine ou les « automatismes » de Nicolaï Vsévolodovitch Stavroguine servent aussi à exprimer ses idées sur le salut de l'âme russe par la Rédemption chrétienne orthodoxe ou à formuler ses critiques sur l'aristocratie décadente.

On pourrait dire que toute l'œuvre de Dostoïevski est, avant Freud, une longue psychanalyse expiatoire d'une culpabilité inconsciente mais torturante, projetée sur ses héros qui lui ont servi d'objets de transfert. Ce qui ne veut pas dire non plus qu'il faille réduire la personnalité de Dostoïevski aux seules limites de son épilepsie.

CHAPITRE X

Épilepsie, cultures et sociétés

NÉCESSITÉ D'UNE ANTHROPOLOGIE MÉDICALE DE L'ÉPILEPSIE

Heureux les biologistes car ils savent ce qu'ils font ! Ils traquent le vivant plus que l'humain et même s'ils savent que leur domaine touche à l'infini, ils continuent d'avancer d'un pas qui, d'abord esquissé, s'assure davantage sur le pavement des certitudes. Les fruits qu'ils cueillent sur l'arbre de la connaissance, malgré le courroux ou peut-être la dérision amusée de Dieu, même s'ils réclament des techniques d'accès difficiles, paraissent à leur portée et ils progressent sur la *terra incognita* de leur science avec l'impavidité d'explorateurs conquérants.

Tout autres sont les médecins ; les réalités des biologistes se délitent au cours de leur transfert à l'humain. Et le médecin, dans sa rencontre avec l'homme, sent bien que quelque chose lui échappe. Ni l'efficacité des médicaments, ni la révélation imagée des lésions traquées au plus profond de l'intime des corps, ni les échelles d'évaluation dont les barreaux moyens définissent une norme banale, ni l'encyclopédie des nosographies, ne parviennent à combler cette incomplétude ou à en effacer le malaise.

La confrontation de l'homme malade avec celui qui a la prétention folle de le guérir n'est qu'une croisée de chemins de deux histoires dont le début se perd dans la nuit des temps, mais dont les étapes, même si les plus anciennes ont été oubliées, les ont fortement marqués l'un et l'autre. Que dire alors si les chemins de leur culture viennent des points opposés de l'orient ou de l'occident, du septentrion ou du midi ? Sur eux pèsent le poids des traditions, l'inquiétante présence de ceux qui ne sont plus, la soumission à des dieux adorés ou redoutés qui donnent de la maladie des interprétations différentes sur lesquelles le couple thérapeutique est bien obligé de s'entendre pour que se conjuguent harmonieusement le désir de soigner et celui de guérir.

Ainsi, la maladie de l'un peut n'apparaître que comme un épiphénomène d'un malaise ou d'une souffrance plus profonde, parfois très ancienne, qui vient profiter d'un dérèglement biologique pour se manifester. Plus souvent encore, la maladie inexorablement programmée par les lentes injonctions du génome sera teintée de ce que l'homme porte en lui de croyances, d'attachement, de sentiments, de frustration et d'angoisse devant la mort, bref, de sa religion.

Quant à l'autre qui se désire soignant et qui profondément souhaite l'être *in toto*, au prix d'une formation médicale toujours plus argumentée, il doit admettre les limites de son efficacité et penser que la souffrance de son patient dépasse les effets de sa seule maladie. Il faut donc qu'il comprenne que la demande qui lui est adressée par ceux que Benoist[1] nomme « les implorants du monde » est moins liée au besoin de leur reconnaître les symptômes directement liés à leur état qu'à celui de prendre en compte les représentations mentales qui lui sont attachées et qui contribuent à leur mal-vivre d'être malades.

Cela est encore plus vrai pour le médecin psychiatre et plus difficile encore pour le pédopsychiatre en charge de dégager la subjectivité de l'enfant du réseau embrouillé des représentations que ses parents et les autres ont projeté sur lui quand il est devenu malade. Cela l'est davantage encore quand il s'agit d'épilepsie qui, du fait de sa longue historicité et de son image sociale, est particulièrement féconde à alimenter en fantasmes et en représentations ceux qu'elle concerne.

L'épilepsie qui s'empare d'un être fait plus que le tourmenter dans son corps ou dans sa conscience qui s'en détache, elle continue, dans l'intervalle des crises, de le soumettre au harcèlement des images, des idées et des symboles qu'elle a fait naître dans le groupe social. Au médecin donc de ne pas répondre qu'à la seule

---

1. J. Benoist, « Sur la contribution de l'anthropologie à l'explication médicale des sciences humaines », *Anthropologie et sociétés*, 1981, 5, 5-15.

souffrance de la chair, mais d'entrer de plain-pied avec son patient dans celle qui fait son vécu individuel et social, et qui est autrement plus difficile à soulager.

La prise en considération du fait « bioculturel », selon l'expression de Canguilhem[2], et de sa dynamique est donc l'objet d'une anthropologie médicale particulièrement utile en épileptologie.

Les travaux de J. Benoist, en général et dans l'île de la Réunion en particulier[3], nous ont beaucoup aidé dans ce qu'il a appelé « les rencontres de la médecine avec l'anthropologie sociale et culturelle ». Il explique à propos de quelques exemples comme la siklémie en Afrique, les hélminthiases à la Réunion ou la révélation d'une surdité héréditaire aux Antilles comment l'anthropologie permet d'éclairer la compréhension des faits médicaux lorsqu'ils « viennent buter sur des faits sociaux ».

Mais il montre aussi combien le comportement du patient face à la maladie, en fonction de sa culture et de ses croyances, est à considérer si l'on veut bien prendre en charge sa subjectivité qui est le gage d'une efficacité thérapeutique qui va bien au-delà de la suppression des symptômes.

En ce qui concerne l'épilepsie, l'alliance du respect du mode de vie social, culturel et religieux, de la médecine traditionnelle et d'une médecine européenne aussi soucieuse du biologique universel à l'espèce que du psychique individuel est nécessaire si l'on ne veut pas ajouter à la souffrance de la maladie celle que pourrait faire naître un conflit thérapeutique issu d'une contradiction entre ces influences.

Ainsi répondrait-on au souci de Young[4] qui a bien de la chance de pouvoir utiliser la richesse de la langue anglaise dans ce domaine pour distinguer les trois nuances du mot maladie qui comme les corps transmuterait en trois états.

Disease qui correspondrait à son état biologique, *illness* qui refléterait le vécu individuel du patient et enfin *sickness* qui donne-

---

2. G. Canguilhem, *Idéologie et rationalité dans l'histoire des sciences de la vie*, Paris, Vrin, 1977.

3. J. Benoist, « L'esprit sur lui et le cerveau gâté. Remarques sur les frontières des infortunes à l'île de la Réunion », *Psychiatrie française*, 1982, 5, 83, 381-386 ; « Possession, guérison, médiation. Un chamanisme sud-indien à l'île de la Réunion », *L'Ethnographie*, 1982, 227-238.

4. A. Young, « The anthropology of illness and sickness », *Amer. Rev. Anthropol.*, 1982, 11, 257-285.

rait un sens culturel à la maladie et au malade atteint. On voit mieux comment la convergence de ces trois acceptions contribue à mettre à mal le sujet. Aucune, donc, ne doit être négligée par le médecin sous peine qu'un reliquat enkysté de souffrance dans n'importe lequel de ces domaines entrave l'efficacité thérapeutique que l'on serait en droit d'attendre du soin des deux autres.

Il est fâcheux que, pour quelques-uns d'entre nous, l'acquisition de cette évidence demande pour se faire parfois toute une vie et nécessite de céder à l'impérieux besoin de voyager.

L'ÉPILEPSIE À L'ÎLE DE LA RÉUNION

L'évidence d'un abord anthropologique du malade épileptique fut pour moi une lente révélation issue d'un travail d'équipe[5] mené depuis trente ans à l'île de la Réunion. Il montre les étapes d'une pensée au départ très centrée sur des préoccupations trop obsessionnellement médicales, voire comptables, qui s'en est peu à peu détachée pour s'intéresser toujours davantage aux fonctionnements psychiques intrinsèques du sujet épileptique pour y découvrir enfin que son patrimoine et son environnement culturel donnaient à sa maladie tout son relief.

Ce point de vue apparemment « extérieur », voire « exotique » nous a été nécessaire car il nous a permis de constater que les mêmes difficultés d'interprétation se posaient dans nos consultations marseillaises.

Si Claude Hagège[6] a raison de dire que la Réunion est un laboratoire de langue, il demeure trop restrictif quant à la richesse que contient ce laboratoire. Dans ce creuset insulaire se mêlent, outre la variabilité des racines langagières, plusieurs phénotypes, mentalités, croyances, identités, habitus, coutumes qui, convenablement combinés par l'accrochage de leurs atomes, pourraient faire croire qu'ils aboutissent à un corps stable, « un homo réunionis » en quelque sorte. Mais il n'en est rien ; que survienne une maladie, et l'on voit se fissurer ce composé aux valences fragiles et réapparaître les éléments d'origine.

---

5. Nous remercions ici les Drs A. et N. Boyer-Vidal, G. Cazalis de Fondouce, P. Mortemard de Boisse, J.-L. Serveaux, D. Graber, H. Testard. et O. Laurent.
6. Cl. Hagège, *L'Homme de parole*, Paris, Fayard, 1985.

Certes, la Réunion est un mélange d'hommes, un mélange qui se voudrait réussi au point qu'il est malséant de parler ne fût-ce que d'ethnies, mais l'affleurement de la culture en chacune des personnes, qu'elle soit créole, africaine, malgache, indienne, chinoise ou européenne, n'est plus à refouler et commence non seulement d'être accepté mais même revendiqué. Il devient donc de plus en plus « naturel » d'en tenir compte dans le soin à apporter à une pathologie.

L'histoire de l'île et de son peuplement est indispensable à connaître, au moins dans ses grands traits, pour qui ne veut pas « plaquer » une médecine européenne sur une couche culturelle qui la rejetterait comme il serait tout aussi ridicule pour un médecin « z'oreille » de vouloir jouer, sous prétexte de vernis ethnologique, un rôle de guérisseur qu'on ne lui demande pas.

On comprend qu'au sein de cet agglomérat humain formé par des groupes ethniques venus de l'Afrique de l'Est, du Sud de l'Inde et de son Nord-Ouest, de l'Extrême-Orient et de la lointaine France chacun ait introduit son système de soins. Devant un tel choix d'influences, il est normal que le recours aux médecines soit varié lui aussi quel que soit le groupe d'origine auquel on puisse se référer. D'autant plus que, dans certains « îlets » et malgré la pénétration médicale européenne scientifique de plus en plus profonde et de plus en plus efficace, il faut continuer à se débrouiller. Chacun des systèmes médicaux, nous rappelle J. Benoist, « a une valeur mais aussi des limites qui font appel au relais d'un autre système[7] ».

La médecine moderne, efficace et recherchée pour les maladies aiguës et graves, pour les accidents, pour les affections chirurgicales, doit se compléter d'autres actions pour soigner un état chronique ou prévenir une récidive comme c'est le cas pour l'épilepsie.

Dans ces derniers cas, on a recours aux « tisaneurs » d'influence malgache qui soignent par les plantes. Parfois, on demande l'avis de personnes sages et doctes qui ont une fonction de « devineurs » portant des diagnostics spécifiques qui permettent déjà une orientation, comme le « carreau » qui est un embarras intesti-

---

7. Parfois, ces limites ne sont pas clairement appréciées, et les choses tournent au drame tant la croyance prend le pas sur le bon sens, comme nous l'avons vu dans cette malheureuse affaire de « L'envoûtée était épileptique », *Journal de la Réunion* du 21 mars 1998 (voir annexes).

nal nécessitant des purgatifs, comme « le cheveu maillé » de l'enfant, dont le « grain » constitué de quelques cheveux collés sur une croûte signifie que « l'esprit est sur lui ». D'ailleurs, ces devineurs semblent capables, dans le domaine des crises excito-motrices, de faire la différence entre une crise de saisissement hystériforme et une crise d'origine neurologique ou psychiatrique. Benoist explique parfaitement les nuances entre « l'esprit sur lui » et « le cerveau gâté » : « l'esprit sur lui » étant caractérisé par l'absence supposée de lésion, la non-récidive et la non-implication du vécu du sujet, tandis que « le cerveau gâté » implique une pathologie plus chronique qui peut être lésionnelle ou psychiatrique et qui est davantage réservée à la médecine européenne, mais qui peut aliéner le patient sur le plan social en le faisant exclure de son appartenance culturelle.

Une place particulière est à faire au « guérisseur » tamoul, d'autant plus sollicité par des membres qui n'appartiennent pas à la communauté indienne que l'influence magico-catholique du culte des saints, de saint Expédit en particulier, sous la poussée soit d'une déchristianisation, soit d'une culture religieuse plus exigeante et plus critique, a considérablement diminué.

Si le prêtre tamoul d'origine sud-indienne utilise aussi les plantes à tisane, il a surtout sur les patients une influence symbolique qu'il exerce par recommandations de pratiques domestiques, comme déposer une poule noire morte enrubannée de rouge à la croisée de chemins, ou par la prescription de sacrifices au cours de cérémonies qu'on appelle des « services », ou par de véritables exorcismes qui s'exercent en un « temple ».

Ces « pusaris » (ou pujaris) sont les garants de la culture religieuse populaire indienne. Ils sont reconnus pour leur sagesse, leurs dons et leur efficacité, et peuvent exercer dans un temple. Ils sont les prêtres d'un culte qui règle les cérémonies indiennes, comme la fête de Mariemin, la fête de Kali ou la trop célèbre marche sur le feu, et possèdent en outre, de par leur commerce avec les dieux supérieurs, un pouvoir d'appeler les esprits et de guérir.

Dans la description saisissante que nous en fait Benoist, on suit ainsi la carrière et la pratique d'un pusari héritier de l'esprit de son oncle maternel qui lui a transmis son pouvoir et qui l'exerce auprès des patients, surtout le vendredi qui est un jour faste. Il commence par une invocation des dieux indiens ou des esprits démoniaques puis, lorsque l'esprit de son oncle le possède, il entre en transe, enjoignant les esprits de quitter le corps du possédé, en le frappant au besoin avec une baguette de rotin ou en l'aspergeant d'une eau jaunie au tuméric, non sans avoir bu lui-même quelques petits verres de rhum que lui tendent ses assistants et qui ponctuent ses révélations. Lorsque, épuisé et chancelant, il revient à lui, il demande ce qui s'est passé et ce que son oncle a dit par sa bouche. Suivent ensuite, comme après toute consultation, conseils et recommandations. Il faut dire que chaque plainte, chaque symptôme reçoit de la part de l'esprit un traitement spécifique, volée d'injonctions et de bois vert pour l'esprit mauvais, enveloppements chauds et massages à l'huile de coco pour des rhumatismes, conseils administratifs pour obtenir du maire une pension à celui qui se plaint de ne pouvoir plus travailler, etc. Ces exemples sont faits pour montrer combien le pusari est à la fois un médiateur entre les dieux indiens et les hommes, entre le surnaturel et l'humain, mais aussi entre deux cultures tant il est fortement ancré dans la société réunionnaise, car s'il invoque en tamoul, il s'adresse aux patients en créole et il est parfaitement au courant des problèmes administratifs qui les préoccupent. Mais il peut aussi se placer en intermédiaire comme le ferait le psychiatre entre les effets de la maladie somatique et ses représentations psychiques, parfaitement conscient de n'agir que sur celles-ci et proposant au patient d'aller consolider sa cure auprès du médecin pour qu'il s'occupe de celles-là.

Tous les devineurs ou guérisseurs dont nous parlions plus haut ne sont pas forcément d'origine indienne, ils ne sont pas prêtres, mais ils leur empruntent leur savoir-faire dans le magique et les concurrencent dans leur notoriété en utilisant le prestige de la croyance en la médecine indienne, fortement ancrée chez les créoles...

Notre intérêt personnel pour l'épilepsie à la Réunion date de 1968, date à laquelle, avec deux jeunes médecins, Alain et Nicole Boyer-Vidal, que j'entraînai dans l'aventure, nous nous lançâmes dans la réalisation d'une enquête sur ce sujet tant nous avions été impressionnés par les confidences des médecins de l'île et alertés par les services de la DDASS de l'époque sur le grand nombre possible d'épileptiques à la Réunion.

Cette enquête, qui n'est pas exempte de critiques, fit l'objet d'un ouvrage[8] qui a été le premier livre français d'épidémiologie de l'épilepsie dans un département français. Français bien sûr sur le plan administratif, car le mélange des populations et leurs origines diverses liées à des facteurs historiques, sociaux et économiques viennent confirmer notre propos sur leur influence dans l'expressivité d'une maladie comme l'épilepsie. Vingt ans après, nous avons inspiré la thèse d'Olivier Laurent[9] qui a proposé une approche critique d'une méthodologie d'enquête sur le sujet, et, actuellement, nous poursuivons ce travail.

Bien que les populations de la Réunion aient l'air de se fondre dans une culture qui s'occidentalise de plus en plus, il serait faux de croire que le système de soins que propose avec de plus en plus d'efficacité la médecine scientifique et biologique suffise à apaiser les attentes des patients. Leur apparente adhésion aux épreuves médicales qui les conduisent du diagnostic clinique ou paraclinique au protocole thérapeutique n'exclut pas, chez certains d'entre eux, le recours parallèle et intercurrent à d'autres pratiques issues de leur culture et de leurs croyances.

L'épileptique réunionnais paraît bien se prêter à cette dialectique de l'aller-retour entre la réalité biologique de sa maladie, le vécu douloureux des représentations qu'elle alimente et le besoin qu'on lui reconnaisse un sens puisé dans son héritage culturel pour pouvoir être exprimé et reconnu dans le langage qui est le sien, et qui est souvent un langage corporel.

L'ÉPILEPSIE EN AFRIQUE

C'est en terre africaine que ces lignes sont écrites. Et malgré l'accueillante formule de bienvenue qui veut que « la terre sénégalaise soit douce à vos pas », j'éprouve comme un sentiment de gêne quelque peu sacrilège à oser parler de culture africaine même si cela ne concerne que le sujet très limité de l'épilepsie. En fait, la

---

8. R. Soulayrol, A. Boyer-Vidal et N. Boyer-Vidal, *L'Épilepsie à l'île de la Réunion (épidémiologie, clinique et étiologies de l'épilepsie dans une île à isolats multiples)*, Paris, Doin, 1974. Un résumé de ce travail figure en annexe II.

9. O. Laurent, « Étude critique d'une enquête épidémiologique sur l'épilepsie de l'enfant à la Réunion », thèse, Bordeaux, 1988, n° 196.

culture ne se partage pas, elle règne en majesté sur le moindre objet et sujet né de la terre d'Afrique et ce, depuis l'origine de l'humanité si l'on souscrit à la théorie qu'elle est le berceau de l'homme. C'est à dessein que j'emploie une métaphore religieuse car la terre, les dunes, la forêt, le fleuve, le baobab ou les animaux sont à eux seuls des autels où se célèbre le Sacré plus que le Sanctifié, un sacré primitif que l'on ne peut pas ne pas ressentir jusque dans ses muscles quand le rythme du tam-tam les sollicite dans leur fonction archaïque et première d'origine de la pensée.

Il n'est pas étonnant alors que l'individu forgé par la civilisation occidentale, enorgueilli de sa raison soigneusement cultivée soit déconcerté par l'humilité d'accepter de n'être qu'une maille infime d'une communauté humaine dans un présent dérisoire, sur laquelle pèse l'influence de ceux qui l'ont précédée. L'appartenance au groupe et le culte des ancêtres lui apparaissent alors comme les deux piliers d'une sagesse qu'il aurait perdue et qu'il vient retrouver en Afrique.

Comme pour la Réunion, l'intérêt pour l'épilepsie en Afrique a commencé par les essais de recencement statistique de l'épidémiologie [10].

Mais, au-delà de ces travaux statistiques, les chercheurs et cliniciens se sont intéressés aux représentations que pouvait revêtir une telle maladie dans la culture de ces peuples. Et, de ce point de vue, on peut dire que l'épilepsie a été mieux étudiée en Afrique qu'en Europe [11].

Il y a plusieurs manières d'aborder les échos socioculturels de l'épilepsie en milieu traditionnel.

---

10. En pays dogon, Coppo, 1981, Beneduce, 1990 à Zanzibar, Bondestam, 1990 ; en Éthiopie, Teckle-Haimanot, 1984 ; au Tanganyika, Smart, 1959, Aall-Jilek 1965 ; en Afrique centrale, Piraux, 1960 ; au Nigeria, Osuntokun, 1970, Dada 1966 ; en Tunisie, Ouachi, 1972 ; en Ouganda, Billington, 1968, Orley, 1970, Billinghurst, 1973 ; au Sénégal, Collomb, 1968-1970-1974, Ndiaye, 1983 ; en Rhodésie, Zambie et Malawi, Levy, 1970, Cardozo, 1976 ; en Tanzanie, Jilek, 1968 ; au Ghana, Haddock, 1967 ; en Côte-d'Ivoire, Giordano, 1975 ; au Congo, Dechef, 1970. Nous devons cette bibliographie très complète jusqu'en 1993 à René Collignon que nous remercions ici.

11. Adotevi, 1981 ; Awaritefe, 1985-1989 ; Collomb, 1968 ; Danési, 1984 ; Diehl, 1976 ; Gelfand, 1973-1974 ; Gerrits, 1983 ; Glazer, 1978 ; Jilek, 1976 ; Johnson, 1979 ; Karfo, 1993 ; Matovu, 1974 ; Miletto, 1981 ; Moross, 1974 ; Ndiaye, 1983 ; Tap, 1980 ; Teckle-Haimanot, 1991 ; Terranova, 1970 et Uchôa, 1993.

On peut étudier comment elle passe dans le langage et à quoi font référence les mots qui la désignent, comme l'a fait Attah Johnson au Ghana par sa méthode du questionnaire à des étudiants interrogés sur ce qu'ils savaient par tradition sur la maladie. Il dresse ainsi une liste de mots qui correspondent à des groupes de langages différents, et un patient travail de linguiste serait à faire si l'on voulait connaître dans les très nombreux dialectes africains à quoi fait référence le mot qui correspond à l'épilepsie. C'est ainsi qu'au Mali Élisabeth Uchôa nous apprend que l'épilepsie s'appelle « *kirlkimaschien* » chez les Bambaras, « *dadahia* » chez les Bwas et « *xenuwatte* » en langue soninké, toutes acceptions qui représentent « un ensemble assez homogène de cas de personnes qui souffrent de la maladie qui fait tomber » comme il en était chez nous du « mal de la terre » ou de la « *falling sickness* ». Mieux encore, le langage permet la distinction diagnostique entre l'épilepsie et les convulsions de l'enfant appelées « *kono* » ou « *kiman-nglo* » en Côte-d'Ivoire, ou les crises excito-motrices provoquées par les esprits, le « *jinébana* », les Swazis du Swaziland distinguent même la « *bulanya* » (folie) de la crise d'hystérie, la « *lihabya* ». Cela correspond à ce que les tradithérapeutes sérères nous avaient confié lors d'un palabre avec eux en 1984 où ils distinguaient parfaitement l'épilepsie Grand Mal donnée par les esprits, et qu'ils tentaient de soigner, de l'épilepsie lésionnelle qu'ils confiaient aux toubabs et des crises de possession ou d'envoûtement qui étaient leur domaine réservé.

On peut également, [avec une méthodologie contestable] utiliser un questionnaire qui interroge un certain groupe de personnes désignées sur les représentations, les coutumes et les réactions que suscite l'épilepsie. A. Johnson a posé à cinquante étudiants ghanéens, à l'exception d'étudiants en médecine, vingt-cinq questions sur ces sujets. Il en résulte en résumé :

— que la maladie est bien connue et qu'elle est désignée clairement par un nom spécifique dans chaque groupe linguistique ;

— qu'elle peut être en relation avec une atteinte de la tête ou du système nerveux, mais dans la majorité des cas le corps entier est impliqué.

Au Ghana, on distingue clairement par des mots différents, comme au Mali ou en wolof du Sénégal, les convulsions fébriles (*esro, nwei, hiowe, edzi*) des crises d'épilepsie.

La grande majorité des sujets interrogés pensent que l'origine de la maladie est infectieuse, et cela entraîne toute une série de réactions négatives vis-à-vis du patient en crise ou même en dehors d'elle. On ne lui porte pas secours parce qu'on craint de le toucher, il est contagieux surtout pendant sa crise, par sa bave, son urine ou ses flatulences. Il doit être isolé, couchant à part en ayant ses propres instruments de cuisine ou de toilette. En revanche, une fois mort, les rites funéraires ne sont pas différents pour lui de ceux des autres, et on peut hériter d'un épileptique mort si ses affaires n'ont pas été souillées par les agents contaminants. Inversement, on peut être protégé de l'épilepsie par une certaine immunité ou résistance.

Sans parler d'hérédité à proprement parler, on pense que certaines familles sont si particulièrement affectées qu'il n'est pas bon de contracter alliance avec elles par le mariage.

La croyance que l'épilepsie rend stupide est dominante, contribuant à l'exclusion scolaire des enfants, alors qu'on ne pense pas qu'elle puisse rendre fou, à une très grande majorité.

La très forte conviction que l'épilepsie est d'origine infectieuse fait que les causes surnaturelles, comme le juju, les esprits ou l'intervention des sorciers, sont retenues en minorité.

Malgré la croyance en son origine infectieuse et parmi ceux qui pensent que l'épilepsie peut être traitée, aucun ne pense qu'elle peut être guérie par la médecine scientifique. Dans une forte proportion des réponses, on doit faire appel aux moyens traditionnels et, plus pragmatiquement, aux deux méthodes en cas d'échec de l'une ou l'autre.

Ainsi, en 1979, un échantillon d'une population étudiante au Ghana croit que l'épilepsie est une maladie naturelle causée par une infection, mais curable par la médecine traditionnelle.

On peut aussi, comme l'ont fait Adotevi et Stephany au Sénégal, avoir une idée des représentations de la maladie épileptique selon que l'on interroge le groupe sociofamilial, les thérapeutes locaux ou les patients eux-mêmes.

Et l'on se rend compte de certaines différences de conception de l'origine du mal véhiculées par des familles wolofs du Cap-Vert ou toucouleurs de Saint-Louis et des familles sérères de la zone rurale. Pour les premiers, les différentes formes d'épilepsie sont attribuées aux forces surnaturelles et maléfiques des esprits (djinns), qui profitent de la faiblesse ou de l'isolement d'un être mal protégé pour le posséder. Pour les Sérères, comme on l'a vu au

Ghana, prédomine l'idée de contagion avec l'isolement et la mise à distance que cela impose. Au Togo, Kolou Dassa dans un travail de 1997 dresse la liste des principales croyances étiologiques qu'il classe en :

— causes surnaturelles : sorcellerie, magie noire, maraboutage, mauvais yeux, transgression de tabou, vision de mauvais esprit, colère des ancêtres, fréquentation de lieux dangereux, cimetières ou forêts, maladie divine ;

— causes environnementales : climat, mauvais vents, lunaisons, pauvreté, problèmes familiaux, hérédité, contagion ;

— causes physiques individuelles : maladie, paludisme, maladies infectieuses ou parasitaires, dénutrition et alcool ;

— causes psychologiques : rancunes, envies, colères, anxiété et ruminations excessives.

Du point de vue des tradithérapeutes, terme qui, d'après Omou Ly Kane, doit être préféré à celui de guérisseur, l'épilepsie, reconnue et distinguée des convulsions ou des crises de possession, est une affection difficile à soigner. Il importe, pour le faire, d'en reconnaître l'origine. Elle peut être donnée par Dieu que l'on ne peut qu'implorer ou prier en faisant porter au patient des versets du Coran, elle peut résulter de la possession par des génies ou de l'influence de pratiques maléfiques, elle peut enfin être la conséquence de la vision de choses insupportables. On ne peut, dans ce cas, ne pas faire le rapprochement avec les hypothèses psychanalytiques des représentations prenant sens après coup. Adotevi et Stephany rapportent l'expérience d'un sage marabout qui adapte sa thérapeutique à l'origine de la maladie et qui obtient des succès en rompant, par un isolement du village ou de la famille, le cercle vicieux du rejet dont l'épileptique fait l'objet dans son milieu habituel.

Enfin, le vécu du patient lui-même est extrêmement pénible et douloureux ; outre les inconvénients des crises elles-mêmes par la honte de se donner en spectacle, sa mise à l'écart par le groupe familial, surtout s'il perd la protection directe de sa mère, la condamne à une vie sans espoir d'être utile à la communauté, d'amasser un capital ou, pire encore, de pouvoir se marier.

On mesure mieux les limites de la seule thérapeutique médicamenteuse si l'on ne prend pas en considération tous ces paramètres qui affectent un individu dans sa relation quotidienne avec la société dans laquelle il se débat. Il en est exactement de même en Europe pour nos patients.

On peut alors sans commisération hautaine ou goguenarde, qui est toujours un signe d'incompréhension, dresser la liste de quelques-unes des croyances qui sont attachées à l'épilepsie. Reconnaissons que certaines ont cours chez nous dans le milieu populaire rural et restent ancrées plus profondément qu'on ne le croit. Je les ai puisées dans la littérature de la psychopathologie africaine, mais aussi lors des entretiens que j'ai eus personnellement avec des marabouts sérères en 1984, et plus récemment en 1995 avec des élèves de l'école normale d'instituteurs et une psychologue peulpeular qui n'ont pas hésité à nous faire part de ce qu'ils avaient glané dans leur propre famille.

Nous l'avons vu, l'épilepsie est distinguée des convulsions et des crises d'hystérie non seulement par l'appellation, mais par la clinique et l'orientation thérapeutique. Une fois l'épilepsie reconnue, « le Petit Mal n'apparaît pas vraiment comme une maladie, il est rarement motif de consultation (traditionnelle) et donc presque jamais traité », disent Adotevi et Stephany (1981). Les thérapeutes sérères, nous l'avons vu, ne prennent en charge que les crises Grand Mal, envoyant à la médecine occidentale « apprise le jour dans les livres » par opposition au guérisseur qui « apprend la nuit par ses rêves », selon les mots de Mamadou Seck, les autres formes d'épilepsies qui correspondent aux épilepsies partielles ou lésionnelles, et encore ils savent que l'épilepsie est une maladie difficile à guérir et que le plus souvent le patient doit bénéficier des deux approches thérapeutiques.

Les traitements dépendent évidemment de l'origine identifiée de l'épilepsie dans la tradition. Son caractère sacré, mystérieux, ésotérique, maléfique ou transgressif est souvent mis en avant.

Les progrès de l'islamisation et la philosophie qui lui est attachée, sans jamais aucune référence à la possible épilepsie du prophète Mahomet, auraient tendance à faire considérer l'épilepsie comme venant de Dieu et qu'elle doit être acceptée comme telle, ce qui ne veut pas dire que ses effets ne doivent pas être atténués par la prière, le port par le malade de versets du Coran et une conduite sainte et convenable en dehors des crises. Les crises, par leurs manifestations corporelles et excrétoires, restent toujours un objet de scandale et de honte.

Dans une conception plus traditionnelle et sans doute très

ancienne, les crises sont en relation avec des infections qui, même disparues, laissent place à des crises qui les rappellent. C'est ce qui ressort de l'enquête déjà ancienne de Johnson au Ghana, mais aussi de celle plus récente de Uchôa au Mali.

L'hérédité ou la transmission par le sang sont aussi quelquefois mentionnées comme cause possible, mais les cas familiaux qui constituent des familles à éviter ne sont pas clairement distingués des cas infectieux en ce qui concerne la transmission possible de la maladie.

L'évocation d'interventions magiques de possession par les jiné, esprits d'origine musulmane ou par les rab au Sénégal, par l'envoûtement par les sorciers subaga ou par les esprits malins, les sitanés, est souvent invoquée. Cela permet de rapporter l'épilepsie à une intervention extérieure, protégeant et dédouanant l'individu, et la rendant accessible à un traitement traditionnel. Ces agents maléfiques fondent surtout sur les êtres particulièrement exposés, comme les femmes enceintes dont les bébés seront épileptiques et sur les enfants surtout s'ils restent seuls, sans surveillance à la nuit tombante, moment dont profitent alors les jiné pour se saisir de l'enfant bien portant et l'échanger contre un enfant malade. Nous verrons qu'un enfant malade, l'enfant des rab, est souvent l'enfant d'un double qui lui saisit la tête, un enfant envoyé, messager des forces obscures d'un au-delà.

Mais ces esprits tapis dans le noir, le vent, les arbres, les animaux, entrent dans les corps à la faveur de négligence ou de transgression aux lois, des coutumes ou des simples habitudes alimentant ainsi une certaine culpabilité. Nous en avons relevé quelques-unes :

— ne pas couper des arbres appartenant aux génies, on risque d'en libérer un vent qui souffle sur l'esprit et le possède ;

— ne pas laisser pleurer un bébé dont l'écho du cri pourrait être entendu par un esprit qui se laisserait guider par lui pour le surprendre *(epilambanein)* et l'échanger (problématique du double). Un enfant nouveau-né est particulièrement fragile car les vents chargés de rab peuvent pénétrer chez lui plus facilement par les sutures encore entrouvertes de son crâne.

La conception d'un enfant et la grossesse de sa mère font aussi l'objet de précautions. Un homme qui rêve qu'il couche avec une femme doit se laver soigneusement avant tout rapport avec sa propre femme, sinon l'enfant qui naîtra de cette étreinte risque de devenir épileptique. Le même risque pour l'enfant menace une femme enceinte qui marcherait sur ou enjamberait un bâton ayant servi à tuer un chien.

La mère ensuite doit veiller à ne pas allaiter son enfant en restant debout, elle ne doit pas le laisser seul crier à la tombée de la nuit, le protéger de tout contact avec les déjections de poulets, avec un chien qui agonise et, bien entendu, de tout contact avec les couverts des épileptiques, calebasse ou canari qui auraient pu être souillés de sa salive.

C'est dans ce même esprit prophylactique que l'on doit brûler les habits d'un épileptique en crise ou les plonger dans une fosse septique pour les purifier.

Certains animaux sont considérés comme plus épileptogènes que d'autres, le poulet par sa bave, la chèvre par sa chair, mais surtout le chien lorsqu'il hurle à la pleine lune, qu'il agonise ou qu'on l'achève et, bien entendu, lorsqu'il est enragé, il y aurait un même mot en wolof pour désigner à la fois chien enragé et épilepsie.

Outre la reconnaissance et l'origine de la maladie, ses manifestations elles-mêmes sont interprétées au travers du filtre des croyances et des terreurs populaires.

La surprise imprévisible et la brutalité avec laquelle frappe la crise font qu'elle est synonyme d'un grand danger. On doit s'en protéger et protéger celui qui en est atteint, si bien que le patient se trouve exclu des tâches qui font sa valeur dans son appartenance à la communauté. L'enfant ne peut plus jouer car il risque de tomber de l'arbre s'il y grimpe avec ses camarades, dans le fleuve s'il s'ébat près de la rive et même dans le feu s'il regarde, immobile, sa mère faire la cuisine. La femme est exclue des tâches ménagères, car elle peut tomber dans le puits ou le fleuve quand elle y puise de l'eau, ou se brûler au foyer quand elle cuisine. Quant à l'homme, il est interdit de travaux des champs ou de toute autre besogne qui puisse présenter un danger. On le voit, l'épilepsie, caricaturalement, entraîne une rupture dans l'appartenance au groupe social qui est si étroitement lié à l'âge, au sexe et à la fonction, mais aussi une rupture autrement grave pour le lignage. L'épilepsie est un scandale pour la société, un facteur d'ostracisme pour un patient qui ne peut se marier et avoir des enfants s'il ne peut subvenir aux besoins de sa famille ou tenir un ménage.

À cet empêchement social s'ajoute le rejet individuel de sa personne. La notion de contagiosité du malade en crise le prive des premiers secours, le risque de pollution par la bave qu'il exhale ou les urines qu'il ne peut retenir fait que l'on purifie par le feu le lieu de sa chute et les vêtements qu'il portait, qu'on le fait coucher tout seul et qu'il ne mange ni ne boit dans le même plat ou le même canari que les autres. Même la pitié qu'inspire le malade en crise pour ses proches ne peut effacer la honte de le voir se donner ainsi en spectacle, transgressant un des trois principes d'une éducation basée sur l'honneur, la réserve et l'endurance. L'idée d'une aggravation devant la répétition des crises, ou d'une évolution vers la folie ou la mort, renforcée par l'inefficacité des thérapeutiques, contribue à l'ambivalence des sentiments de terreur et de pitié qu'inspire le patient. Son apparence physique entre les crises la confirme, il porte sur son visage les cicatrices de ses chutes et sur sa peau les traces de brûlures qui sont les stigmates infamants qui le désignent comme épileptique, surtout lorsque l'on sait qu'un épileptique qui se brûle est un épileptique qui ne peut être guéri.

La croyance en une intervention externe de l'épilepsie, qu'il s'agisse d'une infection ou d'esprits, fait que, contrairement aux fantasmes de mort qu'elle mobilise en Occident, l'épilepsie en Afrique, malgré l'importance du culte des ancêtres, n'est pas de façon prééminente corrélée avec la mort. Seuls Adotevy et Stephany rapportent qu'au Sénégal l'épileptique est un sujet qui meurt et renaît plusieurs fois ; ou plutôt, il voit ce qui est invisible et, ne pouvant le supporter, il tombe, se débat et s'immobilise comme un mort. Il ne reprend vie que lorsque la chose terrifiante a disparu de sa vision. Cela explique que l'on choisisse pour soigner ce type d'épileptique des remèdes tendant à l'empêcher de voir ce qu'il n'aurait pas dû, comme du jus de feuilles macérées sur les paupières ou de gouttes à instiller dans ses yeux.

Ce qui rend particulièrement insupportable et invalidante l'épilepsie en Afrique, c'est qu'elle brise pour le patient son statut social, sa référence au groupe et interrompt son lignage. À tout cela s'ajoute une incrédulité quant aux possibilités de sa guérison, quelles que soient les thérapeutiques employées, si bien que se renforce la solidité d'une croyance en une cause qui dépasse l'humain et qu'aucune campagne de dissuasion rationnelle ne peut dissiper. À la souffrance personnelle du malade, à son rejet social, à son peu d'espoir en toute thérapeutique s'ajoute l'inquiétante magie du mystère profond dont elle est entourée.

Ce mystère s'épaissit, et la crainte augmente lorsque l'épilepsie frappe un enfant, car l'enfant africain à lui seul est un être magique fragile et menacé. Parler de lui, de sa beauté, de sa santé peut être néfaste. « La parole peut être le cercueil de son destinataire », dit-on souvent. Un enfant qui naît est un don de Dieu ou une réincarnation de l'esprit d'un ancêtre, c'est un étranger venu de nulle part, intermédiaire entre l'univers des humains et celui, sacré, des esprits ancestraux. C'est à la famille de le fixer dans son sexe, dans son temps, dans ses fonctions, dans son éducation pour qu'il habite parmi nous. Comme l'a montré Oumou Ly Kane, « les différents rites qui ponctuent chaque moment du développement de l'enfant renforcent l'efficacité des soins infantiles conçus dans un univers symbolique ».

Un enfant malade, *a fortiori* d'une maladie qui lui « saisit la tête », conserve un statut d'enfant doublé par un autre, un enfant inquiétant, étranger, envoyé, messager. Il échappe aux critères de la bonne santé physique, psychique et morale. Les indices de sa souffrance psychique sont à relever dans son corps, ses postures, ses comportements et son mode de communication. On dit de lui qu'il ne veut pas parler, qu'il pleure en silence, qu'il ne peut pas manger, qu'il ne sait pas jouer, qu'il est ligoté en même temps qu'il ne sait pas se tenir assis avec réserve, qu'il ne se trémousse pas au son du tam-tam.

Toute interprétation de ses crises, toute tentative thérapeutique devra tenir compte de ce continuum entre réalité physique et imaginaire culturel, entre représentations individuelles et collectives, entre univers mythique et univers rationnel. Le recours à ces représentations permet la maîtrise et l'évacuation de l'angoisse, et protège la personne de l'individu de ce que la maladie aurait de trop culpabilisant pour lui et sa famille. Dans le traitement traditionnel, en milieu peul-peular, le thérapeute, grâce aux rêves qu'il fait concernant son patient, fournit à celui-ci, par l'intermédiaire de sa mère, « un langage dans lequel peuvent s'exprimer immédiatement des états informulés ou informulables : c'est le passage à cette expression verbale qui provoque le déblocage du processus physiologique », nous dit Oumou Ly Kane. Parfois, le soignant lutte plus directement contre les forces du mal, il les invective ou les amadoue, ou il peut demander l'intervention des forces supérieures. Mais l'efficacité thérapeutique tient au fait que chaman et parents croient à ce type de traitement et surtout qu'ils sont membres l'un et les autres d'une société qui y croit. Cela n'est pas sans rappeler l'épisode évangélique de la guérison de l'enfant épileptique où Jésus insiste sur la foi du père, « c'est ta foi qui t'a sauvé », et sur l'incrédulité de celle de ses disciples, « hommes de peu de foi ».

Aucune famille africaine émigrée, même acculturée, n'est totalement dépouillée de ses fondements traditionnels, et la prise en charge en France d'un enfant africain épileptique devrait se compléter d'une thérapie familiale transculturelle.

ÉPILEPSIE ET SOCIÉTÉ EN FRANCE

Ce regard jeté sur l'épilepsie dans deux sociétés lointaines nous est utile pour comprendre que la souffrance de l'individu épileptique dans notre société actuelle ne peut se saisir et se soigner qu'en référence à ce que lui-même et aussi les autres imaginent de la maladie qui le frappe et dont ils sont les témoins.

L'épilepsie plus que toute autre maladie oblige le sujet à se reposer le problème de son identité qui s'appuyait jusque-là sur la culture. L'épilepsie est cet événement fortuit qui s'en vient modifier une organisation sociale stable, un peu comme le fait la bouteille de Coca-Cola venue du ciel dans le film *Les dieux sont tombés sur la tête*.

Et dans les grands centres urbains, les populations en voie d'acculturation sont plus particulièrement soumises aux tiraillements souvent contradictoires d'un mode de pensée culturel différent sur l'épilepsie. Ce qui ne va pas sans dommages sur le plan thérapeutique, autant par la foi déçue en la magie des médicaments que par le rejet rationalisé des pratiques coutumières.

Une consultation marseillaise

À cet égard, Marseille n'est pas une ville française comme les autres, et la pratique de l'épileptologie sociale y est quelque peu différente si on sait percevoir les nuances que R. Geadah nous demande de faire entre acculturation, intégration et insertion[12].

____

12. R.R. Geadah, Communication au premier Congrès de pédopsychiatrie de l'Afrique de l'Ouest, Dakar, 1996. *Acculturation* : phènomène dynamique résultant d'un contact étroit, direct et continu de deux groupes différents et

Marseille, adossée à la France, est un port ouvert sur la Méditerranée. Il peut être le but achevé ou prémédité d'un voyage ; mais il peut n'être qu'une étape d'une migration toujours plus lointaine et retenir sur ses bords des couches de populations qui s'y sont déposées faute d'avoir suivi le flux principal et qui continuent à vivre en communauté. Marseille est fortement marquée par un mode de vie, d'us et de coutumes que nous appellerons, faute de mieux, « méditerranéen » où parviennent à se mélanger, avec parfois quelques grumeaux, des Italiens de Naples et de Ligurie, attachés aux choses de la mer, des Piémontais, ouvriers agricoles ou maçons, et plus récemment des Siciliens venus par le relais de la Tunisie, sans compter les « *capi* » des mouvements de la Camorra, des Grecs dont certains ont fait fortune et dont les noms font partie de la grande bourgeoisie marseillaise, des Libanais, témoins de l'intense trafic qui avait lieu avec les échelles du Levant, des Corses bien sûr qui, quel que soit leur niveau culturel, restent farouchement attachés à leur langue et à la loi du clan, de la parole et de l'honneur, et des Arméniens descendants rescapés du génocide de 1918, qui, bien qu'issus d'une autre civilisation, se sont remarquablement adaptés à ce que Marseille pouvait avoir d'oriental. Comme toute grande ville, Marseille n'a pas échappé au mirage de l'urbanisation qu'elle pouvait faire miroiter aux enfants de paysans des départements voisins chassés par un travail toujours plus dur sur des terres de plus en plus ingrates, lesquelles, du fait des successions, se rétrécissaient pour eux toujours davantage.

À l'époque coloniale, Marseille recevait déjà, pour les travaux pénibles de construction ou des carrières, sa quote-part de travailleurs émigrés d'Afrique du Nord qui ont fait souche, mais c'est la décolonisation de l'Algérie surtout et ses suites qui ont fixé à Marseille, depuis 1962, une autre partie de la population maghrébine et les pieds-noirs dont beaucoup de juifs séfarades, des Espagnols d'Oran et des Siciliens de Tunisie. Ils ont apporté un autre aspect d'un mode de vie méditerranéen. Pour être plus complet, il faut savoir que Marseille est aussi la plus grande ville des Comores

___

amenant des changements dans l'un et l'autre groupes. *Intégration* : absorption d'un élément étranger parmi d'autres éléments d'une structure qui reste peu modifiée et dominante. *Insertion* : enchâssement dans une communauté sans création d'une mouvance nouvelle.

(vingt-cinq mille), essentiellement parce que les Comoriens sont des marins et l'on rencontre aussi d'autres populations venues de l'Afrique francophone.

C'est dire qu'une consultation publique dans sa rencontre entre une pathologie aussi mythique que l'épilepsie, une personne écartelée entre deux cultures et notre type de médecine souvent trop froidement objective peut devenir un champ clos de conflits alimentés par l'incompréhension mutuelle de ce que le patient demande et de ce que le médecin peut donner. Il est donc nécessaire que le praticien s'attende à être sollicité plus sur ses ressources humaines que sur ses prouesses techniques, mais que les ressources humaines seraient vite taries si elles ne s'alimentaient à un minimum de connaissances anthropologiques et transculturelles.

Les mentalités françaises

Notre société actuelle a son propre regard culturel sur l'épilepsie. Nous ne pouvons faire mieux que rapporter les résultats de trois enquêtes sur les représentations de l'épilepsie dans les mentalités d'identité française. Ces travaux ont été présentés à un colloque de la Fondation française pour la recherche en épileptologie en 1994 qui s'interrogeait sur « Quelles peurs l'épilepsie fait naître ? »

L'imaginaire sur l'épilepsie peut être différent selon qu'il est sollicité auprès des médecins ou qu'il est demandé à l'opinion publique.

La première enquête a été réalisée auprès d'un échantillon de cent cinquante médecins généralistes par le journal *Impact médecin hebdo*.

Ces médecins considèrent, pour 49 % d'entre eux, que l'épilepsie est encore une maladie « taboue », mais dans 95 % des cas elle ne leur fait pas peur (pas peur à eux, bien sûr), et, sur les 4 % qui répondent qu'elle leur fait peur, il serait intéressant de savoir quels ont été leurs rapports familiaux avec la maladie.

Ils n'éprouvent, pour 84 % d'entre eux, aucune difficulté à annoncer le diagnostic d'épilepsie à leurs patients. Ce qui nous fait demander s'ils sont bien conscients du poids des mots qu'ils prononcent.

À une courte majorité, ils estiment que l'épileptique n'a pas trop de difficultés pour sa formation (49 %), pour la recherche d'un emploi (48 %), qu'il peut pratiquer un sport (57 %), mais 52 % pensent que l'obtention du permis de conduire est un obstacle réel.

La deuxième enquête, due à une sociologue, Paule Bourderon[13], se fonde sur l'analyse de cent soixante-dix articles de presse grand public où figure le mot épilepsie. Cela afin de voir ce que ce mot recouvre lorsqu'il est lâché « un peu à l'étourdi » dans le torrent de l'information.

« Hormis les articles à vocation informative et malgré les articles à visée pédagogique qui tendent à démythifier, à dédramatiser et à changer l'opinion publique pour une meilleure insertion, la presse, dans l'information qui rapporte des événements de la vie sociale où l'épilepsie est évoquée, véhicule énormément d'images stéréotypées, négatives ou stigmatisantes. Par exemple, dans le compte rendu d'un procès, la question est de savoir si le meurtrier est ou non épileptique, car, s'il l'est, son acte criminel est *ipso facto* supposé être dû à sa dangerosité. Beaucoup trop d'articles relatant les rares cas de crises occasionnelles provoquées par les jeux vidéo n'ont retenu que l'aspect alarmiste : "Jeux vidéo : l'alerte rouge" titrait *France Soir*. Les contorsions de Michael Jackson sont comparées à celle d'un épileptique, "comme un pantin furieux au bord du dérapage" ou bien un couple vedette de l'écran Werner Herzog-Klaus Kinski est sacré "le plus épileptique du cinéma". » Cette enquête met bien l'accent sur les deux discours qui parlent d'épilepsie, l'un conscient, didactique et objectif, et l'autre plus ancré dans l'inconscient qui continue à transmettre des représentations où l'obscène, la violence et l'effroi sont toujours présents.

Cela explique les résistances aux campagnes d'information même les mieux conduites, comme on le faisait remarquer à propos de celles qui se déroulaient en Afrique, et l'on voit que les peurs ancestrales sont aussi le fait de sociétés qui se défendent d'une pensée magique.

La troisième enquête est celle menée par Valérie Torossian[14] qui propose de se pencher sur les relations de personnes épilep-

---

13. P. Bourderon, « L'épilepsie dans quelques organes de presse grand public de 1960 à 1983 » Colloque de la FFRE sur « L'épilepsie, quelles peurs ? », Documentation Ciba-Geigy, 1995, 11-25.

14. V. Torossian, « Le vécu de l'épilepsie dans les relations interindividuelles », Colloque de la FFRE sur « L'épilepsie, quelles peurs ? », Documentation Ciba-Geigy, 1995, 27-47.

tiques avec leur entourage. Il s'agit de patients adultes jeunes dont l'affection est active puisqu'elle est « non stabilisée, rebelle, non contrôlée médicalement ». Mais bien qu'adultes ces sujets nous livrent les sentiments de leur vécu d'enfants épileptiques par rapport aux autres et notamment dans leur expérience scolaire.

Il est tristement curieux de constater que les épileptiques continuent de sentir, au travers de leur relation avec les autres, le poids de préjugés anciens qu'on croyait disparus.

« La société vous donne l'image d'un épileptique comme ayant le diable en lui et qu'on ne peut pas le soigner, et moi je finis par le croire ; tous s'imaginent que les épileptiques sont des malades mentaux, on est à moitié fou, cinglé, débile, on a un grain dans la tête, on est quelqu'un d'anormal ; on est jugé, catégorisé, mis dans un panier ; pour les autres, c'est la honte. »

Et si l'on interroge les amis ou les personnes en contact avec les malades, comme les employeurs, voici ce qu'ils disent : « Les gens connaissent mal cette maladie, elle est pleine de tabous et de vieilles histoires stupides ; il y a une sorte de réticence, c'est de la répulsion, c'est tout juste s'ils ne sont pas considérés comme des déments, c'est quelque chose qui touche pour eux à la folie ; les gens regardent les personnes épileptiques bizarrement, pas comme si c'étaient des personnes normales ; ça peut provoquer une espèce de racisme. »

L'étrange de ces deux discours est moins le fait qu'ils se recoupent que le fait qu'ils soient attribués à l'autre, comme si ni les patients ni les proches ne partageaient l'opinion défavorable qu'ils sont pourtant en train de perpétuer en l'attribuant à autrui. Ce qui prouve bien qu'elle existe, on pourrait dire « en soi », et qu'elle continue d'être saisie au vol comme un ballon dont on se dépêche de se débarrasser pour le passer à l'autre, mais le ballon continue sa course, il n'est pas dégonflé pour autant.

En sus de cette fantasmagorie négative mais malgré tout assez classique sur l'épilepsie, apparaissent d'autres images tout aussi péjoratives et qui nous paraissent un retour pervers de l'information du public sur les maladies et handicaps. Les épileptiques sont taxés de « drogués », d'« alcooliques » et les enfants leur appliquent le terme très actuel de « handicapé » ou de « mongolien », voire de « gogol[15] », qui est devenu la désignation injurieuse à la mode dans le monde sans pitié de l'enfance.

---

15. Un de mes petits patients m'a récemment appris qu'on l'avait même traité de « 21 ». On n'arrête pas le progrès !

Tous les épileptiques interrogés font part des restrictions qu'ils rencontrent dans leur vie quotidienne à cause des précautions qu'ils sont obligés ou qu'on les oblige à prendre. Valérie Torossian dégage deux tendances en réaction à ces limitations : celle de se résigner et de restreindre leur mode de vie en raison d'un sentiment de honte ou de manque de confiance en soi, et celle d'un « défi lancé contre les interdits ». L'exemple vient d'en être donné par une championne cycliste de haut niveau à l'occasion d'une émission publique de télévision.

L'entourage social immédiat, qui est le milieu où se nouent les relations amicales, a du mal à se dégager des préjugés et cède le plus souvent soit à la peur de l'horreur ou de l'ignorance de la maladie, soit à la tentation de la fuite et de l'exclusion. Si bien que patients et camarades évitent de parler d'épilepsie, qui n'est souvent dévoilée qu'au moment de la crise, contribuant à grossir le poids du non-dit et à alimenter un imaginaire plutôt inquiétant. Ce sont les enfants d'âge scolaire et surtout au collège qui souffrent le plus de ces situations de rejet et d'isolement, tant de la part des professeurs mal informés que de leurs camarades. Il semble donc que l'épilepsie doive être « apprivoisée » par l'entourage avec une certaine pudeur de la part du patient et un certain respect de la part des autres, afin de développer des relations amicales simples et directes qui brisent l'isolement du sujet et l'aident dans l'acceptation de lui-même tel qu'il est.

Enfin, sur le plan des relations conjugales, l'épilepsie est souvent le bouc émissaire des difficultés qui peuvent naître dans un couple. Valérie Torossian cite en exemple les paroles d'une jeune femme qui laisse échapper son dépit : « Si j'avais su, avant, qu'il était épileptique, j'aurais eu du mal à être son amie. » L'histoire ne nous dit malheureusement pas si, depuis qu'elle le sait, cela a changé quelque chose.

Les difficultés que rencontre l'épileptique dans son milieu professionnel reflètent les mêmes aversions et expliquent le silence culpabilisant du patient à l'embauche. Les employeurs sont encore réticents à recruter les épileptiques, alors que, quand ils travaillent, leur taux d'absentéisme n'est pas plus élevé que chez les autres. Cette réticence est d'autant plus dommageable que les épileptiques, le plus souvent parfaitement normaux entre leurs crises, répugnent à occuper les emplois protégés avec un statut de handicapé. Quand ils sont engagés, l'expérience prouve, et l'enquête le confirme, que

« l'épileptique bénéficie de la protection d'un collègue qui l'entoure et le protège vis-à-vis des autres ». Par bonheur, les réactions des employeurs informés avant qu'ils n'en aient la révélation par une crise sont dans l'ensemble favorables à prendre des mesures de solidarité.

Il semble donc que, dans tous les types de sociétés, dans toutes les couches sociales, auprès de tous ceux qui approchent des enfants épileptiques, nous ayons à faire un long et patient effort d'information qui tienne compte, sans les rejeter, des bases culturelles et ancestrales des patients pour réussir une véritable acculturation de l'épilepsie, faute de quoi tout discours, fût-il le plus documenté scientifiquement, demeurera inefficace en profondeur.

Quatrième partie

LE POUVOIR-VIVRE ÉPILEPTIQUE
« POUR QUE LE SCANDALE CESSE »

CHAPITRE XI

L'indépendance refusée à l'enfant épileptique

L'« ÉTIQUETTE » ÉPILEPTIQUE

Une première entrave à l'autonomie est due à ce que contient le mot « épilepsie » que le diagnostic vient de révéler. Ce mot, outre les exagérations sociales et culturelles qui le gonflent de toutes les horreurs qu'elles inspirent, reste, même dans un contexte qui s'en croit dépouillé, chargé de chaînes et d'interdits. Ce mot est le premier d'une série de propositions négatives qui s'abattent sur l'enfant et qui, à chaque âge, entraînent leur cortège de frustrations. Ce mot est le cadenas de sa liberté. Comment en acquérir l'usage quand se ferment pour l'enfant les portes de l'école, du gymnase, du stade ou de la piscine, lorsqu'il est exclu de la convivialité des mouvements de jeunesse ou des fêtes publiques, voire de famille parce qu'il fait honte ? Sa solitude est aussi surveillée, il ne peut traverser une rue lorsqu'il s'y promène seul à pied et encore moins à bicyclette, pendant les vacances il ne peut ni nager en mer ni faire du ski l'hiver. Et quand l'âge sera venu, ses moindres soupirs nocturnes seront épiés, il regardera les autres pétarader sur leurs vélomoteurs, aller dans les boîtes de nuit s'autoriser à déchaîner leurs muscles dans des contorsions admirées, se faire éclabousser par les spots syncopés, prendre leur première « cuite », se promener chacun avec sa chacune, flirter, aimer, se prendre et se déprendre, sortir parfois vainqueurs de leur opposition aux parents, avoir leur « appart », recevoir les ami(e)s qu'ils veulent, vivre « ensemble », se marier, avoir des enfants, etc. Un vrai conte de fées dont ils ne seront, pensent-ils, jamais les princes ou les princesses !

L'étiquette épileptique fait ranger le sujet dans la catégorie des personnes à risques et lui colle à la peau au point qu'il veut la dissimuler. Et, cependant, le médecin doit à l'enfant et à ses parents la vérité. La leur cacher en parlant au premier de « malaises » et aux seconds de « comitialité[1] » ne fait que retarder la conquête de l'autonomie et aliéner davantage encore l'épileptique. Parfois, le déni parental est tenace comme le sont les préjugés, et on ne peut que comprendre cette mère encore assommée par mes explications pourtant lénifiantes sur le Petit Mal que présentait sa fille et qui s'exclama : « Mon Dieu, ce n'est pas de l'épilepsie au moins ! »

Dépendance à la crise

Mais les champions de l'indépendance seraient bien peu compréhensifs s'ils condamnaient sans circonstances atténuantes cette dépendance étroite, nécessaire et naturelle qui lie, pendant la crise, l'enfant à ses parents. Ce sont quand même eux qui tiennent le fil de sa vie pendant que lui la perd, qui continuent de lui parler pendant qu'il est muet, qui maintiennent son identité pendant qu'il est autre et qui agissent pour lui quand il ne peut le faire. Il est évident que les moments de crise sont ceux d'un abandon total aux soins de ceux qui sont toujours là et auxquels il est délicat de demander, la crise passée, de désarmer une sollicitude qui doit être à nouveau mobilisable à la prochaine crise. Les parents ne peuvent effacer la douleur de ce qu'ils ont vécu ni l'anxiété de ce qui les attend. Renoncer à la toute-puissance de la protection parentale pour admettre un quota de crises à sacrifier au Moloch de la maladie demande une vertu, une force d'âme peu commune, et le médecin doit être capable d'accompagner ceux qui y parviennent, en les déculpabilisant d'y arriver et en respectant les efforts, plus que les faiblesses, de ceux qui n'y arrivent pas.

Bien souvent, nous renforçons, au cours de nos consultations,

---

1. Dans son dictionnaire d'épileptologie, H. Gastaut explique que le mot « comitialité » est employé quand on veut cacher la nature épileptique des troubles !

ce lien du sujet en crise à ses parents quand l'enfant, interdit de parole parce qu'il n'a souvent rien à dire de sa crise, voit s'instaurer entre parents et médecin un dialogue qui lui passe au-dessus de la tête et entend parler de lui comme s'il était un autre. Depuis que J. Guey[2] me l'a fait remarquer, je suis plus attentif sinon à parler des crises de l'enfant en dehors de sa présence (mais après tout a-t-on le droit de le priver d'une partie de son histoire ?), tout au moins à lui rendre la parole en l'interrogeant sur ce qu'il peut essayer d'exprimer de leur vécu. Même si la récolte est maigre, je tiens à lui montrer, ainsi qu'à ses parents, que c'est de lui qu'il s'agit.

Dépendance à la maladie

Mais il est d'autres dépendances qui n'ont rien à voir avec l'emprise des mots ou des autres. Il s'agit de soumissions plus personnelles qui tiennent tantôt au génie de la maladie, tantôt aux rapports que le sujet entretient avec elle.

L'essence même de la maladie épileptique, qui évolue par la surprise de ses crises itératives qui frappent, comme le destin, n'importe où, n'importe quand, ne peut qu'entretenir chez l'épileptique la passivité soumise de l'esclave à son maître, rendant vaines les tentatives de révolte toujours sanctionnées. Quelles que soient ses justifications biologiques, divines ou maléfiques, l'épilepsie plane sur l'épileptique comme un oiseau de proie dont l'ombre ne le lâche jamais. L'épileptique peut ressentir comme inéluctable ce fatum qui le soumet et dérisoires les moyens qu'on lui propose pour y échapper. Toute tentative thérapeutique, y compris médicamenteuse ou chirurgicale, risque d'être tenue en échec si l'on ne sait dénouer avec tact les liens qui unissent le patient à son destin épileptique en lui montrant qu'il n'est pas une fatalité. Le traitement de l'épileptique doit être une victoire sur l'aléa ou le hasard et qui doit triompher à la fois de la coalition des facteurs psychodynamiques tout autant que du déséquilibre des conditions biologiques.

––––––––––

2. Pendant la rédaction de sa thèse, J. Guey assistait à nos consultations et observait, muet mais perspicace, ce qui se passait dans la relation médecin-parents-enfant. J. Guey, « Du discours médical à la parole du sujet », université de Provence, Thèse, Aix-en-Provence, 1972.

Il est enfin une dépendance plus subtile, de l'ordre de l'addiction plus que de celui des bénéfices secondaires, celle qui unit, dans l'intimité de l'économie psychique, le sujet à ses crises. La fréquentation de l'épilepsie est mauvaise pour l'épileptique, elle déteint sur sa personne, se rend indispensable et l'entraîne à vivre épileptique, lui proposant la commodité de ses crises pour l'entraîner à régler un certain nombre de situations conflictuelles dont certaines tout à fait inconscientes.

Supprimer les crises sans démanteler cette machination aux yeux du patient, sans qu'il en ait pris conscience et sans son adhésion, serait comme créer un état de manque au sein des mécanismes de régulation psychique de l'épileptique. Sans aller bien sûr jusqu'à dire que l'épilepsie est une habitude et la crise une drogue, je ne peux que proposer cette explication psychodynamique devant l'attachement de certains épileptiques à leurs symptômes, leur difficulté à accepter de suivre régulièrement un traitement, leurs résistances aux médicaments les mieux indiqués et les mieux surveillés, devant la recrudescence des crises en périodes conflictuelles et devant le désarroi de certains épileptiques guéris qui se sentent comme orphelins de leur maladie.

Cette manière de voir, loin d'être une acceptation fataliste de la maladie et un renoncement au traitement, doit nous encourager à la traiter au mieux pour débarrasser le sujet de ses crises afin de l'empêcher au plus tôt de se laisser contaminer par leur fréquentation pernicieuse. L'épilepsie fait plus que donner des crises à un être dans l'intervalle des accès, elle continue d'infiltrer les rouages de sa pensée au point de l'envahir tout entier de manière diffuse, et la délicate mission de la psychothérapie est de pouvoir extirper cette part épileptique de l'individu sans lui arracher une partie de lui-même. Cette part qui continue d'être réclamée au malade guéri de son épilepsie, mais qui met plus longtemps à se remettre d'avoir été épileptique.

CHAPITRE XII

De la difficulté d'être parents d'enfant épileptique

Être parent signifie que, désormais, on ne sera plus jamais seul à ne répondre que de soi. La duplication de notre chair fait que l'on aura à répondre (au sens de justifier) de cette autre partie de nous-même jusqu'à la mener à autonomie et indépendance. Car être parent, c'est apprendre à soi et à l'autre à se séparer.

Parens, en latin, désigne aussi bien le père que la mère, rendant ainsi justice à l'égalité des sexes mais imposant l'obligation de fondre paternalité et maternalité dans le même moule pour l'éducation d'un enfant.

Les parents sont également plus que les géniteurs directs. Ce sont ceux qui vivent avec l'enfant ou, mieux encore, à notre époque de brassage de générations, ceux au milieu desquels l'enfant vit en témoin du choc de leurs différences, de leurs âges, de leurs morales, de leurs coutumes, de leurs langages et de leur culture ou de leurs savoir-faire.

Les parents ne sont pas seulement le résultat de l'addition du père et de la mère. Ce sont deux individus liés ensemble par une attirance initiale cimentée ou lézardée au fil des années par la confrontation quotidienne de leur propre névrose. Deux individus qui forment un couple pour le meilleur et pour le pire. Or, quand on sait qu'un couple est « un système de forces égales, parallèles et de sens contraire », on conçoit combien est fragile un tel système et combien dangereusement un enfant épileptique, placé en son point d'application, peut le transformer en couple de tension, de torsion ou de rupture.

Enfin, le couple devient famille lorsque chacun de ses éléments contribue à l'édification d'une structure stable et globale qui va fonctionner pour son propre compte, au sein de laquelle chaque membre peut se reconnaître tout en pouvant s'en démarquer. Soulignons le rôle essentiellement structurant des enfants qui, par leurs compétences, leurs progrès, leur santé rassurent pères et mères sur leurs capacités à être de bons parents et transforment leur narcissisme du Moi en un narcissisme familial. Narcissisme qui sera peut-être égratigné au cours des difficiles épreuves éducatives qui affrontent parents et enfants, mais qui sera profondément entamé par la blessure d'avoir un enfant épileptique.

LE FAUTEUIL DE LA SOUFFRANCE

Dans les années 40, mon cousin, médecin de campagne dans un village de l'Aveyron, prêtait son cabinet à un dentiste itinérant qui venait exercer ses talents les jours de foire. En face de la fenêtre, il abandonnait, entre chacune de ses prestations, un fauteuil à appui-tête, en similicuir, qui aurait été à peine différent d'un fauteuil de coiffeur s'il n'eut été flanqué d'une étrange machine à roue, à courroie et à pédale dont la fonction était de faire vibrionner plus que tourner une fraise. Dans la solitude de son inaction, cette mécanique désuète évoquait un instrument de torture, et ses accoudoirs élimés portaient encore les traces de griffures de doigts crispés par la douleur, comme sa têtière paraissait moite des sueurs de l'angoisse. Et par une double projection horrifiée, j'avais aussi peur d'être celui cloué sur le fauteuil que celui qui pédalait dans la souffrance.

Or, chaque fois que je vois des parents d'enfants épileptiques s'asseoir en face de moi sur les sièges de mon bureau de consultation, je pense à ce fauteuil de souffrance. Ce n'est pas rien, pour des parents, de renoncer à leurs capacités protectrices pour les confier à un autre auquel ils délèguent leur toute-puissance effondrée. Ce n'est pas rien pour le médecin de s'en saisir sans les en déposséder. La confiance qu'ils mettent en lui voisine avec la croyance qui leur permettra de mieux supporter la douleur que la première consultation va leur infliger. L'acceptation lucide de cette responsabilité vertigineuse est le premier soulagement que le praticien peut leur apporter. Ainsi se crée l'alliance thérapeutique entre foi, science et humanité.

LES RÉACTIONS PARENTALES

Une première série de remarques concerne les attitudes réactionnelles des parents vis-à-vis de la maladie. Cela a été décrit dans un chapitre du livre déjà ancien de Grasset[1], puis analysé de manière plus exhaustive et statistique par C. Bagley en 1974[2].

Cet auteur recense les travaux de langue anglaise parus sur ce sujet depuis 1947. Ils ont le mérite de nous montrer que l'on abordait le problème en mettant l'accent sur les éléments familiaux responsables ou conséquences des attitudes déviantes des enfants. Par ailleurs, beaucoup d'auteurs ont l'air de penser, selon une opinion longtemps prévalante dans les pays anglo-saxons, que les troubles psychiques des enfants sont en rapport direct avec son épilepsie plutôt qu'avec son environnement, ce qui dédouanerait totalement les parents, mais les priverait aussi de la remise en cause de leur personnalité dans le déroulement interactif de l'histoire épileptique, qui est toujours une histoire familiale. Les auteurs des travaux rapportés par Bagley divergent quant à leur opinion sur la qualité de l'intervention parentale ou même sur sa causalité. Il est vrai que certains ne s'intéressent aux réactions parentales qu'en fonction de certaines particularités des troubles de l'enfant : inadaptation scolaire pour Price, troubles du comportement pour Pond, Pond et Bidwell, ou bien en fonction d'un certain environnement, uniquement maternel, pour Navratil et Strozka, ou du milieu en général pour Nuffield.

Faisons confiance à la synthèse de Bagley qui, à propos des troubles de l'environnement au sens large des enfants épileptiques recueillis dans la littérature jusqu'en 1966, souligne les points suivants :

— les troubles de la personnalité des enfants épileptiques sont plus fréquents que dans la population générale ;

---

1. A. Grasset, *L'Enfant épileptique*, Paris, PUF, 1968.
2. C. Bagley, *The Social Psychology of the Child with epilepsy*, Londres, Routledge and Keagan Paul Ltd, 1971.

— les épilepsies symptomatiques de lésions cérébrales sont plus fréquemment corrélées avec ces troubles ;

— les perturbations de l'environnement des enfants épileptiques ayant des troubles du comportement sont à peu près les mêmes que celles observées chez les enfants non épileptiques avec troubles de la personnalité ;

— les perturbations familiales sont au premier plan dans ces environnements troublés, mais il semble que les troubles réactionnels du comportement ou les troubles de la relation auraient existé chez les enfants épileptiques avant que l'épilepsie ne débute.

On le voit, ces deux dernières remarques exonéreraient en somme l'épilepsie de la responsabilité des perturbations caractérielles observées chez les enfants épileptiques, mais aussi du rôle perturbateur exclusif qu'elle aurait pu jouer sur ses parents.

Enfin, si l'on se centre plus particulièrement sur les parents, la littérature est unanime à dénoncer l'anxiété comme symptôme parental prévalent, les mères sont décrites comme soucieuses ou surcompensatrices, l'opposition entre les parents est à rapporter aux comportements agressifs et anxieux des enfants, mais finalement les attitudes de rejet ou d'hyperprotection sont souvent les mêmes que celles rencontrées dans d'autres domaines où l'épilepsie n'a rien à voir.

Ces conclusions de Bagley sont assez voisines de celles de Rutter et Graham [3].

Le souci de prendre en compte la souffrance des parents et leur participation dynamique à l'histoire de l'épilepsie de leur enfant a été le fait de travaux français qui ont pris le relais chronologique puisqu'ils couvrent la période de 1975 à nos jours : Guedeney et Kipman dans le livre de Bouchard (1975), Soulayrol (1977), thèse de Beauchesne (1978), Soulayrol (1980). Que pouvons-nous en dire aujourd'hui ?

Le chapitre sur l'influence de l'épilepsie à toutes les étapes du développement interactif de l'enfant nous a montré les risques qu'elle pouvait lui faire courir en empoisonnant la relation mère-père-enfant d'une anxiété chronique qui prend à chaque nouvelle crise un ton plus aigu. Mais cette anxiété se glisse aussi dans l'équilibre du couple, dans les attitudes vis-à-vis des frères et sœurs, dans

---

3. M. Rutter, P. Graham, et W. Yule, « A neuropsychiatric study in childhood », *Clinics in Developmental Med. Suppl.*, 35, 1970.

le fonctionnement de la vie familiale en général et même dans la vie professionnelle et économique du ménage. L'épilepsie d'un enfant déborde largement la seule relation individuelle parents-enfant, elle envahit l'ensemble familial, et les parents doivent faire face à tout.

Plus que parfois l'enfant, les parents vivent intensément son épilepsie, ils sont là à toutes ses étapes et particulièrement aux plus difficiles lorsqu'ils continuent d'être présents quand leur enfant s'absente. Ils sont toujours là à garantir la continuité précaire d'un mode de vie étouffé par la vigilance inquiète qu'ils mettent dans la prévention des crises dont ils refusent qu'elles les surprennent ou les prennent en défaut. Ils constatent impuissants les entraves que l'épilepsie met à leurs projets éducatifs et à leurs espoirs, les ravages qu'elle fait sur le corps et l'esprit de leur enfant, et les craintes qu'elle engendre pour son avenir.

LES ÉTAPES DU CALVAIRE PARENTAL

Avant la révélation de l'épilepsie

Il me faut dissiper une équivoque. Ce que j'ai longuement développé à propos des fantasmes parentaux portant sur la prégnance de la mort, la culpabilité de l'identification de l'enfant malade à un enfant mort ou imaginé mort, voire à la transmission inconsciente du fantôme encrypté d'un événement honteux recouvert par les silences des générations pourrait faire penser qu'il existe des familles ou des parents prédisposés à voir éclore parmi les leurs un enfant épileptique. Comme si une hérédité biologique d'hyperexcitabilité neuronale pouvait se doubler d'une hérédité psychologique transgénérationnelle. Dans ces cas, la tentation est grande de glisser vers des interprétations simplistes tendant à faire croire qu'il puisse y avoir des épilepsies induites par la seule force des fantasmes parentaux.

Car, s'il est évident qu'à tous les niveaux, celui de leur génome, de leur histoire, de leurs fantasmes, de leur personne, les parents n'hésitent pas à prendre leurs responsabilités vis-à-vis de leur enfant, il serait malhonnête et, de plus, faux de les impliquer dans l'origine de la maladie. Et cela d'autant plus qu'ils ont tendance à s'en accuser eux-mêmes confondant, avec beaucoup de psychiatres, hélas, que ce qui est de leur fait n'est pas forcément leur faute et que « répondre de » ou « répondre à la place de », qui sont les deux sens du mot « responsabilité », n'est pas synonyme de culpabilité. D'ailleurs, l'enfant épileptique est un malade, ce n'est pas un accusé, et ses parents ne sont pas plus ses complices qu'ils ne sont ses avocats.

D'autre part, ce qui a été décrit à propos de la fantasmatisation de l'épileptique et de sa famille est le fruit d'une réflexion basée sur une pratique psychanalytique qui procède d'une prise de conscience dans l'après-coup qui permet d'éclairer une culpabilité qui n'est pas de l'ordre du réel, qui n'est pas forcément en relation directe avec l'épilepsie, qui n'en est que le révélateur ou le prétexte, et qui peut être épurée précisément par une psychothérapie bien conduite.

Enfin j'ai montré (1995), et les travaux de Selma Fraiberg le confirment, que ces mêmes dispositions fantasmatiques pouvaient se voir dans d'autres tableaux cliniques que l'épilepsie, comme la psychose ou l'autisme, ce qui rapprocherait sur le plan psychopathologique les deux affections qui ne demandent alors qu'à intriquer leurs manifestations.

On voit avec quelle prudence il faut utiliser ces notions psychanalytiques qui ne peuvent être qu'entendues et recueillies au cours d'une cure, et en aucun cas proposées. Dire tout de go qu'il existerait un état préépileptique ou des parents inducteurs serait non seulement absurde, mais dangereux. Qu'on leur épargne au moins cette première étape rétrospective d'un calvaire qui commence, dans la réalité, à la première crise.

Première crise, première consultation

Quelles que soient les réserves que j'ai faites sur l'authenticité de l'adjectif « premier » dans sa survenue, la première crise « officielle » est vécue comme un traumatisme qui confronte les parents à la mort réelle de leur enfant. La crise vient d'ouvrir une brèche dans leur narcissisme parental qui ne se refermera pas de sitôt. Elle a ébranlé la place que tenait l'enfant en tant que porteur de l'idéal du Moi des parents. Elle a troublé la quiétude d'un état normal, rien ne sera plus comme avant. Point n'est besoin d'épiloguer sur ce qui se passe en un éclair dans leurs têtes. Tantôt paralysés, tantôt pris d'une hyperactivité brouillonne, ils demeurent en général écrasés par leur impuissance. « Il mourait sous mes yeux et je ne pouvais rien faire » ; une autre mère me disait : « Je le secouais et l'appelais par son nom, il ne répondait pas, c'était affreux ! » Certes, s'ils sont les premiers spectateurs de la crise, des spectateurs « privilégiés », selon l'expression pathétique de Beauchesne, ils sont loin d'en être les témoins tant il est difficile et sans doute cruel de leur en demander les détails pourtant si utiles au diagnostic. En revanche, leur laisser exprimer ce qu'ils ont ressenti les aide à décharger l'angoisse. D'autant que, bien souvent, la première crise, qui a l'air de survenir comme un coup de tonnerre dans un ciel serein, se situe à un point de rupture d'une situation familiale ou personnelle devenue intolérable qu'il serait malséant de vouloir souligner et prématuré de vouloir démasquer.

À la première consultation, qui se fait parfois dans un climat d'urgence, je suis frappé par le contraste qui existe entre le calme de l'enfant, presque insouciant, seulement étonné du remue-ménage qu'il a créé pour quelque chose qu'au fond de lui il n'a pas éprouvé, dont il ne se souvient pas, dont il n'a pas encore pris la mesure et l'angoisse massive des parents encore sous le coup de ce qu'ils viennent de vivre et qui sont lourds de questions à poser. Laissons-les faire, même si elles dérangent l'ordre dans lequel nous aimerions qu'ils les posassent pour une prise d'observation.

— « Docteur, est-ce bien de l'épilepsie ? »

Et l'on sent sous cette interrogation défiler dans leurs têtes la liste des préjugés sur la maladie avec laquelle ils répugnent de faire connaissance. Pendant le même temps défile dans celle du médecin la liste des alternatives diagnostiques qui pourrait faire que cette crise ne soit pas épileptique. C'est que l'enjeu est important. Toute perte de connaissance ou tout phénomène sensitivo-moteur paroxystiques, même accompagnés de myoclonies, ne sont pas forcément épileptiques, et, même si la conviction d'un trouble de cette nature l'emporte, doit-on à la première consultation lâcher ce gros mot d'« épilepsie », gros de conséquences pour la vie de chacun ? Bouchard et Lorilloux nous conseillent de mentir en se justifiant par la variabilité pour eux-mêmes de la notion d'épilepsie. Quant à moi, je ne veux pas inaugurer une relation qui peut devenir thérapeutique par un mensonge, même si je dois faire un distinguo subtil entre avoir une crise d'épilepsie et être épileptique, ce qui supposerait d'avoir d'emblée une idée sur l'évolutivité du trouble. Cette attitude s'est vue confirmée par le témoignage de malades adultes qui pouvaient reprocher à leurs médecins d'avoir entretenu chez eux la confusion en parlant de « malaises », de « syncopes » ou de « trucs » et qui disent avoir été rassurés, contrairement à leurs parents, par le mot « épilepsie » comme s'ils étaient soulagés de pouvoir regarder leur ennemi droit dans les yeux.

— « Docteur, est-ce que ça va se reproduire ? »

C'est évidemment la deuxième question qui vient à l'esprit des parents effrayés de repasser par les affres de ce qu'ils viennent d'endurer. En dehors des rares cas de crises occasionnelles, la réponse est le plus souvent : « Oui », mais encore faut-il assortir cette affirmation cruelle de nuances inhérentes au traitement, à l'hygiène de vie, et à la surveillance discrète quand on aura déterminé les modalités de survenue des crises et le type de syndrome auquel elles appartiennent. Cela va être l'objet de la question suivante.

— « Docteur, est-ce que c'est grave ? »

En fait, cette question n'est pas formulée sous cette forme simple, car, pour un père ou une mère, l'épilepsie de leur enfant est toujours grave. Je n'en veux pour preuve que la réticence un peu agressive avec laquelle ils écoutent les explications qui se veulent rassurantes sur la bénignité d'un Petit Mal ou d'une épilepsie à paroxysmes rolandiques. Il faut une énorme confiance pour se décharger sur le médecin du poids de l'anxiété et accepter ses paroles dont la sincérité doit épouser au plus juste ce qu'il pense vraiment. Ce n'est pas toujours facile, car je sais qu'il y a des Petits Mal qui se compliquent, et des épilepsies partielles idiopathiques n'ont pas toujours l'évolution aussi rapidement simple que l'on souhaiterait.

Tout autre est l'attitude à adopter en cas d'épilepsie à crises fréquentes et variées dans leur expression, s'accompagnant sur l'EEG d'anomalies irritatives inquiétantes (hypsarythmie, pointes-ondes lentes, polypointes ou polypointes-ondes activées par le sommeil) et retentissant sur le développement psychomoteur ou cognitif de l'enfant. Nous sommes, dans ces cas d'épilepsies graves, renvoyé au devoir de l'annonce d'un handicap ou tout au moins à la préparation d'une lutte longue et pénible.

Nous savons bien qu'il ne sert à rien d'assener à des parents notre connaissance statistique sur les chances ou les risques d'une épilepsie bénigne ou grave ; quel que soit notre savoir ou notre art d'appréciation des facteurs de gravité, nos bonnes raisons médicales d'espérer ou de désespérer se heurtent à l'imaginaire et aux fantasmes des parents sur l'épilepsie de leur enfant. Il me semble même que, paradoxalement dans les cas d'épilepsies graves, ils sont mieux préparés intuitivement à en accepter la sévérité et à organiser la lutte, alors que ceux dont l'enfant a une épilepsie bénigne veulent souvent la dramatiser comme pour refuser d'admettre la moindre compromission avec elle.

Dans l'intervalle des crises

Cette période est évidemment dominée par l'angoisse de l'attente redoutée d'une autre crise qui vient marquer l'échec de tous les efforts entrepris pour l'empêcher.

Les parents ne ménagent pas leurs efforts ; une fois passée la période de stupeur, une fois compris les mécanismes et les pièges de la maladie, ils mobilisent toute leur énergie à la combattre.

Les premiers alliés des parents sont les médicaments. Ils mettent en eux, parfois de façon exclusive et rationaliste, tous leurs espoirs. Ils s'en font les champions et parfois les serviteurs quand ils prennent sur eux l'entière responsabilité de leur mode d'emploi. Il faut voir avec quels scrupules ils respectent les doses et les horaires, parfois au prix d'un conflit avec l'enfant, avec quelle attention ils guettent les effets secondaires, avec quelle précision ils notent les variations de leur efficacité. Mais la confiance n'est pas totale, la méfiance demeure à juste titre lorsqu'une nouvelle crise se sera jouée de tant de précautions accumulées. Cette ambivalence d'attitude vis-à-vis des limites de la thérapeutique est souvent ressentie par l'enfant qui voit bien la crise de foi que ses parents traversent, alors qu'on lui demande à lui de continuer à croire aveuglément, mais elle les culpabilise aussi en les faisant douter de leur capacité protectrice. Ce doute réanime aussi les incertitudes d'avoir été une bonne mère ou un bon père lors des premières relations d'objet. D'autant que la perte de confiance dans les médicaments va de pair avec le renforcement de la prévention des conséquences dangereuses de la crise, ce qui resserre le carcan de l'hyperprotection.

Le rythme de la vie familiale est donc astreint aux horaires ponctuels et répétitifs des prises de remèdes, à l'anxiété permanente de l'attente d'une crise qui entretient une vigilance tendue de tous les instants, et au cataclysme de la crise qui vient détruire en quelques minutes tous ces ouvrages de défense. Aussitôt après, la reconstruction commence : les parents se remettent à pousser le rocher de Sisyphe jusqu'à l'amener à son nouveau point de chute. C'est peut-être à ce titre que Beauchesne a parlé de la crise comme un « défi » jeté aux parents et qui, selon la réponse de chacun d'eux, modifie la relation intrafamiliale. Je les avais quant à moi comparés à des artificiers embarrassés d'une bombe dont ils ne savent pas où et quand elle va exploser et qu'ils manipulent avec précaution, des précautions parfois si astreignantes que la crise peut leur apparaître comme une résolution monstrueusement culpabilisante d'une tension devenue insoutenable. Culpabilité, angoisse, dépression, rejet, hyperprotection, souvenirs traumatiques, tous les ingrédients sont là pour alimenter des conflits croisés entre tous les membres de la famille, conflit parents-enfant malade bien sûr, mais aussi conflit de couple et de fratrie.

Ainsi se crée un fonctionnement familial altéré, spécifique à chaque famille selon ses composants, difficile à percevoir, à analyser et surtout à traiter. Beauchesne a donné un exemple d'une famille d'enfant épileptique caractérisée par « la constriction dynamique » d'Anthony ; il s'agirait d'un groupe familial borné d'interdits, marqué par la rigidité, non seulement vis-à-vis de leur enfant, mais aussi vis-à-vis des autres avec restriction de leur liberté. Famille souvent repliée sur elle-même, où l'on sort peu, où l'on reçoit peu les copains et les copines des uns et des autres, où la communication avec d'autres groupes est assez fermée. Ce trouble de la communication pouvant aussi se rencontrer à l'intérieur même du noyau familial à l'encontre de l'enfant malade. Du fait qu'on tient à son propos un discours sur un événement dont on croit qu'il a été exclu, l'enfant épileptique se trouve pris dans une situation de communication paradoxale qui le rapproche du psychotique. Il est souvent bloqué dans une situation de double contrainte entre ce qu'il a vécu et ce qu'en disent les autres. Il n'est pas étonnant alors que souvent il se taise tant est informulable en mots ce qu'il a ressenti, tant ce qu'il pourrait en dire diffère de ce qu'il entend sur lui. Il n'est pas étonnant que, coincé dans ce paradoxe énigmatique, il se rabatte sur le choix soit d'éclater en crise, soit de protester caractériellement, soit de s'abandonner passif et dépendant à la conformité de l'image que ses parents attendent de lui, voire à la conformité d'un discours théorique médical que les parents sont trop heureux d'épouser (J. Guey).

CHAPITRE XIII

L'enfant épileptique et son école

L'école est obligatoire pour les enfants de six à seize ans. Recevoir une instruction est un droit de l'enfant. Ce droit et cette obligation conjugués en principe me paraissent une base de réflexion à laquelle parents, enfants, médecins et enseignants doivent adhérer ensemble. Il leur faut unir leurs efforts pour envoyer et maintenir un enfant, fût-il épileptique, à l'école. Or, si le principe est facilement acquis, l'unanimité des intervenants est loin d'être obtenue, et les discussions sont âpres sur les modalités de scolarisation des enfants épileptiques.

DU CÔTÉ DE L'ENFANT

Nous ne reprendrons pas ce que nous avons dit au chapitre concernant la capacité intellectuelle de l'enfant épileptique. Il est évident, et point n'est besoin de le cacher, que les études *globales* sur l'efficience intellectuelle de ces sujets montrent qu'elle est inférieure à celle d'une population tout-venant. Mais, encore une fois, ces études ne sont pas très discriminatoires, elles englobent des épilepsies graves, des épilepsies symptomatiques, des épilepsies évoluées ou des épileptiques ayant socialement bien des raisons autres que leur épilepsie d'avoir des difficultés d'apprentissage.

Il ne faudrait pas que la grande majorité des enfants épileptiques capables d'aller à l'école pâtissent de cette réputation largement répandue non seulement dans le public, et donc parmi les parents d'élèves, mais aussi dans le monde médical, donc parmi les médecins scolaires et dans le monde de l'enseignement, par conséquent parmi les instituteurs.

Encore une fois, chaque épileptique est singulier, non seulement par la particularité de son syndrome ou celle de son évolution plus ou moins grave, mais par les rapports psychologiques intimes qu'il entretient avec son affection. Ici ce mot tire sa force de l'affect qui le compose.

Ainsi, tout enfant épileptique, soumis à l'obligation scolaire, pourrait prétendre au droit d'une révision de sa maladie à la lumière d'une adaptation scolaire qui lui soit la plus favorable.

Le dernier livre d'Hubert Montagner[1], optimiste quant à son titre, développe les conditions favorables à la réussite d'une telle adaptation. Fidèle à sa méthode d'observateur éthologique objectif, Montagner insiste sur deux points.

Premièrement, les capacités cognitives de base, qu'il propose d'appeler « compétences socles[2] », n'émergent pas chez l'enfant à n'importe quel moment et surtout pas au même moment chez tous les enfants. Elles ne se manifestent pas non plus dans n'importe quelles conditions. Autrement dit, chaque enfant a un profil et une vitesse de développement cognitif qui lui sont propres et qui ne s'adaptent pas exactement en temps et en difficultés à un programme fixé et commun à tous. Il n'est donc pas étonnant que nous assistions à des dysharmonies adaptatives passagères qui ne devraient pas happer l'enfant dans la spirale irréversible de l'échec.

Deuxièmement, au sein de cette variabilité assez lente de projet de développement se dessine un autre train de variations plus ou moins rapides de rythmes biologiques et psychologiques auxquels chacun d'entre nous est soumis et qui peuvent se compter en périodes horaires, nycthémérales, quotidiennes, hebdomadaires ou annuelles. « Ces rythmes contrôlent et régulent des événements qui se répètent identiques à eux-mêmes au bout d'un temps donné », selon la définition du rythme. Ils dépendent, certes, de certaines dispositions génétiques, mais plus encore des influences exté-

---

1. H. Montagner, *En finir avec l'échec à l'école*, Paris, Bayard, 1996.

2. Ces compétences socles qui rappellent les compétences du bébé en relation interactive avec sa mère sont : l'attention visuelle soutenue, l'élan à l'interaction, les comportements affiliatifs, l'organisation structurée et ciblée du geste, et les comportements imitatifs.

rieures de l'environnement. Cette plus ou moins grande disponibilité ponctuelle face à un déroulement scolaire inexorable peut être aussi un facteur de désadaptation.

L'enfant épileptique est donc plus que tout autre vulnérable à ces dyschronies développementales et adaptatives. Nous avons vu comment une épilepsie, même bénigne, peut, par ses crises, ses traitements ou ses conflits, rétrécir l'épanouissement des fonctions supérieures nécessaires à une efficience intellectuelle sollicitée par les apprentissages. On peut s'attendre aussi à ce que l'épilepsie puisse saper le socle de chacune des compétences de base, surtout pour les plus relationnelles d'entre elles, et rendre fragile l'édifice cognitif. Tout cela entraînant, pour un âge donné, au sein d'une compétition scolaire sans complaisance et d'une angoisse parentale exacerbée par la compétition sociale, des retards d'organisation cognitive ou des dysharmonies de même type.

Mais nous avons vu aussi comment l'enfant épileptique était ballotté plus que bercé par un découpage du temps qui lui est imposé par le cours syncopé de sa maladie. L'enfant épileptique va au rythme de sa propre épilepsie qui surajoute les retours probables de ses crises, les rites scandés de son mode de vie et les créneaux d'efficacité des médicaments aux rythmes normaux d'un individu ordinaire, rythmes cosmiques, nycthéméraux, biologiques, écologiques, éducatifs. Plus qu'un autre, l'enfant épileptique est menacé de n'être pas synchrone aux moments de disponibilité et d'attention réclamés, voire exigés par les apprentissages. Harmoniser le temps épileptique, le temps biologique, le temps éducatif et le temps relationnel avec le temps scolaire peut relever d'une gageure. Encore faut-il savoir qu'elle se pose et ne pas faire basculer les épileptiques dans le panier des cancres irréductibles.

DU CÔTÉ DES ENSEIGNANTS

J'aurai surtout en vue les enseignants de maternelle et du primaire, car ceux du secondaire bénéficient, si l'on peut dire, de l'expérience de leurs prédécesseurs et d'une situation plus rodée de l'adaptation ou de la désadaptation de l'épileptique à l'école.

Des enseignants ordinaires et extraordinaires

Les enseignants sont des gens ordinaires en même temps que des spécialistes, ce qui les rend extraordinaires.

Ces hommes et ces femmes ont donc droit comme tout un chacun d'avoir, en fonction de leur histoire, de leur sensibilité et de leur culture, leurs peurs, leurs répulsions, leurs empathies, leurs idéologies, une certaine idée *a priori* sur l'épilepsie, voire pas d'idée du tout, ce qui va être déterminant lorsqu'ils seront confrontés pour la première fois avec la surprise d'une crise d'un élève de leur classe. L'épilepsie étant une maladie de mieux en mieux soignée, elle est devenue moins publique, et quand j'interroge un groupe d'instituteurs de métropole[3] sur leur degré de familiarité avec la maladie, la plupart en ont une connaissance culturelle ou livresque, un très petit nombre a assisté à une manifestation épileptique publique en dehors de la classe, quelques-uns à peine — et forcément parmi les plus âgés — ont pu être confrontés plus directement en classe à une crise d'un de leurs élèves.

Mais les enseignants sont aussi, par leur spécialité, des êtres extraordinaires à la fois possesseurs d'une technique pédagogique et investis d'une mission idéologique : celle de veiller à respecter l'égalité des chances pour donner à tous les moyens d'accéder à la connaissance. L'échec scolaire est pour eux leur épine dans la chair, leur blessure secrète, le poison distillé de leur culpabilité, le moteur de leur paranoïa et la source de leur dépression. L'extraordinaire leur vient de l'admirable entêtement, un entêtement proche de la foi et qui peut tourner au martyre, quand ils s'obstinent à instruire ceux qui renâclent ou qui n'en peuvent mais. Ils pensent, parfois à juste titre, qu'en remettant vingt fois sur le métier leur ouvrage ils trouveront un créneau d'adhésion entre ce qu'ils proposent et ce qui peut enfin être intégré. Autrement dit, les élèves difficiles fouettent leur énergie, même s'ils les épuisent car ils leurs donnent la véritable dimension de leur valeur ; les élèves brillants les reposent ou les régalent, et ils en ont bien besoin, mais on pourrait presque dire qu'ils les valorisent moins, comme si ces sujets doués leur montraient qu'ils pouvaient se passer d'eux. Évidem-

---

3. Il en est différemment pour les instituteurs de la Réunion ou de Dakar.

ment, ce n'est pas vrai, mais cela pose le problème du divorce entre un élève doué et son enseignant nécessairement occupé par l'acharnement qu'il met à enseigner à ceux qui le sont moins.

Glissez un enfant épileptique ou psychotique dans une classe et, sous réserve que l'information sur l'affection ait été honnêtement donnée et que les rôles aient été clairement distribués entre la part du médical et du pédagogique, vous verrez, selon mon expérience [4], l'extraordinaire enthousiasme avec lequel l'instituteur et le reste du groupe scolaire vont conjuguer leurs efforts pour intégrer cet enfant.

Information, le maître mot est lâché ! Il fut un temps où, à cause de la honte des parents ou des risques d'ostracisme de l'école, l'épilepsie était tenue secrète, les crises camouflées et les médicaments absorbés à la dérobée. L'enfant porteur de cette tare devait, en plus des inconvénients d'être malade, dépenser beaucoup d'énergie à la dissimuler et supporter à lui seul la culpabilité d'être pour ses parents le sujet de leur honte, jusqu'au jour où le pot aux roses était découvert amenant consternation et colère du corps enseignant furieux d'avoir été trompé, et frémissant rétrospectivement des responsabilités qui auraient pu lui incomber.

Depuis que les campagnes d'information commencent à porter leurs fruits, les directeurs d'école et les maîtres sont moins frileux pour accepter dans leurs établissements les enfants épileptiques. Mais il serait excessif de leur donner à eux seuls le choix de l'intégration, comme de nous indigner des refus qu'ils pourraient nous opposer. L'intégration est l'affaire de tous et en particulier de l'équipe médicale qui doit informer le plus honnêtement possible parents, enseignants et médecins scolaires sur les risques réels courus comme sur les chances d'un apprentissage efficace. Il serait angélique de croire que tous les enfants épileptiques peuvent suivre à l'école ordinaire sans aide ou orientation. La prise en compte des difficultés cognitives et relationnelles de chaque enfant est le garant de notre crédibilité. Les responsabilités étant ainsi partagées, cela donne liberté à l'enseignant de jouer son rôle de pédagogue sans angoisse devant les crises éventuelles, sans peur devant des réactions caractérielles dont il peut parler, sans désespoir

---

4. R. Soulayrol, M. Rufo, F. Provansal et N. Antipoff-Catheline, « Réintégration à l'école ordinaire d'enfants dits "inadaptés scolaires" », *Neuropsychiatrie de l'enfance et de l'adolescence*, 1985, 33, 379-386.

devant les difficultés d'apprentissage dont il peut apprécier les facteurs. Une fois de plus, la communication entre parents, spécialistes, et personnel scolaire, y compris médecin et infirmière, permet la dédramatisation et remet la maladie dans ses justes limites.

Une classification scolaire des épilepsies

Mais parfois les enseignants ne sont pas informés. Ils ne le sont pas parce que personne ne l'est en toute bonne foi. Et leur rôle dans le dépistage devient alors fondamental. Voici en langage scolaire les scénarios qui leur sont proposés.

• L'enfant qui convulse

Le cas le plus rare est celui où l'enfant fait en classe sa première crise généralisée, qu'elle le soit d'emblée ou secondairement. L'attitude du maître est déterminante pour la suite et dépend précisément de la maîtrise de ses émotions, de ses peurs et de sa formation secouriste ou médicale élémentaire. Savoir prodiguer les premiers soins me paraît un excellent moyen d'endiguer par l'action tout envahissement par l'affolement, c'est aussi un modèle pour que les autres élèves ne cèdent pas à la panique, il y a là comme un renforcement de l'autorité du maître de le voir faire face avec compétence à une situation exceptionnelle. Une fois la crise passée, c'est aussi une occasion pour parler des maladies en général et si possible de l'épilepsie en particulier en la proposant comme sujet d'enquête par exemple. C'est aussi l'occasion d'organiser la solidarité à apporter à cet élève en difficulté, de l'aider sans céder à la pitié et de le considérer comme n'importe lequel d'entre eux sitôt la crise passée. L'information, l'action, la normalisation et la libération par la parole de l'émotion accumulée sont les conditions d'une dédramatisation qui doit s'étendre à l'ensemble du personnel scolaire et aux parents d'élèves.

Cela nous évitera des récits comme celui de Caroline qui fit une crise en classe et qui m'a dit : « Quand je me suis réveillée, j'étais dans un coin de la classe et j'ai vu tous mes camarades entassés dans le coin opposé, protégés par les bras étendus de la maîtresse "comme les ailes d'une poule" (ce sont les propres mots de Caroline) et qui gloussait (ce sont mes mots à moi), "ne l'approchez pas, ne la touchez pas, elle est folle". » (ce sont les mots de la maîtresse).

Les autres conditions de découverte sont moins spectaculaires, mais de ce fait pleines de pièges. On peut avec un vocabulaire scolaire en dresser plusieurs tableaux.

• L'enfant dans la lune

Il s'agit le plus souvent d'une petite fille de CE1 ou de CE2 sans histoires, dans la moyenne de sa classe, au regard malicieux, plutôt vive et intéressée, qui au milieu d'une dictée laisse des blancs dans la phrase comme si elle n'avait pas entendu ou dont l'écriture brutalement déformée ne reproduit que de très loin les lettres de mots usuels, ou encore dont les mots, s'ils sont encore reconnaissables, se mettent à couler de la ligne du dessus à celle de dessous, puis l'enfant se remet à écrire normalement sans essayer de rattraper ses intolérables négligences qu'elle paraît ne pas avoir remarquées. C'est la même enfant que l'on surprend au cours d'une leçon en train de ne pas écouter, le regard fixe et lointain, un sourire niais aux lèvres lorsqu'on la rappelle à l'ordre, ce qui n'est pas forcément suivi d'un effet immédiat. Colères, gronderies, menaces, mots sur le carnet, réprimandes des parents, rien n'y fait, et c'est d'autant plus dommage que la moyenne baisse, que la fillette se renfrogne, qu'elle devient désagréable et qu'elle est menacée de redoublement. Par bonheur, la consultation de pédopsychiatrie est souvent un recours pour ces cas aigus d'inadaptation scolaire, et si le pédopsychiatre, après de brillantes interprétations sur l'inévitable « conflictologie » individuelle et familiale, ne répugne pas à demander un EEG, on découvre l'origine du mal qui, même « petit », peut faire bien des dégâts. Les bouffées de pointes-ondes à 3 cycles par seconde dans les meilleurs cas viennent absoudre l'enfant de ses distractions et quelque peu piquer les remords de la maîtresse et des parents. Ainsi lavée de tout soupçon, l'enfant peut reprendre, la tête haute et le regard perçant, le cours de ses études que ses absences avaient interrompues.

• L'enfant insolent

Il se peut que ce soit la même petite fille qui, lorsqu'elle est réprimandée pour ses mauvais résultats, son peu d'attention ou ses dictées trouées, se mette à fuir le regard de la maîtresse, lui manifeste par l'indifférence du sien que ce qu'elle lui dit ne la concerne pas ou, pis encore, se mette à lever les yeux au ciel en signe d'exaspération. « Arrête de faire la madone », disait une maîtresse en secouant une de mes patientes atteinte d'un Petit Mal et dont les yeux, aspirés par le ciel, lui évoquaient l'irritante provocation des martyrs ou l'exaspérant détachement des mystiques. Une autre émettait au cours de ses absences de petits gloussements moqueurs accompagnés de discrètes clonies des trapèzes qui lui faisaient hausser les épaules, l'ensemble étant interprété par la maîtresse comme le comble de l'insolence. Parfois, chez des filles plus âgées, l'insolence se fait organiquement agressive lorsque l'état d'absence s'accompagne de pertes d'urines !

- • L'enfant qui fait le clown

On le trouve à un âge plus élevé, le sexe est indifféremment celui d'une fille ou d'un garçon, mais il peut s'agir plus souvent de ce dernier, car, *a priori*, les garçons sont plus arrogants que les filles ou ils ont plus tendance qu'elles à jouer les imbéciles pour faire rire leurs camarades. Et pourtant, celui-ci était un enfant sérieux, plutôt rêveur et renfermé, et même respectueux. Ne voilà-t-il pas que cet ange de douceur, assez effacé en général, se met à se lever de son banc, repoussant devant lui cahiers, crayons et règle qui tombent en crépitant, dispersés et bruyants sur le sol ; il tourne lentement la tête d'un côté, fait un clin d'œil à ses camarades qui commencent à rigoler, leur adresse une demi-grimace de sa bouche tordue, tandis que ses lèvres, qui bouillonnent de petites bulles de salive, imitent des bruits de flatulence obscènes. Les élèves, eux, se tordent de rire : ils ne savaient pas qu'ils avaient un tel clown dans la classe ! La maîtresse interloquée est dépassée, le chahut se déclenche. Mais les rires tournent court quand on peut voir le visage du garçon de grotesque qu'il était se transformer en masque de perplexité douloureuse. Il pose des questions absurdes « Hein ! Quoi ? Qu'est-ce qui arrive ? » ou bien il prononce des mots incompréhensibles comme s'il jargonnait en un langage étranger. Il paraît revenir d'un voyage lointain et exténuant, ses yeux sont cernés, il a mal à la tête, il se frotte parfois un bras comme s'il avait été engourdi. Il serait beau qu'il soit grondé ou puni pour le scandale qu'il a provoqué ! Avouons que reconnaître dans ce comportement un état pathologique n'est pas toujours aisé pour un enseignant qui a le droit de se laisser surprendre par les bizarres métamorphoses de cette étrange maladie.

• L'enfant qui a changé

Nous touchons ici aux manifestations plus indirectes de l'épilepsie dans sa période intercritique. L'enseignant peut être frappé par un changement de caractère d'un enfant qu'il connaît par ailleurs comme un élève apparemment sans histoires. Or, depuis quelque temps, il est plus indifférent à la vie de la classe, lui qui était sociable s'isole et fuit le contact de ses camarades, il n'a plus l'air de les supporter et, surtout en classe ou en récréation, il se met à piquer des colères brutales contre eux ou à les frapper impulsivement. Les raisons en sont futiles mais interprétées comme des frustrations ou des provocations. Ces colères sont d'autant moins prévisibles et déconcertantes qu'il peut traverser des périodes où il redevient le charmant camarade qu'il était. Il ne s'agit pas à proprement parler ici de crises épileptiques à symptomatologie caractérielle, mais de réactions anxieuses à défenses caractérielles qui masquent le malaise de l'enfant devant les changements profonds que son épilepsie a produits en lui et qu'il ne comprend pas.

• L'enfant qui perd pied en classe

Par un mécanisme voisin du précédent, mais sur un mode mineur et pouvant lui être associé, l'enfant, dont on voit chuter les résultats scolaires sans raisons affectives ou cognitives évidentes, peut couver une épilepsie dont les crises absences ou crises partielles à sémiologie simple ou complexe ne sont reconnues ni par lui ni par sa famille. Il est fréquent, et nous l'avons vu à propos de la première crise, que ce qu'éprouve l'enfant en crise lui apparaisse comme un phénomène certes exceptionnel, mais faisant partie de lui, tantôt comme une aptitude ou une performance : « Il y avait des moments où ma langue dans ma bouche devenait énorme et paraissait dure comme du bois, me disait Charles, mais je croyais que c'était normal avant que j'en parle à mes parents », tantôt le plus souvent comme une chose bizarre et effrayante à dissimuler. Isabelle pensait que ses absences étaient un signe de folie et ne voulait les avouer à personne. Dans tous les cas, l'énergie que met l'enfant à lutter contre sa maladie le détourne de celle dont il a besoin pour faire face à ses apprentissages et à son adaptation, et ses résultats s'en ressentent.

Si tous ces tableaux des circonstances de la découverte d'une épilepsie par l'enseignant sont exacts, ils sont quand même rares au sein de la grande mouvance des phénomènes de toutes sortes qui se passent dans une classe. Et il ne faudrait pas que, nantis de la fraîche information d'une connaissance toute neuve, les enseignants interprètent comme « épileptiques » la moindre distraction, la moindre rêverie, la plus petite grimace malicieuse, le tic ou l'éclat d'un mouvement de colère, il existe aussi d'autres causes que les absences au fléchissement scolaire, et il serait fâcheux d'alarmer les parents sur un soupçon mal fondé.

DU CÔTÉ DES PARENTS

C'est aux parents d'enfants épileptiques de décider, au besoin avec l'aide et la confiance qu'ils mettent en leur épileptologue, de la possibilité pour leur enfant de suivre la scolarité qui lui convient. Dans les plus nombreux cas d'épilepsies bénignes, la question ne se pose même pas ; l'enfant présentant des absences, des crises partielles d'une épilepsie fonctionnelle rolandique ou occipitale, voire d'une épilepsie symptomatique à crises rares et bien contrôlées, doit suivre une scolarité normale dans une école ordinaire. Il est simplement recommandé aux parents qu'ils informent le plus franchement possible le directeur de l'établissement et le médecin scolaire des modalités de l'épilepsie de leur enfant. Cela pour que le personnel ne se laisse pas surprendre ou affoler par le moindre incident qu'il importe, s'il survient, de situer à sa juste place, sans dramatisation ou médicalisation excessives. Il est indispensable que ce soient les parents qui fixent les limites des interventions à pratiquer en cas de crises plus sérieuses. Ils peuvent demander à en être informés téléphoniquement de façon à décider eux-mêmes de la conduite à tenir selon leur propre jugement : aller chercher leur enfant, le laisser quelque temps à l'infirmerie, le faire retourner en classe s'il le désire et s'en sent capable, etc. Tout cela afin de décharger l'établissement de toute responsabilité de décision qui, sans l'aval des parents, serait trop lourde et entraînerait des mesures d'exclusion. Il en est de même pour les activités sportives ou extra-scolaires comme la piscine, les classes de neige ou les classes vertes ; c'est aux parents d'apprécier, en fonction de ce qu'ils connaissent des modalités de la maladie de leur enfant, les limites et les risques de ce qu'ils peuvent faire. Cela dépend évidemment de la fréquence des crises, de leur horaire, de la brutalité ou non de leur début, des prodromes qui les indiquent ou des circonstances qui les déclenchent. N'oublions pas non plus que l'enfant peut traverser des périodes d'aggravation qui ne devraient pas remettre en cause le principe de l'adaptation scolaire ou compromettre l'année. Il est évident qu'il faut balancer ici entre les risques réels, ce qui demande une adéquation des activités aux limites imposées par l'épilepsie, et le désir de l'enfant de se sentir égal aux autres.

Caroline était, par sa mère, interdite de pratiquer la gymnastique dans son école car ses crises étaient provoquées par toute élévation d'échauffement corporel, ce qui entraînait entre elles un conflit qui souvent se réglait par des crises. « Elle m'a encore fait une crise », disait l'une. « Elle m'empêche de vivre », disait l'autre.

L'école est le microcosme d'une communauté sociale qui s'étendra toujours davantage. Il faut donc s'attendre à y trouver un brassage d'influences culturelles sociales et intellectuelles différentes. C'est à ce titre qu'il faut considérer les réactions des autres parents d'élèves non épileptiques. Dans un premier temps, dans un réflexe primaire et instinctif, ils participent au rejet culturel que l'épilepsie induit, et le prétexte de la protection de leur enfant contre les présupposés dangers, traumatismes émotionnels, atteinte à leur sensibilité, etc. masque mal leur désir d'éviction du mouton noir du troupeau de leurs agneaux sans taches.

Ces parents méritent à leur tour une information complète sur l'épilepsie en général et sur celle de l'enfant en particulier ; dans ce cas, il est exceptionnel qu'ils persistent dans leur ostracisme, ils deviennent plus souvent des alliés thérapeutiques de qualité, en renforçant chez leur propre enfant le sens de la solidarité qui leur est le plus souvent naturel, en soutenant, par leur adhésion, les efforts des enseignants et, par leur sympathie, au sens fort, les difficultés des parents affectés. Comme eux, ils savent qu'avoir un enfant à l'école est une aventure que l'on ne traverse jamais sans incidents.

CHAPITRE XIV

L'enfant épileptique, ses médecins et ses médecines

LA MÉDECINE PRÉVENTIVE

L'épidémiologie de l'épilepsie à la Réunion aurait dû nous apprendre qu'il pouvait exister un traitement préventif de l'épilepsie en nous montrant la prévalence de certaines causes qu'il est ensuite facile de repérer et de diminuer, sinon de supprimer. C'est ainsi que dans notre enquête de 1968, outre l'alcoolisme, les causes néonatales et les causes infectieuses qui étaient les trois plus importantes, nous avions mis en lumière des facteurs étiologiques typiquement réunionnais, comme les traumatismes crâniens, souvent par coups de sabre à canne, les accouchements pathologiques à la case, les cysticercoses, ou le saturnisme. Malheureusement, vingt ans après, la thèse de Laurent ne m'a pas permis de vérifier dans quelle mesure la prévalence et l'incidence de l'épilepsie avaient été améliorées, ni si les étiologies spécifiques avaient diminué[1]. Et pourtant, en vingt ans, les conditions sanitaires se sont beaucoup améliorées dans l'île, et les causes « réunionnaises » de l'épilepsie devraient appartenir au passé. Et cependant nous sommes incapables aujourd'hui, soit trente ans après, de démontrer que cette prévalence a baissé et surtout de repérer l'évolution temporelle des facteurs de risques. Certains ont-ils disparu ou en est-il apparu de nouveaux pour maintenir la constance de ce taux ?

---

1. Je rappelle que la nouvelle prévalence trouvée par Laurent en 1988 est de 1 849/100 000, comprise donc dans la fourchette que nous donnions en 1968 (entre 900 et 2 200/100 000) pour les sujets de moins de vingt ans.

Ainsi, s'il est certain que l'on puisse mettre en œuvre une prophylaxie de l'épilepsie symptomatique par une meilleure qualité des accouchements, des traitements antibiotiques préventifs d'infections encéphaloméningées, ou une meilleure maîtrise des convulsions fébriles par le diazépam (on ne voit heureusement plus de nouveaux syndromes hémiconvulsion-hémiplégie-épilepsie ou HHE), il est en revanche plus difficile de démontrer son influence sur une diminution du taux de prévalence. Le calcul des taux d'incidence nous serait à cet égard plus utile. Il serait également intéressant de connaître dans les pays plus développés l'évolution de la prévalence et de l'incidence de l'épilepsie en général en fonction de l'épuration des facteurs épileptogènes que les progrès de la médecine rendent de plus en plus poussée.

Mais il y a à la prévention un deuxième volet qui s'apparenterait à une prévention tertiaire et qui viserait à diminuer les effets psychologiques aggravants de la maladie installée.

Depuis Bagley, qui a comparé les préjugés sur l'épilepsie à une sorte de racisme, on constate que, pour deux populations urbaines comparables, l'une recevant une campagne d'information sur la maladie et l'autre non, les épilepsies de toute nature ont des effets secondaires moins sévères dans la première que dans la seconde et que l'intégration sociale et le pronostic mental des patients y sont également meilleurs. Cela doit encourager toutes les associations de professionnels et de parents qui luttent contre l'épilepsie à continuer leur effort d'information, de recherche, d'éducation, de démythification et, je ne crains pas de le dire, de banalisation de l'épilepsie auprès de la population.

LA MÉDICATION

J'emploie à dessein ce terme savant et général en évitant soigneusement l'adjectif qui le qualifierait d'antiépileptique pour une raison simple et qui est le plus souvent occultée tant le mythe et l'illusion du miracle médicamenteux sont ancrés dans la pensée médicale. Osons le dire : aucun des médicaments proposés comme antiépileptiques ne l'est. Ils ne sont, dans le meilleur des cas, que des anticonvulsivants : des gabaergiques (valproate de sodium, carbamazépine) ou des économes du GABA par recapture (tiagabine), bref pour les neurones des empêcheurs de décharger en rond et des modérateurs de leur irritation. Le débat n'est pas tranché pour savoir si les médicaments ont à la longue un effet direct sur le génie épileptique comme ils pourraient l'avoir, par exemple, en diminuant l'effet toxique des crises et leurs effets sur le cerveau (Brown), ou si leur efficacité sur le contrôle des crises ne fait qu'améliorer la vie de l'épileptique et son adaptation en attendant que l'épilepsie se passe.

Quoi qu'il en soit, on assiste à une efflorescence de nouvelles molécules anticonvulsivantes ou à effets adjuvants qui demandent une véritable connaissance de leur ajustement aux formes électro-cliniques de la maladie ou de leurs associations (polythérapie). Mais plus le nombre de médicaments disponibles augmente, plus le risque d'interactions chimiques croît lui aussi ; plus on décrit d'effets paradoxaux, plus on assiste à des intolérances ou à des accidents. C'est dire que la diversité des moyens de défense complique la gestion thérapeutique et que l'équilibre neuronal d'un épileptique demeure tout aussi fragile qu'il était, même si on sait de mieux en mieux contrôler les mécanismes intermédiaires qui le déstabilisaient.

Mais le problème demeure de savoir si la maîtrise de l'excitabilité neuronale suffit à contrôler l'épilepsie, c'est-à-dire à supprimer les crises, et à donner à l'épileptique la certitude qu'il ne l'est plus, c'est-à-dire qu'il n'a plus à vivre comme tel. Le clivage, du point de vue de la thérapeutique médicamenteuse, semble se déplacer de la division classique entre épilepsies malignes et épilepsies bénignes sur la distinction entre épilepsies répondant favorablement aux médicaments et celles qui leur résistent, qu'elles soient graves ou réputées légères. Les syndromes épileptiques avec myoclonies sont à cet égard caractéristiques[2]. Cette variabilité de résistance, y compris aux nouveaux médicaments (lamotrigine, vigabatrine, gabapentine ou immunoglobulines), doit nous inciter à chercher, au-delà de la forme électroclinique des syndromes réputés résistants (syndromes de West, de Lennox-Gastaut, ou autres formes

____

2. C. Dravet, M. Bureau et J. Roger, « L'épilepsie myoclonique bénigne du nourrisson » ; C. Dravet, M. Bureau, R. Guerrini, N. Giraud et J. Roger, « L'épilepsie myoclonique sévère du nourrisson », chap. 6 et 7, *in Les Syndromes épileptiques de l'enfant et de l'adolescent*, 2ᵉ édit., Montrouge, John Libbey, 1992.

d'une épilepsie généralisée symptomatique), au-delà de la recherche d'une organicité révélée par l'IRM (malformations céré-brales, phacomatoses, séquelles des anoxo-ischémies obstétri-cales), une autre explication qui peut être d'ordre psychologique.

Pourquoi, en dehors de toute intolérance ou de toute intoxication, certains médicaments sont-ils rejetés par certains et acceptés par d'autres ? Pourquoi a-t-on tant de difficultés à supprimer un médicament, un barbiturique par exemple, du traitement « habituel » d'un patient aux yeux duquel, malgré ses effets secondaires gênants, il prend valeur de médicament fétiche ? Pourquoi toute nouvelle molécule est-elle accueillie avec plus de méfiance que d'espoir chez certains patients qui demeurent longtemps soupçonneux avant de l'adopter ? Une prescription d'antiépileptiques nouveaux doit faire l'objet de longues et patientes négociations qui nécessitent l'adhésion de tous les partenaires impliqués.

Quoi qu'il en soit des médicaments choisis, on pourrait dire « élus », et de leur efficacité, leur prise et leur surveillance clinique, EEG et biochimique vont imprimer à la vie de l'épileptique un rythme et une dépendance qui lui sont spécifiques. Il n'existe pas encore de formes retard des anticonvulsivants au sens où on l'entend pour les neuroleptiques, et la fragmentation des prises sonne de façon quasi monastique le rappel des heures de la condition épileptique. La vérification périodique des taux sanguins utiles exerce un contrôle quasi policier sur la régularité de l'exécution de l'ordonnance et fait peser le soupçon de l'infraction en cas d'aberration thérapeutique. Pour peu que les parents s'en mêlent, comme c'est toujours le cas chez l'enfant ou chez ces épileptiques qui demeurent de grands enfants, un conflit risque de s'installer entre le patient, ses parents, son médicament et le médecin, conflit qui est alimenté ou relayé par les parents qui se sentent tantôt dans le rôle d'agents vérificateurs, tantôt coupables de négligence, tantôt avocats de leur enfant qui refuse tel ou tel médicament, tantôt procureurs impitoyables de la loi médicale qu'ils font leur. Pour montrer la puissance d'investissement du médicament par les parents, j'évoquerai la mère de Xavier qui me demande assez régulièrement, au moment où je rédige l'ordonnance de son fils qui frise maintenant la quarantaine : « Alors, docteur, qu'est-ce que vous me donnez aujourd'hui ? »

LE TRAITEMENT PSYCHOLOGIQUE

On remarquera que je n'emploie pas à dessein le terme de psychothérapie. Le choix des mots est ici important pour savoir ce que l'on fait avec un épileptique et en l'occurrence avec un enfant épileptique qui est pratiquement toujours flanqué de ses parents. J'entends évidemment le terme « flanqué » au sens fort, celui qui évoque la disposition pathétique de la consultation où les parents, disposés de part et d'autre de leur enfant, lui font comme deux arcs-boutants qui le soutiennent et le protègent.

Je récuse aussi le terme de prise en charge qui nous fait plus forts que ce que nous sommes et qui assimile la famille de l'épileptique à un fardeau pesant et passif, à la rigueur convient-il au vocabulaire de la Sécurité sociale. Parlons plutôt d'un accompagnement thérapeutique global qui offre aux parents et à l'enfant la certitude qu'il y aura toujours quelqu'un prêt à répondre à leur demande, que celle-ci soit une précision diagnostique ou pronostique, un conseil d'orientation scolaire ou social, un ajustement médicamenteux ou une plainte sur des effets secondaires et, bien sûr, le désir d'être entendu sur les émois que la maladie provoque et éventuellement sur le sens symbolique et relationnel dont les crises s'imprègnent au sein de la dynamique familiale. Mais accompagnement ne veut pas dire que l'on puisse faire l'économie d'un transfert et d'un contre-transfert dont le maniement peut être délicat en dehors d'une formation analytique.

Est-ce une même et seule personne qui peut répondre *in toto* non seulement à la pluralité des demandes, mais aussi à celle de leurs degrés qui se font tantôt au niveau du conscient, tantôt à celui de l'inconscient, tantôt au niveau de la réalité externe, tantôt à celui de la réalité psychique ou à celui du fantasme ? La réponse à cette question, en fait, varie selon les circonstances et le lieu où se fait la rencontre avec l'enfant épileptique, et surtout en fonction de la durée du temps de sa fréquentation et de la compétence des membres de l'équipe épileptologique.

Traitement psychologique en institution

La notion d'équipe thérapeutique ne me paraît convenir que dans le cas d'un enfant en institution où chacun dans son rôle bien défini, d'éducateur, de pédagogue, d'infirmière, de médecin, de psychologue, d'assistante sociale, de psychothérapeute, etc. apporte sa touche thérapeutique à la spécificité de son intervention. Parfois, l'institution à elle seule est un véritable contenant thérapeutique qui peut entrer en rivalité avec le milieu familial. Parfois, la vie institutionnelle est traversée de conflits que les épileptiques savent allumer au sein de l'équipe soignante et qui se règlent à coups de crises avant que la recherche de leur sens n'ait un effet véritablement thérapeutique et permette qu'ils soient dénoués autrement.

Traitement psychologique en consultation

En revanche, si une équipe est caractérisée par le fait que tous ses membres se connaissent bien et surtout savent ce que chacun doit faire, le recours à l'équipe ne convient plus dans la pratique de consultation. La multiplicité des intervenants risque de ballotter l'épileptique de médecin généraliste en neurologue, de neurologue en électro-encéphalographiste, d'épileptologue en psychologue et de psychologue en psychanalyste. Il lui est souvent difficile de garder l'unité du sens de sa maladie et de lui-même, et de ne point se sentir clivé entre une fatalité neurologique et une sournoise influence psychique dans l'expression de ses crises.

Or la consultation est le passage obligé, la porte étroite[3] par laquelle l'épileptique va prendre humblement conscience des vertus dont il lui faudra faire preuve pour vivre avec sa maladie et ne pas la subir. Mais si modeste que soit la porte, un huissier n'en est pas moins nécessaire à la lui ouvrir. Est-ce ce même huissier qui l'accompagnera au long de son parcours ou ouvrira-t-il d'autres portes vers d'autres spécialistes en s'effaçant discrètement tout en signifiant qu'on peut toujours le trouver là où l'on sait qu'il demeure ? Je ne sais.

---

3. « Efforcez-vous d'entrer par la porte étroite », Luc, XIII, 24.

Quoi qu'il en soit, la consultation, même la plus médicalisée, a toujours une valeur psychothérapeutique et permet d'avoir avec l'enfant et sa famille plusieurs niveaux d'écoute.

Le premier est celui qui s'établit lors du premier contact de la première consultation et qui laisse aux parents la possibilité de décharger le poids de leur angoisse sur celui qui peut entendre non seulement l'histoire de la première crise, mais aussi la manière dont elle a été vécue et surtout les mots employés pour le dire. La capacité de l'écoute du consultant et sa réelle empathie lors de cette rencontre initiale déterminent, à mon avis, la qualité de toute action thérapeutique ultérieure. L'ajustement de la réponse médicale et psychologique à la demande de réassurance légitime des parents est chose difficile à doser. Les parents sont écartelés entre leur imaginaire sur ce qu'ils se représentaient de l'épilepsie et ce qu'ils viennent d'en voir dans le réel. Ils ont tendance soit à l'annuler, « Ce n'est pas de l'épilepsie au moins ? », soit à le dramatiser, « C'est terrible, je l'ai vu mort », soit à déprimer, « Je n'aurai pas le courage de voir ça à nouveau si ça doit se reproduire », soit à culpabiliser de manière plus ou moins latente ou à projeter sur les autres cette culpabilité, « On ne nous a rien dit à la naissance, mais je sens bien qu'il s'est passé quelque chose. » Ils exigent du médecin et du médicament un effet radical pour enterrer jusqu'au souvenir de la crise et ne plus avoir à y revenir. Cette première consultation est pour eux une terrible épreuve au cours de laquelle ils vont revivre en un instant les moments signifiants de leur vie qui ont l'air de converger sinistrement pour expliquer la crise et comme la justifier dans une logique implacable. Le jeune consultant consciencieux que nous avons tous été pourrait se réjouir d'un tel afflux d'affects, voire de prises de conscience dès le premier entretien, mais il risque de s'y noyer, lui et ses interlocuteurs. De même que son zèle inquisitorial à demander d'emblée des précisions pointilleuses sur les modalités de la crise pour ficeler un diagnostic brillant peut le faire rester sourd aux plaintes d'une souffrance qui ne demandait qu'à se dire et qui risque de se taire pour longtemps. L'art du consultant à ce premier contact est de laisser l'angoisse se drainer dans la description des faits matériels, de s'offrir en contenant à la violence des affects, de maîtriser les associations en les détournant vers des voies de garage où on viendra plus tard les rechercher, et de se débrouiller pour le diagnostic provisoire avec les éléments spontanément recueillis dans le discours des parents.

Bref, de refréner toute envie prématurée de guérir une plaie encore trop fraîche et de ne pas se comporter d'emblée en psychothérapeute tout en montrant qu'on peut en être un ! L'entretien avec l'enfant doit permettre à celui-ci d'amorcer un transfert sur le consultant, transfert nécessaire si l'on veut, aux yeux des parents, redonner à l'enfant sa place de sujet que son absence pendant la crise lui a fait perdre au point qu'il peut oublier, au cours d'une consultation où il s'ennuie, que c'est de lui qu'il s'agit. Ce transfert est le premier pas vers l'indépendance de l'enfant qui doit vivre sa maladie pour lui-même et en lui-même, et qui a le droit d'exprimer que sa crise lui appartient ; il permet de rendre légitime et compréhensible une psychothérapie portant sur l'enfant, et replace les parents dans leur rôle secondaire, mais non pas moins important, de soutien et d'éducateurs et non dans celui de malades qu'ils voudraient parfois jouer dans l'illusion d'en décharger leur enfant.

Ce premier niveau d'écoute se poursuit lors des consultations suivantes. Il se situe sur le plan solide des réalités obligatoires et nécessaires qui permettent de régler les problèmes neurologiques du diagnostic clinique et EEG du syndrome en cause, de parfaire l'ajustement thérapeutique et la fixation du mode de vie à l'école ou dans la famille. La compétence du consultant à répondre à ces impératifs est le garant d'une confiance qui pourra s'étendre à un domaine moins matériel et plus intime. Car, s'il refuse d'y pénétrer, il pourra rester le référent même s'il conseille d'avoir recours à un autre intervenant pour une action thérapeutique plus spécifique dont lui-même aura fixé les indications selon sa relation avec l'enfant ou la famille et le thérapeute désigné.

Le deuxième niveau d'écoute s'est en fait amorcé dès la première consultation, mais se fait plus pressant au fur et à mesure que la confiance s'établit et que l'on peut parler d'autre chose que de la crise ou de l'effet des médicaments. Il vise à comprendre et à faire comprendre comment la maladie, dans son éclosion, ses péripéties, ses manifestations parfois paradoxales ou inexplicables, s'est glissée dans l'économie familiale et combien elle a pu orienter les conflits de développement de l'enfant. C'est déjà un grand pas thérapeutique que d'accepter que le mal qui nous atteint (c'est par empathie et par contre-transfert que j'emploie le « nous ») ne nous soit pas totalement imposé par la fatalité, que les crises qui le manifestent soient imprégnées de nos émois et que dans certains cas on puisse apprivoiser le hasard de leurs frappes. On conçoit qu'un tel travail d'intégration, qui s'adresse à des niveaux différents, non seulement au patient mais à son entourage, ne puisse se faire que lentement et dans un climat de parfaite confiance soutenu par une véritable foi thérapeutique dirigée vers un espoir de mieux vivre la maladie, voire d'en guérir. On conçoit aussi que ce travail thérapeutique n'aille pas sans souffrance et sans heurts qui frisent des ruptures, des annulations ou des dénis, mais j'ai eu l'agréable surprise de constater qu'il était parfois aussi efficace dans les épilepsies graves généralisées symptomatiques que dans les épilepsies idiopathiques où l'on aurait pu penser que les mécanismes névrotiques en cause se prêteraient plus facilement à l'analyse de leur économie. L'observation de Jacques est là pour nous le rappeler.

La psychothérapie[4] est réservée au *troisième niveau d'écoute*, qui est évidemment préparé par les deux premiers et qui ne peut se faire que dans un cadre thérapeutique précis défini d'un commun accord entre patient et psychothérapeute. Autant les deux premières attentions portaient sur la maladie, ses symptômes et leur ajustement à la dynamique de la personne et de la famille, autant cette troisième écoute s'adresse à la personne et à son fonctionnement économique inconscient au sein duquel l'épilepsie peut être prise, certes, mais dont les symptômes n'apparaissent que comme des épiphénomènes. Et c'est là tout le paradoxe de la psychothérapie de l'épileptique ou d'un membre de sa famille. L'épilepsie et ses crises introduisent la demande thérapeutique, y compris sur le plan psychologique, alors que la réponse technique a l'air de les négliger, indifférente à leurs variations, à leur aggravation ou à leur éventuelle amélioration que l'on se contente d'enregistrer comme donnée « de surcroît ». On conçoit que famille et patient (et quelquefois le correspondant médecin) puissent se sentir trompés sur la marchandise si des entretiens préalables ou le travail en séance n'ont pas clairement enlevé toute ambiguïté quant au but poursuivi. Il serait aussi faux de croire que toute l'épilepsie tire son origine du fonctionnement métapsychologique du sujet, et qu'il suffit d'en trouver le sens pour la voir s'estomper et disparaître, que de penser que les crises neurologiques n'ont d'autre sens que celui que la biochimie veut bien leur donner.

---

4. Je ne développerai pas ce sujet, car un livre de G. Diebold, édité chez Calmann-Lévy, lui est consacré.

Affecté de ces prédispositions biologiques, le sujet, au cours de son histoire et de la construction interrelationnelle de sa pensée, dote ses crises d'un sens issu de ses représentations, fantasmes et affects qui le font souffrir « de surcroît ». C'est peut-être à cette part de souffrance inutile que s'adresse la thérapie. Celle-ci ne fait rien d'autre devant une situation bloquée et répétitive que de proposer une redistribution des forces psychologiques en vue d'un changement de leur économie en espérant que ce changement soit le bon.

Ces réserves n'ont d'autre but que de souligner que ce troisième niveau d'écoute, qui touche à la régression, au secret généalogique, au narcissisme, à la déstructuration, aux forces instinctives, bref à ce qui est en jeu dans les crises, doit être abordé avec prudence et en parfaite connaissance des aléas de son résultat. On pourrait même avancer l'hypothèse que la séance puisse prendre transférentiellement et symboliquement valeur de crise, une crise dont le sens pourrait affleurer aux bords du conscient et qui serait alors accessible quasi expérimentalement à l'analyse. Cette indication, qui se rapproche de celle de la cure type et qui a l'ambition de s'adresser non plus seulement aux conséquences de la crise mais à son contenu symbolique, peut être étendue, à mon sens, à trois types de patients : soit à des épileptiques adultes qui sentent confusément qu'autre chose que leurs crises, et qui pourtant leur est lié, les gêne dans leur rapport à la maladie et aux autres ; soit à des épileptiques guéris médicalement ou chirurgicalement mais qui ne sont pas débarrassés précisément de ce « quelque chose » que la disparition des crises leur a laissé « en souffrance », ce sont ceux qui demandent à être guéris « de surcroît », là encore, de ce que j'appelle « avoir été épileptique » ; soit à des parents d'enfants épileptiques qui ne supportent plus les contradictions et les violences que leur fait vivre la maladie de leur enfant.

Il paraît donc révolu le temps où, à la suite de Freud, les psychanalystes considéraient les épileptiques comme des patients impossibles ou réfractaires du fait du barrage de la nescience que leur imposaient leurs crises ; le temps où le clivage entre manifestations somatiques et conséquences caractérielles empêchait d'aborder l'épileptique dans son unité psychopathologique, unité qui nourrit son économie, active sa dynamique et fonde ses topiques dans l'interrelation de son histoire avec celle de ses parents, parfois même au travers des générations.

La rédemption de l'enfant épileptique

Puisse ce livre avoir été écrit pour que l'épileptique et ses parents se sentent moins seuls, incompris et murés dans une souffrance incommunicable ; pour que leurs yeux soient dessillés des secrets tourmentants que la maladie a l'air de dévoiler à leur corps défendant, et, surtout, afin qu'ils soient délivrés de toute la culpabilité qui pourrait s'attacher à ces révélations. C'est en ce dernier sens que l'on peut souhaiter pour eux une rédemption.

L'épilepsie, comme c'est son intention étymologique, va, sans doute, continuer à surprendre les neuro-épileptologues actuels et futurs, encore qu'ils maîtrisent de mieux en mieux cet effet de surprise : ils en arrivent à prévoir l'arrivée des crises comme on prévoit un cyclone tropical. De plus en plus savants en neurobiologie et en neurophysiologie, ils sauront bientôt pénétrer l'énigmatique de ses mécanismes, et la génétique les aidera à traquer celui de ses origines. Les armes du chirurgien, guidées par la sophistication de l'électronique et de l'informatique, sont déjà devenues si précises que la guerre moderne leur emprunte leur vocabulaire.

Toutefois, plus se démembrent les cadres cliniques, plus se développent les techniques d'exploration, plus recule le mystère de la mise à feu épileptique, plus sont efficaces les molécules anticonvulsivantes de la neurotransmission, davantage se révèlent de nouvelles complexités dans les relations que le patient entretient avec sa maladie. Ces interactions, génératrices de paradoxes pas toujours compris, justifieraient à elles seules la place du psycho-épileptologue dans le soin à apporter au patient épileptique.

Les psychiatres reconnaissent bien volontiers qu'elle leur a été largement préparée par ces progrès techniques que les neurologues ont de mieux en mieux adaptés à la nature de l'homme, au point qu'ils lui ont, au sein de sa souffrance, rendu sa dignité corporelle et psychique. Souvenons-nous de ces enfants casqués, le visage bourrelé de cicatrices, les avant-bras hérissés de poils, le geste maladroit et les gencives turgescentes, titubant sous l'effet des hydantoïnes. Souvenons-nous de ces beaux enfants gardénalisés dont la parole embarrassée devenait pâteuse comme celle d'un ivrogne et qui paraissaient incapables d'exprimer ce qu'ils avaient à dire ou à penser. Revoyons ces torturés des examens, dits complémentaires, terrassés et douloureux au réveil de leur encéphalographie gazeuse, ou le cou gonflé par l'hématome de l'artériographie. Souvenons-nous de l'approximation relative des explorations stéréotaxiques qui guidaient la percée des électrodes intra-cérébrales. Ces étapes étaient certes nécessaires, mais combien délicate était alors l'approche psychologique de l'enfant et de sa famille tant l'appareil médical était prégnant et entretenait le spectre du handicap. Intégrer de tels enfants à l'école ou même dans leur famille relevait de l'exploit. Il en était de même dans le partage entre épilepsies graves et épilepsies bénignes, qui restait flou. Toute épilepsie risquait de devenir grave quand on n'en connaissait pas encore les formes bénignes.

La maîtrise plus humaine du diagnostic et du traitement de l'épilepsie par les neurologues a permis en quelque sorte à l'épileptique enfant, allégé de ses souffrances trop directement physiques, d'accéder à la parole. Il aurait fait beau voir qu'un pédopsychiatre ne fût pas là pour la recueillir !

Loin de se sentir coupé du monde épileptologique, ce dernier en fait désormais partie en suivant avec d'autres yeux, ceux du psychodynamiste, la trace de l'épilepsie dans le développement de l'enfant, et son influence sur son économie et son organisation mentale dans un contexte relationnel et culturel où l'épilepsie vient aussi se glisser. Il s'agit donc pour lui de démêler les intrications d'un dysfonctionnement neurobiologique et de processus mentaux, au sein d'un développement et d'une construction psychique qui continuent de se faire malgré lui, avec lui, ou en fonction de lui.

La simplicité de ces propositions n'est pas toujours allée de soi, et on peut comprendre les résistances qu'elles ont provoquées chez les uns, comme les excès qu'elle a déchaînés chez les autres.

Est-il venu le temps de la paix et de l'harmonie entre neurosciences et courant psychanalytique ? Certainement, si nous restons les uns et les autres, comme des paysans, sur la terre solide de la clinique et sans que les psychanalystes se sentent réduits à merci par l'objectivité triomphante de la science et forcés de jeter aux orties le froc d'une formation et d'une pratique qui font leur richesse à condition de savoir la redistribuer aux autres. Il me semble que les neurosciences peuvent au contraire s'éclairer des lumières des théories sur l'esprit qui en approfondissent le sens, tout comme celles-ci s'en trouvent renforcées, non pas par une vérification scientifique *stricto sensu* de leur bien-fondé, mais par leur participation à la levée de la pâte humaine, on pourrait dire à leur incorporation. Le rappel permanent de la place du corps que l'épilepsie nous impose est une obligation que tout thérapeute doit prendre en considération sous peine de désincarner son patient, sans non plus l'abandonner aux seules forces biologiques qui le déchirent sans qu'il sache pourquoi.

L'ÉPILEPSIE MÉRITE-T-ELLE UNE PSYCHOPATHOLOGIE ?

Certainement, même si on se défend d'admettre que l'épilepsie fait devenir épileptique, on ne peut s'empêcher de penser que l'épilepsie a son mot à dire sur l'organisation et l'expression d'un mode de pensée qu'elle ne cesse de tourmenter. C'est pourquoi ce livre n'est pas qu'une charnière entre deux époques ou deux disciplines. Il se veut plus qu'un trait d'union entre neurologie et psychiatrie. Il a l'ambition d'expliquer, au sein de la clinique de l'épileptologie, comment de l'entrelacs de ces deux abords pouvait émerger une psychopathologie spécifique de l'épileptique. La psychopathologie n'étant pas plus la somme de la clinique psychiatrique et de la physiopathologie qu'elle n'en est la résultante ou que l'une et l'autre soient liées par une causalité. Même si la physiopathologie rend compte des mécanismes de l'épilepsie, et si la clinique rend compte de ses effets, la psychopathologie reste une troisième force originale qui traverse le champ du sujet épileptique et pèse sur l'orientation de sa compréhension en modifiant son cap d'une déclinaison qu'on pourrait appeler « psychologique ».

La psychopathologie possède aussi sa clinique propre et ses propositions thérapeutiques certes empruntées plus aux méthodes de la psychiatrie qu'à celles de la neurologie, ce qui ne signifie nullement qu'être psychiatre de l'épilepsie veuille dire que l'épilepsie soit une affection psychiatrique.

Le cheminement du psychopathologiste procède avant tout de l'observation des parents et de l'enfant épileptique, le meilleur instrument de cette observation restant l'écoute de ce qu'ils ont à dire d'eux-mêmes face à la maladie. Mais l'écoute serait à elle seule insuffisante, comme la parole se tarirait, si elles n'étaient toutes deux entretenues par l'intuition conjuguée du patient et du médecin qui souvent tombent d'accord pour aller, ensemble, faire un détour à la recherche du sens caché des faits. Vient alors la phase de déduction qui peut être une étape de confrontation ou même de mise au point entre la clinique et la théorisation. Le modèle de la théorie de l'auto-organisation m'est apparu comme le plus efficace pour comprendre les interactions entre des faits neurologiques et leur intégration à la personnalité. Revenant à la pratique, on peut alors aborder la phase de l'application qui est celle de la conduite thérapeutique et qui doit être la synthèse de ce cheminement au travers de la complexité de la personne de l'épileptique.

LE RESPECT DE LA VIE PSYCHIQUE DE L'ÉPILEPTIQUE

Mais la recherche d'un sens caché au sein d'une psychopathologie, même la mieux conduite, serait insuffisante si on ne se posait pas, au terme de cet ouvrage, la question éthique du respect de la vie psychique de l'épileptique afin d'éviter que cette démarche ne devienne inquisitrice.

Tous les médecins ont le respect du sujet malade au sens de leur serment d'Hippocrate, mais il m'est apparu, à propos de l'épilepsie — et je suppose qu'il doit en être de même dans les autres affections —, que l'éthique médicale se devait d'être encore plus pointilleuse en nous obligeant à faire un distinguo subtil entre sujet malade et sujet pensant.

Il nous faut pour cela abandonner un mode de pensée médicale qui est structurellement le nôtre, c'est-à-dire de croire que la suppression des crises rendra l'épileptique semblable aux autres ou à celui qu'il aurait été s'il n'avait pas eu de crises. Bien au contraire, il nous faut faire l'effort d'admettre que l'expérience d'être ou d'avoir été épileptique fait que, pour le sujet, sa maladie ne cesse de lui être représentée au plus profond de son psychisme comme l'est le membre fantôme des amputés. Y toucher fait mal, et il faut le faire avec précaution.

Combattre l'épilepsie est plus qu'accomplir un devoir médical, c'est aussi un acte moral, car l'épilepsie elle-même ne respecte pas la vie psychique quand elle fait irruption avec effraction aux portes les plus secrètes de la conscience et prive l'individu de sa liberté de penser, elle dérègle le temps de sa vie et l'humilie dans ses chutes ou dans l'obscénité du dévoilement de ses pulsions instinctuelles. Ne serait-ce que sur le plan moral, l'épilepsie est donc bien un scandale, un piège tendu à un individu pour le faire tomber.

L'épilepsie ne respecte pas la conscience, elle n'est pas la seule, certes, mais c'est la seule à le faire de façon aussi traîtresse, aliénant sporadiquement un sujet en lui faisant perdre, au-delà de sa connaissance, jusqu'au sens de son existence. Et si Diebold parle de « non-sens » de la crise[1], on pourrait se laisser aller à dire que la crise dans son vécu est un « ab-sens » et qu'il est vain de vouloir le chercher au sein même de la crise. L'épilepsie confisque tous les mécanismes de la conscience qui vont de la symbolique la plus abstraite à la mémoire la plus élémentaire. D'autres crises, moins profondes dans la suppression de la conscience, n'en sont pas moins irrespectueuses puisqu'elles substituent au sujet privé de sa responsabilité un autre, un double, qui agit, qui parle, qui désire à sa place ou, pire encore, qui révèle ce qu'il voulait tenir caché. L'épilepsie ouvre les journaux intimes, saccage les jardins personnels et trahit les secrets. Difficile de vivre avec un pareil sans-gêne installé chez soi !

Redonner sa dignité à l'individu en combattant l'épilepsie demeure, certes, notre objectif thérapeutique principal, encore faut-il nous poser la question de savoir si dans ce combat nos frappes sont sans danger pour l'environnement psychique immédiat. À toutes les étapes de la prise en charge d'un épileptique, nous risquons d'égratigner sa vie psychique.

Une première consultation maladroite, par exemple, peut laisser l'enfant dans l'inconnu de ce qui lui est arrivé ou de ce qui lui arrivera, et contribuer à ce qu'il s'abandonne, passif, aux effets de

---

1. G. Diebold et coll., article cité.

sa maladie dans une soumission aux adultes qui ne lui permettent pas d'en exprimer les affres.

L'exploration la plus banale d'une épilepsie comme la pratique l'EEG peut engendrer des craintes ou des fantasmes sur la mainmise de la machine sur l'esprit. Que dire alors du scanner ou de l'IRM qui plongent au fond de l'individu pour en ramener des images et pourquoi pas leur âme, comme certains musulmans le craignent de la photographie ? Que dire alors du SPET associé à des tests qui permet de suivre à la trace les mécanismes de la pensée en train de fonctionner ? N'y a-t-il pas dans l'examen psychologique le plus banal une suspicion légitime de prise de pensée lorsqu'un enfant, devant des questions savamment stupides ou des pâtés de taches d'encre, se heurte au silence rengorgé d'un psychologue qui a l'air d'en savoir beaucoup sur son compte ?

Les médicaments aussi sont sources de conflit et de paradoxes entre le médecin, les parents et l'enfant. Point n'est besoin d'être psychiatre pour ne pas se laisser décontenancer par les effets paradoxaux des médicaments qui, plus que dans toute autre maladie, nécessitent une adaptation à la personne qui les accepte ou les rejette. La vie psychique se montre très intolérante à toute substance étrangère qui tente de forcer ses barrières ou s'introduit dans ses fonctionnements intimes.

Combien délicate est, elle aussi, la notion de guérison de l'épilepsie et combien elle doit se départir de tout triomphalisme. Beaucoup de patients « guéris » conservent le malaise d'avoir été épileptiques et cherchent longtemps à élucider le manque qu'ils ressentent en eux. C'est encore plus vrai pour ceux dont on a supprimé chirurgicalement la racine du mal, et auxquels on a retiré de surcroît l'habitude de leur existence épileptique et la manière de s'en servir.

Les pédopsychiatres ne sont pas exempts d'un devoir d'éthique dans leur prise en charge. Plus directement branchés sur la vie psychique de leur patient, ils peuvent la malmener davantage. Jouer du symbolique demande un apprentissage et de la patience si l'on veut éviter des couacs retentissants. Toucher aux mécanismes de défense qui colmatent l'hémorragie narcissique que la maladie a provoquée peut la faire à nouveau saigner. Il faut savoir sacrifier au réel, au conscient, à l'objectif, au pratique avant de pouvoir toucher aux significations symboliques qui protègent la vie psychique blessée.

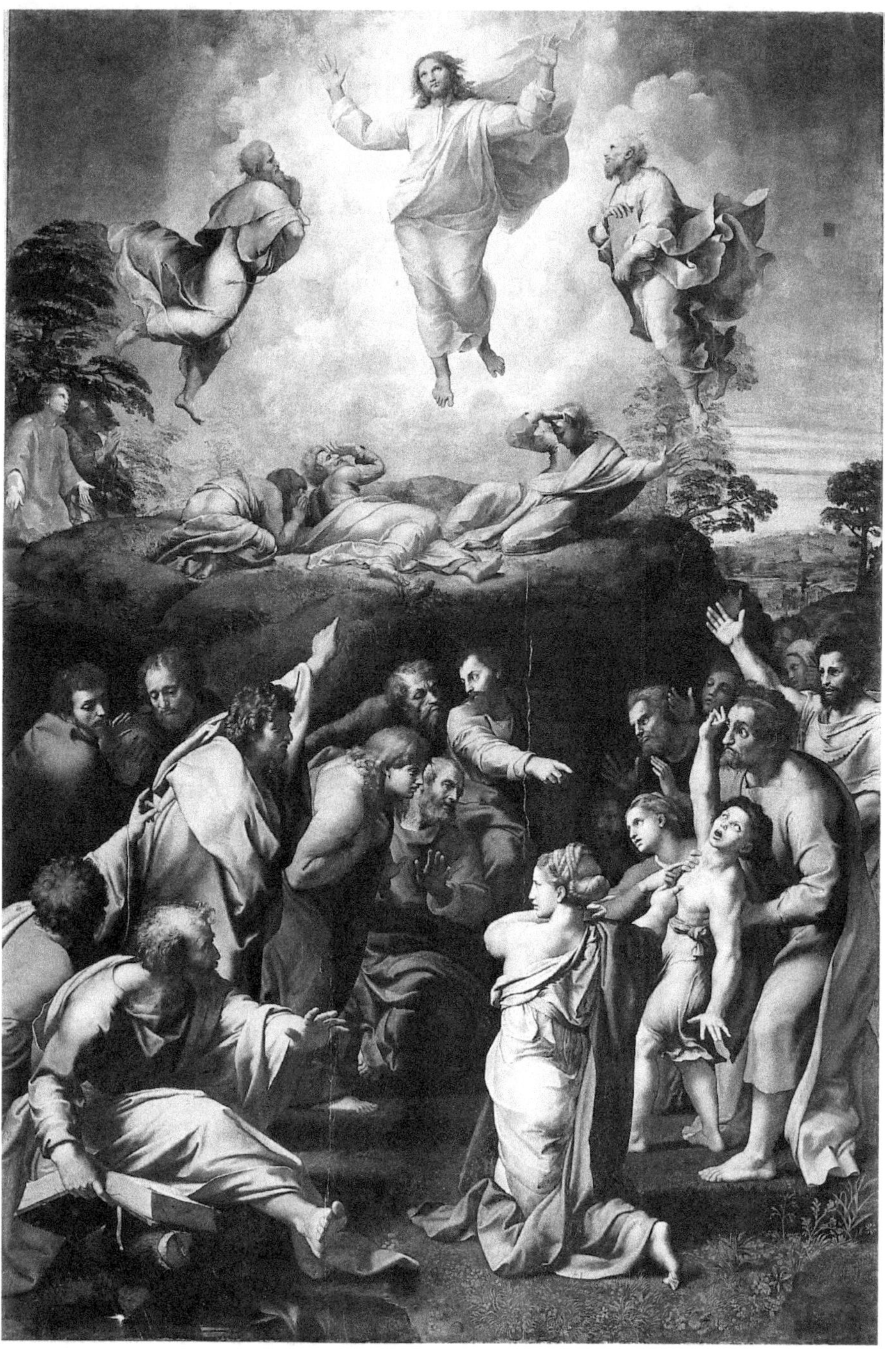

Figure 6. La Transfiguration, huile sur toile de Raphaël (1483-1520), Rome, Pinacothèque du Vatican. © Photo Scala, Florence.

Bien entendu, je ne voudrais pas que ces réflexions soient prises pour des dénonciations et que l'on renonce, sous prétexte de respect, à toute exploration ou à tout soin ; je voulais souligner que toute action diagnostique ou thérapeutique contient sa part de violence intrusive et qu'il faut avoir la main douce.

Plus que n'importe laquelle des maladies, l'épilepsie fragilise la susceptibilité psychique d'un sujet qui se trouve dépossédé de lui-même et que l'on doit aider à retrouver l'unité de son Moi. Une unité étayée par la pièce maîtresse du sens que prend la maladie qui cessera alors d'être une énigme pour le sujet. Le sens ici s'oppose au sort. Il devient un levier thérapeutique complémentaire du traitement médicamenteux qui, lui-même, n'en est pas dépourvu. Ici se rejoignent morale, psychologie et efficacité thérapeutique.

L'ÉVANGILE SELON L'ÉPILEPSIE

Il ne me déplaît pas de terminer sur une allégorie qui est directement inspirée d'un article de Dieter Janz[2] paru, non dans un journal psychiatrique, mais dans la très sérieuse et très épileptologique revue *Epilepsia*. Il s'agit de l'analyse d'un tableau de Raphaël appartenant à la pinacothèque vaticane et intitulé *La Transfiguration*. Regardons-le à la lumière d'une nouvelle légende qui serait : « La Rédemption de l'enfant épileptique ».

Le tableau (figure 6) est coupé en deux par une ligne horizontale en son tiers supérieur. En haut la lumière, la lumière du ciel dans laquelle baignent les personnages célestes, Jésus en pleine ascension, Moïse porteur de la Loi et Élie qui annonce la résurrection ; en bas, dans les deux tiers inférieurs, tout est noir, des personnages humains se débattent en pleine confusion ; parmi eux, un enfant épileptique en crise est soutenu par son père qui prévient sa chute. Entre l'ombre et la lumière gisent, écrasés par ce qu'ils viennent de voir et d'entendre, Pierre, Jacques et Jean.

En bas (figure 7), parmi les personnages terrestres, aucun ne regarde en haut à l'exception de l'enfant en crise. Il fait une crise

2. D. Janz, « Epilepsy viewed metaphysically : an interpretation of the biblical story of the epileptic boy and of Raphaël's *Transfiguration* », *Epilepsia*, 1986, 27, 4, 317-322.

tonique croisée, membre supérieur droit étendu, jambe gauche tendue en rotation interne, tandis que ses globes oculaires divergent, un œil regardant Jésus, l'autre son père. Celui-ci, qui soutient son fils, regarde fixement devant lui avec une expression de perplexité douloureuse. Janz fait remarquer que la seule ligne oblique qui réunit la partie supérieure du tableau à la partie inférieure est la ligne virtuelle de l'échange de regard entre l'enfant et le Christ, alors qu'aucun des regards des vingt-sept autres personnages ne se croisent. Janz souligne que la divergence du regard de l'enfant est volontaire de la part de Raphaël, car, dans une étude préliminaire qui lui servit de modèle, le peintre croqua sur le vif le même enfant épileptique en crise dont les deux yeux, révulsés en arrière, regardent le père.

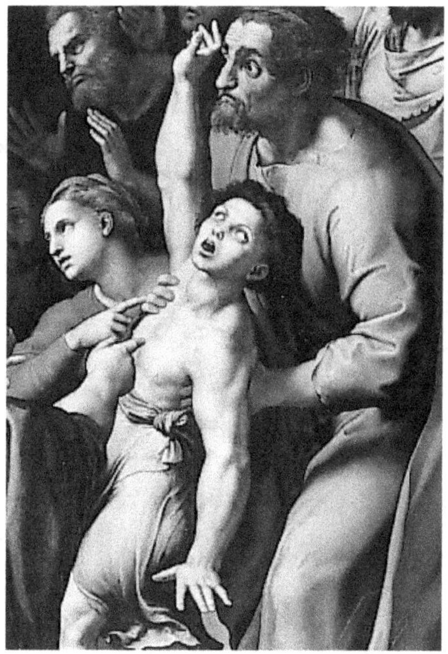

Figure 7. Idem fig. 6. Détail. © Photo Scala, Florence.

Ce tableau avait fait aussi l'objet de la curiosité du grand Charcot qui l'analyse dans un ouvrage en collaboration avec Richer intitulé *Les Démoniaques dans l'art* en commettant (si je puis me permettre d'en juger ainsi) une erreur de diagnostic sur la nature épileptique de cette représentation de crise [3]. « Nous ne retrouvons,

---

3. J.-M. Charcot, P. Richer, *Les Démoniaques dans l'art*, Paris, Macula, 1984.

dit-il, dans cette figure aucun des caractères précis soit de l'épilepsie, soit de l'hystérie. Nous ajouterons même que, du moins à notre sens, elle ne répond à aucune autre maladie convulsive connue. » Et Charcot de se référer, pour justifier sa position, à l'opinion de l'éminent sir Charles Bell qui lui aussi devant ce tableau peut dire : « Cette figure n'est pas naturelle. Un médecin conclurait en la voyant que le jeune homme feint un mal qu'il n'éprouve pas. Jamais enfant n'eut de convulsions semblables. »

Or le grand Charcot et l'éminent sir Charles se sont basés sur leurs connaissances de l'époque qui ignoraient l'existence de crises partielles toniques et n'ont pas tenu compte de ce que leur disait le père de l'enfant épileptique, comme on peut l'apprendre des observations synoptiques des évangélistes Matthieu (VIII, 16), Marc (1, 32-34), Luc (IV, 40-46), chacun apportant une précision clinique (compte tenu des traductions toujours sujettes à caution) en faveur de la nature épileptique de la crise : « Il tombe souvent, il est empêché de parler, un mal le saisit, le jette à terre, il a de l'écume à la bouche, il grince des dents, son corps devient raide » (Marc). « Il est épileptique, il tombe dans le feu et l'eau » (Matthieu), « L'esprit mauvais le raidit, le jette à terre et le secoue avec violence » (Luc).

Il reste maintenant à interpréter pourquoi Raphaël n'a pas représenté sur son tableau une crise Grand Mal comme on aurait pu s'y attendre. Cela eût évité à Charcot de penser qu'un tel maître avait « intentionnellement faussé la vérité et modifié la nature [pour] en atténuer l'horreur et conserver à l'ensemble de sa composition plus de calme et de dignité ». À tel point qu'il donne raison aux « critiques qui reprochent à Raphaël d'avoir sacrifié, dans ses dernières œuvres surtout, l'étude scrupuleuse du modèle à la recherche trop exclusive d'un idéal tout de convention ».

Or c'est précisément ce qu'il n'a pas fait, car son étude préparatoire, où sont dessinés à la plume les corps nus de l'enfant épileptique et de son père, montre qu'il a fidèlement reproduit une crise tonique partielle qui pourrait avoir certaines caractéristiques d'une crise de l'aire motrice supplémentaire.

Mieux encore, un peintre flamand de l'école de Rubens, Déodat Delmont, reprend le thème de la Transfiguration et de l'enfant épileptique où il peint ce même enfant épileptique présentant lui aussi une crise partielle simplement inversée par rapport à celle de l'enfant de Raphaël.

Mais en dehors de ces précisions picturales et cliniques, il est intéressant de se demander pourquoi Raphaël a réuni dans une même composition, comme en contraste, l'illumination du Christ qui préfigure la Résurrection et la sombre condition de l'épileptique au corps inerte, dont la foule disait qu'il était mort, et que Jésus ramène à la vie en ordonnant à l'esprit « sourd et aveugle » de sortir de cet enfant et de n'y revenir jamais.

Or ce qui paraît important dans ce témoignage, ce n'est pas que l'enfant se remît sur ses pieds et se tînt debout, c'est que Jésus se mît à prophétiser devant ses disciples « qui ne comprenaient pas bien ce qu'il disait », que Lui aussi mourrait et serait ressuscité. Ainsi, Raphaël, par la réunion de ces deux scènes en un même espace, en éclaire le sens symbolique par un phénomène d'après-coup ; il montre que les souffrances, les chutes et les petites morts de l'enfant épileptique seront endossées par le Christ lui-même lors de sa Passion. Il y a, dans la complicité des regards de ce tableau, une analogie entre le destin du Christ et celui de l'enfant épileptique qui peut vivre lui aussi dans l'espoir d'une réhabilitation de sa chute par l'accession, voire l'ascension à une guérison. Guérison éventuellement matérielle, mais surtout spirituelle puisque ses souffrances terrestres, réhabilitées par la sympathie christique, sont à l'image de celles du fils de Dieu. Ainsi, le message chrétien perpétue en le réinterprétant le sens sacré de la maladie épileptique, si l'enfant épileptique, à chacune de ses crises, nous rappelle la Passion, la Mort et la Résurrection du Christ comme la messe réactualise le souvenir de la Cène.

Toutefois, si nous ne gardons que le sens laïc de rédemption qui est celui de ramener quelqu'un au bien et non le sens religieux qui serait de le laver de tout péché, nous mesurons combien il faut encore mobiliser nos forces humaines et médicales pour éviter à l'enfant épileptique le renouvellement de passions trop fréquentes, voire de l'en délivrer à jamais !

ANNEXES

L'épilepsie de César

Littérature et Histoire se rencontrent ici, car ce sont évidemment les hommes illustres que nous avons cités plus haut qui ont été les sujets favoris des historiens ; et rendons à César ce qui est à César.

Ainsi, Suétone, dans *La Vie des douze Césars*, raconte que « César se trouvant à Gadès, ayant aperçu, dans le temple d'Hercule, la statue du grand Alexandre, il ne put s'empêcher de gémir à la pensée qu'à l'âge où Alexandre avait soumis l'univers, lui-même n'avait encore accompli rien de mémorable.

La nuit suivante, il fut effrayé par un songe où il se voyait violer sa mère au repos !

Il était, dit-on, de haute stature, de teint clair, fort bien fait, jouissant d'une santé robuste, si ce n'est que, dans la période précédant son meurtre, il lui arrivait soudain de tomber en défaillance ou encore d'être saisi d'angoisse pendant le sommeil.

Il subit deux attaques d'épilepsie alors qu'il exerçait ses fonctions ».

C'est également à Suétone que l'on doit la phrase célèbre : « Et afin qu'il ne subsiste aucun doute qu'il ne fût décrié universellement pour n'avoir brûlé que de passions adultères et perverses, mentionnons que Curio, le père, dans l'un de ses discours, le désigne comme l'amant de toutes les épouses et la maîtresse de tous les maris. »

Dans le « Julius Cæsar » de Plutarque, selon une traduction d'Amyot, on trouve d'autres précisions.

« Mais la fermeté qu'il avait de supporter tous travaux plus que les forces de son corps ne portoient, c'estoit qui les faisaient émerveiller, car il estoit graele et menu de corsage et avoit la charnure blanche et molle, subject à douleurs de teste et si tomboit quelquefois du mal caduc lequel le prit la première fois comme l'on dit à Cordube, ville d'Hespagne : mais il ne servit pas de la faiblesse de son corps pour une couverture de se traiter mollement et délicatement, ains au contraire il prit les heurs de la guerre comme une médecine pour guarir l'indisposition de sa personne, combattant à l'encontre de sa maladie en estant continuellement par chemin, en vivant sobrement et en couchant à l'air ordinairement : car la plupart des nuicts, il dormait dans un chariot ou dedans une littière, os à faire quelque chose. »

Comme on le voit, le rapprochement entre le texte de Plutarque et celui de Suétone sert notre thèse à travers l'Histoire et à propos d'un épileptique célèbre parmi les hommes célèbres (*De viris illustribus*). Il est donc possible que le rêve incestueux et la survenue de la première crise paraissent liés, et que Cordoue et Gadès soient la même ville, à moins que l'on ait rapporté le même fait en deux endroits différents...

L'épilepsie à l'île de la Réunion[1]

La première partie de cet ouvrage rappelle d'abord les résultats des enquêtes parues dans la littérature mondiale. Malgré leur hétérogénéité, elles nous apprennent que la prévalence de l'épilepsie peut être estimée grossièrement dans une fourchette comprise entre 3/1 000 (Stein, 1933), 3,61 (Gudmundson, 1966) et entre 5,7 et 8,9 (Rutter, 1970, mais chez des enfants entre cinq et quatorze ans).

La méthodologie de l'enquête est ensuite exposée. Elle comprend une étude de 12 000 dossiers manipulés, parmi lesquels seuls 3 856 ont été exploitables, et une enquête par sondage qui nous est apparue comme la plus profitable, car elle permet d'approcher au plus près une population qui, à l'époque, ne fréquentait pas toujours les lieux de soins.

De façon très globale et un peu sèche, nos résultats montraient à l'époque des chiffres de prévalence et d'incidence plus élevés que ceux des enquêtes comparables, celle de Rutter à l'île de Wight (entre 500 et 900/100 000 pour les enfants d'âge scolaire) ou de Gudmundson en Islande (361/100 000), ou même celle de Colomb parmi la population noire du Sénégal (366/100 000) ou celle de Kurland à Rochester (361/100 000).

En effet, selon le mode d'enquête sur dossiers ou par sondage qui est la méthode la plus fiable, nous obtenions :

---

1. Soulayrol R., Boyer-Vidal A., Boyer-Vidal N., *L'Épilepsie à l'île de la Réunion. Épidémiologie clinique et étiologie de l'épilepsie dans une île à isolats multiples*, Paris, Doin, 1974.

Pour la prévalence moyenne :
— sur dossiers : 900/100 000 ;
— par sondage : 2 200/100 000.
Pour l'incidence, un chiffre de 92/100 000, tout groupe d'âge et de sexe confondus.

Ces faits bruts ont reçu des débuts d'explication lorsqu'on ventile ces résultats en fonction de l'âge et du sexe, par exemple, qui nous montrent que les incidences sont plus élevées pour les groupes d'âge les plus jeunes, même si nous excluons les convulsions fébriles pour le groupe d'âge de 0 à 5 ans. En ce qui concerne les adultes, on note des pics d'incidence et de prévalence entre 20 et 29 ans pour les femmes, et 30 et 49 ans pour les hommes. Cela peut être mis en relation avec la période de fécondité pour les femmes et l'influence de facteurs acquis, notamment l'alcoolisme, pour les hommes.

Le détail des prévalences et des incidences a été également analysé selon la topographie propre à la Réunion, selon une grille de fiabilité de la nature épileptique des crises, selon l'exclusion ou l'inclusion des convulsions fébriles, mais quelles que soient les précautions prises dans l'interprétation, nos chiffres demeurent près de trois fois supérieurs à ceux des autres enquêtes.

La deuxième partie traite des aspects plus qualitatifs du syndrome étudié, en insistant plus spécialement sur le type clinique de crises recensées et les facteurs étiologiques. Avec toutes les précautions d'usage, on a pu mettre en évidence les facteurs prédisposant ou fragilisant l'individu à la révélation ou à l'apparition d'une épilepsie. Les plus fréquents étaient l'éthylisme (27,3 %), les suites malheureuses d'accouchements difficiles qui se faisaient plus souvent à la case qu'à l'hôpital (16 %), les affections aiguës, infectieuses, vasculaires ou traumatiques. Certaines causes, bien que moins fréquentes, paraissaient liées à la pathologie spécifique de l'île, ce sont : les dysembryoplasies, les affections dégénératives, les cysticercoses cérébrales, les parasitoses intestinales, les intoxications saturnines ou les traumatismes par coups de sabre à canne.

Les facteurs familiaux, sans doute liés à des causes génétiques, sont très souvent relevés, plus du quart de nos épileptiques ont dans leur famille des sujets ayant des signes d'atteinte du système nerveux central et près de 60 % des patients ont des antécédents familiaux épileptiques.

Sur le plan social, 34 % des enfants épileptiques ne sont pas scolarisés, dont 11 % du fait de leurs crises, 24 % suivent leur classe normalement, 75 % ont un retard scolaire de plus de trois ans pour 12,4 % d'entre eux. Quant aux adultes épileptiques, les hommes ont plus de difficultés à trouver un travail que ceux qui constituent le reste de la population générale.

Après ce premier travail, il y a eu une amélioration des conditions sanitaires dans l'île qui ont dû retentir favorablement sur les étiologies les plus directes des épilepsies (accouchements, infections, parasitoses, accidents), mais aucune action spécifique d'organisation de lutte contre l'épilepsie n'a été entreprise.

Aussi en 1985 avons-nous décidé, avec l'appui du Conseil régional et un certain nombre de médecins travaillant à la Réunion, de créer une Association réunionnaise contre l'épilepsie (ARCE) et de procéder, sous l'égide de cette Association, à un travail critique de celui de 1968 et de mettre au point une méthodologie pour une nouvelle enquête faisant appel à l'expérience d'autres enquêtes menées ailleurs sur le sujet pendant ces vingt dernières années.

Cela a abouti à la thèse d'Olivier Laurent (Bordeaux, 1988), plus spécialement centrée sur l'épilepsie de l'enfant, qui a le mérite de colliger et d'analyser plus de cent enquêtes qui portent sur trente pays.

Les taux globaux de prévalence, dans ces enquêtes, varient dans les extrêmes de 1 à 44 ‰, les valeurs moyennes étant comprises entre 3 et 8 ‰.

Les taux moyens d'incidence restent entre 0,1 et 0,9 ‰. Mais l'analyse plus fine de ces enquêtes nous montre qu'elles ne sont pas comparables entre elles, voire, pour quelques-unes, inexploitables, en raison de critères insuffisants dans l'identification des crises et celle de leur nature épileptique.

Cela amène à une critique des méthodologies employées entre enquêtes rétrospectives sur dossiers et enquêtes prospectives par sondage qui comportent toutes les deux des causes d'erreur.

Une nouvelle proposition d'enquête est alors décidée.

Sa mise en application a débuté en février 1986, elle durera un an, pour définir l'année d'incidence. Elle s'adresse uniquement aux enfants dans les tranches d'âge comprises entre 0 et 17 ans.

Après plusieurs tentatives méthodologiques sur dossiers (505) ou par questionnaire envoyé aux médecins, qui toutes deux se sont révélées inexploitables, nous avons retenu de pratiquer une nouvelle enquête par sondage. La sélection de ce sondage s'est faite en deux étapes par tirage au sort des districts ou des communes, ensuite par détermination d'un échantillon représentatif des ménages qui nous a été fourni par l'INSEE.

Les questionnaires élaborés ont été confiés à cent élèves infirmières, parlant créole et sensibilisées par une formation préalable.

Les résultats les plus exploitables portent sur cette dernière enquête. Ils révèlent un chiffre de prévalence pour les sujets de moins de dix-sept ans de 1 849/100 000 hab., soit une prévalence moins élevée qu'en 1968 pour cette tranche d'âge où la prévalence se situait pour les deux sexes entre 2 050 et 3 885.

La thèse se poursuit par la propre critique du travail entrepris.

Les résultats du dépouillement de l'enquête par dossiers ne sont pas clairement exposés.

L'enquête par sondage par les élèves infirmières n'a porté que sur 1 996 dossiers alors que 4 000 étaient prévus. Les questionnaires n'ont pas toujours été bien compris ni bien interprétés. Les sondages posent toujours le problème moral de l'immixtion dans la vie privée et du secret médical malgré l'anonymat. Il est indispensable d'avoir un coordonnateur unique auquel se référer pour tous les problèmes qui peuvent naître au cours du sondage. Il eût été souhaitable de se référer à un protocole unique utilisé dans plusieurs autres pays, comme le protocole de Schœnberg qui préconise la mise en place d'une enquête pilote, ou enquête générale, suivie d'un examen spécialisé des sujets recueillis.

Cette enquête n'a pas permis d'aborder l'étude des étiologies qui sont les résultats les plus intéressants à exploiter pour orienter une politique de santé efficace.

L'étude ethnolinguistique ébauchée ici par le travail de Cellier nous a paru refléter que l'épilepsie était encore entourée d'une aura mystérieuse et d'un « non-dit » qui ne facilite pas les enquêtes par sondage.

Ainsi, ce travail de Laurent nous a permis de nous rendre compte des difficultés rencontrées pour mener à bien une étude épidémiologique valable ; il ne constitue qu'une étape dans la réalisation d'un autre projet plus cohérent qui répondrait aux objectifs fixés.

Déterminer le taux de prévalence et d'incidence des syndromes épileptiques de l'adulte et de l'enfant.

Déterminer les formes électrocliniques des syndromes épileptiques et les ordonner selon la Classification internationale des épilepsies et des crises épileptiques.

Rechercher et classer les facteurs susceptibles d'avoir joué un rôle étiologique dans l'apparition du syndrome.

Dégager les facteurs qui paraissent plus spécifiquement réunionnais.

Montrer le retentissement de l'épilepsie sur l'individu au plan de son développement psychologique et de son insertion sociale et économique.

Apprécier la représentation de l'épilepsie à la Réunion, sur le plan linguistique culturel et économique.

Évaluer le coût d'un épileptique.

En même temps que notre obstination à vouloir améliorer la méthodologie des enquêtes pour mieux cerner le nombre et le type des épilepsies à la Réunion, il nous a semblé utile aussi de concentrer nos efforts dans une recherche-action portant sur les patients vus aux consultations publiques spécialisées qui viennent d'être instaurées dans l'île en tentant une approche globale de l'enfant épileptique réunionnais où la dimension psychologique et culturelle est prise en charge tout autant que le diagnostic et les soins que nécessite son état.

Bibliographie

AALL-JILLEK L. M., « Geisteskrankheiten und Epilepsie im Tropischen Afrika », *Fortschrifte der Neurologie und Psychiatrie*, 1964, 32, 213-259.

AALL-JILLEK L. M., « Epilepsy in the Wapogoro tribe of Tanganyika », *Acta Psychiatrica Scandinavica*, 1965, 41, 57-86.

ABRAHAM N. et TOROK M., « La topique réalitaire, notation sur une métapsychologie du secret », in *L'Écorce et le Noyau*, Paris, Aubier-Flammarion, 1978.

ADOTEVI F. et STEPHANY J., « Représentations culturelles de l'épilepsie au Sénégal », *Méd. trop.* 1981, 41, 283-287.

AJURIAGUERRA J., *Manuel de psychiatrie de l'enfant*, 2e éd., Paris, Masson, 1974.

ALAJOUANINE T., « Littérature et épilepsie. L'expression littéraire de l'extase dans les romans de Dostoïevski et dans les poèmes de saint Jean de la Croix », *in Dostoïevski*, Paris, *Cahiers de l'Herne*, 1973, 24, 309-324.

ALDENKAMP A. P., ALPHERT W. C. J., DEKKER M. G. A. et OVERWEG J., « Neuropsychological aspects of learning disabilities in epilepsy », *Epilepsia*, 1990, 31, suppl. 4, 9-20.

ALPHERT W. C. J. et ALDENKAMP A. P., « Computerised neuropsychological assement of cognitive functioning in children with epilepsy », *Epilepsia*, 1990, 31, suppl. 4, 35-40.

ANDRÉ P., BENAVIDES T. et CANCHY-GIROMINI F., *Corps et Psychiatrie*, Thoiry, Heures de France Éd., 1996.

ANDRIEU B., *Le Corps dispersé*, Paris, L'Harmattan, 1993.

ANZIEU D., « Les signifiants formels et le Moi-peau », *in Les Enveloppes psychiques*, Paris, Dunod, 1987.

ATLAN H., *Entre le cristal et la fumée. Essai sur l'organisation du vivant*, Paris, Seuil, 1979.

AULAGNIER P., *La Violence de l'interprétation. Du pictogramme à l'énoncé*, Paris, PUF, « Le fil rouge », 1981.

BAGLEY C., *The Social Psychology of the Child with Epilepsy*, Londres, Routledge and Keagan Ltd., 1971.

BAILLY A., *Dictionnaire grec-français*, Paris, Hachette, 1950.

BALZAC H. de, *Mémoires de deux jeunes mariées*, *La Comédie humaine*, t. 1, Paris, Gallimard, « La Pléiade », 1951, p. 266-269.

BASLEZ M.-F., *Saint Paul*, Paris, Arthème Fayard, 1991.

BEAUCHESNE H., *L'Épileptique*, Paris, Dunod-Bordas, 1980.

BENEDUCE R., SALAMANTA O. et FIORE B., « L'épilepsie en pays dogon. Une perspective anthropologique et médicale », in Coppo Piero et Keita Arouna (éd.), *Médecine traditionnelle : acteurs, itinéraires thérapeutiques*, Trieste Edizioni, 1990, p. 193-243.

BENOIST J., « Sur la contribution de l'anthropologie à l'explication médicale des sciences humaines », *Anthropologie et Sociétés*, 1981, 5, 5-15.

BENOIST J., « L'esprit sur lui et le cerveau gâté. Remarques sur les frontières des infortunes à l'île de la Réunion », *Psychiatrie française*, 1982, 5, 381-386.

BENOIST J., « Possession, guérison, médiation. Un chamanisme sud-indien à l'île de la Réunion », *L'Ethnographie*, 1982, 227-238.

BERGERET J., *La Personnalité normale et pathologique*, Paris, Dunod-Bordas, 1974.

BERGOUGNIOUX-BOURDIER P., « Anomalies épileptiques EEG sans crises », Thèse de médecine, Marseille, 1979.

BILLINGTON W. R., « The problems of epileptic patients in Uganda », *East Afr. J.*, 1990, 45, 563-569.

BOBET R., « Cognition, apprentissages et épilepsie », Communication aux Journées sociales de la Ligue française contre l'épilepsie, Paris, 1996.

BOBET R., « L'enfant épileptique et sa famille : aspects psychologiques, *ANAE*, 1996, hors série, 59-61.

BONAPARTE M., « L'épilepsie et le sadomasochisme », *Rev. franç. psychanal.*, 1962, 715-730.

BOUCHARD R., LORILLOUX J., GUEDENEY C. et KIPMAN D., *L'Épilepsie essentielle de l'enfant*, Paris, PUF, 1975.

BOURDAIRE S., CATANI P., FINDJI F. et LAIRY C., « Les associations psychose-épilepsie de l'enfant », *L'Encéphale*, 1979, 5, 5-23.

BOURDERON P., « L'épilepsie dans quelques organes de la presse grand public de 1960 à 1983 », Colloque de la FFRE sur « Épilepsie, quelles peurs ? », 1er juin 1994, Documentation Ciba-Geigy, 1995, 11-25.

BOURGEOIS B. F. D., PRENSKY A. L., PALKES H. S., TALENT B. K. et BUSH S. G., « Intelligence in epilepsy, a prospective study in children », *Annals of Neurology*, 1983, 14, 438-444.

BOURGUIGNON A., « Fondements neurobiologiques pour une théorie de la psychopathologie », *Psychiatrie de l'enfant*, 1981, 24, 445-540.

BOYER J.-P., DESCHARTRETTE A. et DELWARDE M., « Autisme convulsif ou syndrome de Lennox-Gastaut », *Neuropsychiatrie de l'enfant*, 1980, 28, 93-100.

BROWN S. W., « Toxicité des crises et leurs conséquences sur le cerveau », Comm. IInd European Congress of Epilepsy, La Haye, 1996.

CANGUILHEM J., *Idéologie et rationalité dans l'histoire des sciences de la vie*, Paris, Vrin, 1977.

CARDOZO L. J. et Patel M. G., « Epilepsy in Zambia », *East Afr. Med. J.*, 1976, 53, 488-493.

CATTEAU J., *La Création littéraire chez Dostoïevski*, Paris, Institut d'études slaves, 1978.

CHAUDENSON R., *Le Lexique du parler créole de la Réunion*, Paris, Librairie Honoré Champion, 1974.

CLARK L. P. et CUSHING K., « A study in epilepsy », *Med. J. and Rec.*, 1931, 133, 27-31.

CLAVEIROLE P., GENESTE J. et COUDERT A. J., « Aspects psychopathologiques d'un trouble épileptique particulier de l'enfant », *Neuropsychiatrie de l'enfance et de l'adolescence*, 1997, 45, 31-41.

COLLECTIF, « La sexualité des jeunes handicapés mentaux », *Neuropsychiatrie de l'enfance et de l'adolescence*, 1992, 40, 59-102.

COLLECTIF, « La vie du prophète Mahomet », Colloque de Strasbourg, Bibliothèque des Centres supérieurs spécialisés, Paris, PUF, 1983.

COLLOMB H., DUMAS M., AYATS H., VIRIEU R., SIMON M. et ROGER J., « Épidémiologie de l'épilepsie au Sénégal », *Afr. Med. J. Med. Sci.*, 1968, 1, 125-148.

COLLOMB H., AYATS H., DUMAS M. et DIOP B., « L'épilepsie de l'enfant et de l'adolescent au Sénégal », *in* Raman A.D. (éd.), *Proceedings of 2nd Pan African Psychiatric Workshop (Mental Health of Children in Developing Countries)*, Mauritius, 22-26 juin 1970, Association of Psychiatrists in Africa, 1970, 119-124.

COPPO P., « Disordini psichici e epilessia in una comunità tradizionale africana », *Minerva psichiatr.*, 1983, 24, 9-18.

COVELLO L. et COVELLO A., *Épilepsie, symptôme ou maladie*, Paris, Hachette, 1971.

COVELLO L. et COVELLO A., « L'enfant, l'épilepsie et la première crise », *Rev. neuropsychiatr. enf.*, 1974, 22, 1963-1971.

COVELLO A. et LAIRY G. C., « L'épilepsie, agir du corps, maladie généalogique », *Topique*, 1987, 17, 40, 99-141.

DADA T. O. et ODEKU E. L., « Epilepsy in the Nigerian patient. A review of 234 cases », *West Afr. Med. J.*, 1966, 15, 153-163.

DADA T. O., « Epilepsy in Lagos, Nigeria », *Afric. J. of Med. Sci.*, 1970, 1, 161-184.

DADA T. O., « Parasites and epilepsy in Nigeria », *Trop. Geogr. Med.*, 1970, 22, 312-322.

DAMASIO A. R., *L'Erreur de Descartes. La raison des émotions*, Paris, Odile Jacob, 1995.

DANESI M. A., « Patient perspectives on epilepsy in a developing country », *Epilepsia*, 1984, 25, 184-190.

DASSA S. K., TORDJMAN S. et FERRARI P., « Vers une prise en charge transculturelle de l'épilepsie », Communication personnelle au Ier Congrès de pédopsychiatrie de l'Afrique de l'Ouest, 1997, non publié.

DECHEF G., « Notions sur l'épidémiologie de l'épilepsie au Congo (Kinshasa) », *Afr. J. Med. Sci.*, 1970, 1, 309-314.

DIATKINE R., « Mythes », Avant-propos Colloque de Deauville, *Rev. franç. psychanal.*, 1982, 46, 4, 691-695.

DIEBOLD G., MAILLEFAUD T. et BEAUCHESNE H., « Épilepsie, deuil et psychothérapie », *Psychiatrie de l'enfant*, 1986, 29, 61-124.

DIEHL W., « Sociocultural influences on the wrong behaviour towards the epileptics », *Med. Afr. N.*, 1976, 23, 473-476.

DOSTOÏEVSKI F. M., Œuvres complètes, Paris, Gallimard, « La Pléiade » ; 1- *Crime et châtiment*, 1950 ; 2- *Les Frères Karamazov*, 1952 ; 3- *L'Idiot*, IVe partie, chap. 7, 1953, p. 665-676 ; 4- *Les Démons*, 1955.

DOSTOÏEVSKI F. M., *Le Double*, Paris, Gallimard, « Folio », 1969.

DRAVET Ch. et JALLON P., *L'Enfant épileptique*, Toulouse, Privat, 1985.

DUCHÉ D. J., *Histoire de la psychiatrie de l'enfant*, Paris, PUF, 1990.

DULAC O., « Introduction », *ANAE*, 1996, hors série, 2-7.

DUMÉZIL G., *Mythes et épopée*, t. II, Paris, Gallimard, 1971.

DURAND G. et BAULAC M., « Traitement des épilepsies », Paris, Éditions techniques, *Encycl. méd. chir., Neurologie*, 1993, 17-045-A-50.

FERENCZI S., « Réflexion psychanalytique sur les tics », *in Psychanalyse*, 3, 1921, 81-112.

FERENCZI S., « À propos de la crise épileptique », *in Psychanalyse*, 3, 1929, 143-149.

FERENCZI S., « Perspective de la psychanalyse », *in Psychanalyse*, 3, trad. Dupont J. et Wilker M., Paris, Payot, 1982.

FRAIBERG S., ADELSON E. et SHAPIRO V., « Fantôme dans la chambre d'enfant », *Psychiatrie de l'enfant*, 1983, 26, 57-98.

FREUD S., « Dostoïevski et le parricide », Collected papers, *London Hogarth Press*, 1952, 5, 222-242.

FREUD S., *Préface des* Frères Karamazov, trad. Pontalis J.-B., Paris, Folio, 1977.

GASTAUT H., ROGER J., SOULAYROL R. et PINSARD N., *L'Encéphalopathie myoclonique infantile avec hypsarythmie (syndrome de West)*, Paris, Masson, 1964.

GASTAUT H., ROGER J., SOULAYROL R., TASSINARI A., RÉGIS H., DRAVET C., BERNARD C., PINSARD N. et SAINT-JEAN M., « Childhood epileptic encephalopathy with diffuse slow spike-waves (other know as "Petit Mal variant" or Lennox syndrome) », *Epilepsia*, 1966, 7, 139-179.

GASTAUT H., *Dictionnaire de l'épilepsie*, Genève, WHO, 1973.

GASTAUT H., « L'involontaire contribution de Fiodor Dostoïevski à la symptomatologie et au pronostic de l'épilepsie », *Évol. psychiatr.*, 1979, 44, 215-245.

GASTAUT H. et GASTAUT Y., « La maladie de Gustave Flaubert », *Rev. neurol.*, 1982, 138, 467-492.

GASTAUT H., « New comments on the epilepsy of Fiodor Dostoïevski », *Epilepsia*, 1984, 25, 408-411.

GEADAH R. R., « Communication au Ier Congrès de pédopsychiatrie de l'Afrique de l'Ouest », Dakar, 1996.

GEIER S., « Le malade épileptique en crise. Étude téléEEG et télé-SEEG », *Rev. neuropsychiatr. infant.*, 1974, 22, 155-161.

GEPNER B., « Processus autistiques et théorie de l'auto-organisation », thèse, Marseille, 1992.

GEPNER B., « Reconnaissance des visages chez l'enfant autiste », Mémoire de DEA de neurosciences, Marseille, 1991.

GIBELLO B., *L'Enfant à l'intelligence troublée*, Paris, Paidos-Le Centurion, 1984.

GILLBERG C., OLSON I. et STEFFENBURG S., « Epilepsy in autism and autistic like conditions », *Arch. Neurol.*, 1988, 45, 666-668.

GIORDANI B., BERENT S., SACKELLARES J.C., ROURKE D., SEIDENBERG M., O'LEARY D.S. et DREIFUSS F.E., « Intelligence test performance of patients with partial and generalized seizures », *Epilepsia*, 1985, 26, 37-42.

GIORDANS C., HAZERA M., BADOUAL J., ASSI ADOU J., ANDRÉ M., VIDAL H., BEAMEL A., SIEYE A. et PIQUEMAL M., « Aspects épidémiologiques, cliniques et électriques de l'épilepsie en Côte-d'Ivoire », *Med. Afr. N.*, 1976, 23, 305-322, *Rev. méd. Côte-d'Ivoire*, 1977, 11, 11-30.

GLASER G., « Epilepsy, hysteria and possession, a historical essay », *J. Nerv. Ment. Dis.*, 1978, 166, 4, 268-274.

GOLSE B. et BURSZTEJN C., *Penser, parler, représenter. Émergences chez l'enfant*, Paris, Masson, 1990.

GOLSE B., « Les origines de la pensée chez l'enfant », *Psychiatrie française*, 1993, 1, 94-103.

GREEN A., « Préface » du roman de Dostoïevski, 1984, *Le Double*, Paris, Gallimard, « Folio », 1969.

GRASSET A., *L'Enfant épileptique*, Paris, PUF, 1968.

GUEDENEY C. et KIPMAN D., « Contribution psychiatrique et psychanalytique à l'étude des premières manifestations de l'épilepsie essentielle de l'enfant », *in* Bouchard R., *L'Épilepsie essentielle de l'enfant*, Paris, PUF, 1975.

GUEY J., TASSINARI A., CHARLES C. et COQUERY C., « Variation du niveau d'efficience en relation avec des décharges épileptiques paroxystiques », *Rev. neurol.*, 1965, 112, 311-317.

GUEY J., « Problèmes psychologiques des enfants épileptiques. Du symptôme au discours collectif », *Rev. neuropsychiatr. infant.*, 1970, 18, 613-619.

GUEY J., « Du discours médical à la parole du sujet », Université de Provence, thèse, Aix-en-Provence, 1972.

GUEY J., « Psychopathologie de l'épileptique. Le point de vue du psychanalyste », *Rev. neuropsychiatr. infant.*, 1974, 22, 185-188.

HADDOCK D.R.W., « An attempt to assess the prevalence of epilepsy in Accra », *Ghana Med. J.*, 1967, 6, 140-141.

HAGÈGE Cl., *L'Homme de paroles*, Paris, Fayard, 1985.

HIPPOCRATE, *De l'art médical*, Paris, Payot-Le Livre de Poche, 1994.

HIRSCH E., MATON B. et KURTZ D., « Bases neurophysiologiques de l'électro-encéphalographie clinique et principales indications », Paris, Éditions techniques, *Encycl. méd. chir, Neurologie*, 1995, 17-031-A-10.

JALLON P. et HOFFMANN J.-J., *Mort et Épilepsie. Épilepsies et risques*, Journées de la LCFCE, Montrouge, John Libbey et company, 1988.

JAMBAQUÉ I., DELLATOLAS G., DULAC O., PONSOT G. et SIGNORET L., « Verbal and visual memory impairement in children with epilepsy », *Neuropsychologia*, 1993, 31, 1321-1337.

JAMBAQUÉ I., « Problèmes neuropsychologiques associés aux épilepsies de l'enfant », *ANAE*, 1996, hors série, 7-10.

JANZ D., « Epilepsy viewed metaphysically : an interpretation of the biblical story of the epilectic boy and of Raphaël's *Transfiguration* », *Epilepsia*, 1986, 27, 4, 317-322.

JILLEK W. et AALL-JILLEK L.M., « Psychiatric concepts and conditions *in* the Wapogoro tribe of Tanganyika », *in* Petrilowitsch N. (éd.), *Contributions to Comparative Psychiatry. Tropical Problems in Psychiatry and Neurology*, Basel-New York, Karger, 1967, vol. 5.

JILLEK W. et AALL-JILLEK L.M., « The problem of epilepsy in a rural Tanzanian tribe », *Afr. J. Med. Sc.*, 1970, 1, 305-307.

JILLEK W. et AALL-JILLEK L.M., « Sinopsis comparativa de la epilepsia en el Peru y Tanzania (tribu Wapogoro) », *Revista Medica Peruana*, 1972, 35, 340, 179-181.

JOHNSON F.A., « A psychosocial investigation into beliefs about epilepsy among Ghanaian undergraduate students », *Psychopathol. Afr.*, 1979, 15, 29-41.

KANNER L., « Autistic disturbances of affective contact », *The Nervous Child*, 1943, 2-3, 217-230.

KANNER L., « Follow up study of eleven autistic children originally reported in 1943 », *Journal of Autism and Childhood*, 1971, 1-2, 119-145. Trad. Golse B, « Étude de l'évolution de onze enfants autistes initialement rapportée en 1943 ». *Psychiatrie de l'enfant*, 1995, 38, 413-419.

KARDINER A., « The bioanalysis of the epileptic reactions », *Psychoanalytic Quarter*, 1931, 1, 375-483.

KARFO K., « Le vécu de l'épilepsie Grand Mal au Sénégal », UCAD, Faculté de médecine et de pharmacie, thèse, Dakar, 1991.

KARFO K., « Épilepsie et culture. Bilan de vingt mois d'activités psychiatriques à Ouagadougou (Burkina Faso) », UCAD, Faculté de médecine et de pharmacie, Ligue burkinabé contre l'épilepsie (LBCE), Dakar, 1993.

KRISTEVA J., *Au commencement était l'amour Psychanalyse et foi*, Paris, Hachette, coll. « Textes du XXe siècle », 1985.

LANDOLT H., « L'électro-encéphalographie dans les psychoses épileptiques et les épisodes schizophréniques », *Revue neurologique*, 1956, 95, 597-599.

LANG J.-L., *Introduction à la psychopathologie infantile*, Paris, Dunod-Bordas, 1979.

LAPLANCHE J., *Nouveaux Fondements pour la psychanalyse*, Paris, PUF, 1987.

LAURENT O., « Étude critique d'une enquête épidémiologique sur l'épilepsie de l'enfant à la Réunion », thèse, Bordeaux, 1988, p. 196.

LELORD G. et SAUVAGE D., *L'Autisme*, Paris, Douin, 1991.

LORAUX N., « Héraclès : le surmâle et le féminin », *Rev. franç. psychanal.*, 1982, 46, 853-865.

LOSSERAND J., « Épilepsie et hystérie », *Rev. franç. psychanal.*, 1978, 42, 411-439.

LY KANE O., « Souffrance psychique, imaginaire et prévention traditionnelle », 1er Congrès de pédopsychiatrie de l'Afrique de l'Ouest francophone, 16-20 décembre 1996, Dakar (à paraître).

MARCHAND L. et AJURIAGUERRA J., « Les troubles du schéma corporel », *in* MARCHAND L. et AJURIAGUERRA J., *Épilepsies*, Paris, Desclée de Brouwer, 1948, p. 506-513.

MATOVU H.L., « Changing community attitudes toward épilepsy in Uganda », *Soc. Sc. and Med.*, 1974, 8, 1, 47-50.

MÉLÈSE L., *La Pratique psychanalytique exposée à l'epilepsie. Actualités de l'épilepsie. L'imparfait*, Paris, CEP, 1985.

MILETTO G. « Vues traditionnelles sur l'épilepsie chez les Dogons », *Méd. trop.*, 1981, 41, 3-12.

MONTAGNER H., *En finir avec l'échec à l'école*, Paris, Bayard, 1996.

MOROS S., « Social psychiatric aspect of epilepsy, special reference to the South African national epilepsy league », *S. Afr. Med. J.*, 1974, 48, 1035.

NAQUET R., AVOLI M., GLOOR P., KOSTOPOULOS G. et NAQUET R., *in Generalized Epilepsy, Neurobiological Approach*, Birkhauser, 1990.

NASHEF L., « Pour une définition de la mort subite chez l'épileptique », Comm. IInd European Congress of Epileptology, La Haye, 1996.

NDIAYE I. P., NDIAYE M. et TAP D., « Sociocultural aspects of epilepsy in Africa », *Progress in Clin. Biol. Res.*, 1983, 124, 345-351.

NDIAYE I.P., MAUFERON J.-B. et DIAGNE M., « Épidémiologie de l'épilepsie au Sénégal », Congrès de la PAANS, Abidjan, 28-30 avril 1986.

NEYRAUT-SUTTERMAN T. H., « Fragments de l'histoire de l'épilepsie. Pour la psychanalyse de l'homme aux liens », *Rev. franç. psychanal.*, 1978, 42, 438-478.

NEYRAUT-SUTTERMAN T. H., « Héraclès et l'épilepsie », *Rev. franç. psychanal.*, 1982, 46, 851-856.

NICHOLAS K. et PIANTA R., « Corrélation avec les difficultés de comportement chez les enfants épileptiques », *Epilepsy*, 1994, 7, 102-107.

NIEOULLON A., « Neurobiologie cellulaire et fonctionnelle. Aspects neurochimiques », Paris, Éditions techniques, *Encycl. méd. chir.*, *Neurologie*, 1994, 17-003-A-10

O'LEARY D.S., SEIDENBERG M., BERENT S. et VOLL T. J., « Effects of age of onset of tonic-clonic seizures on neuropsychological performance in children », *Epilepsia*, 1981, 22, 197-204.

ORLEY J., « Epilepsy in Uganda. A study of 83 cases », *Afr. J. Med. Sci.*, 1970, 1, 155-160.

OSUNTOKUN B. et ODEKU E., « Epilepsy in Ibadan, Nigeria », *Afr. J. Med. Sci.*, 1970, 1, 185-200.

OSUNTOKUN B., « Epilepsy in the developing countries : the Nigerian profile », *Epilepsia*, 1972, 13, 107-111.

OSUNTOKUN B., « Epilepsy in Africa », *Trop. Geogr. Med.*, 1978, 30, 23-32.

OUACHI S., « L'épilepsie en Tunisie. À propos de l'analyse de 6 452 fiches électrocliniques », *Inform. psychiatr.*, 1972, 48, 721-727.

OUNSTED C., LINDSAY J., et RICHARDS P., *Temporal Lobe Epilepsy. A Biological Study 1948-1986*, Oxford, Mac Keith Press, 1987.

PINKUS L. et PROVENZANO L., « La valutazione psicodiagnostica nell'ottica psicoanalatica dei soggetti con crisi epilettiche », *in L'Approccio e la diagnosi nella prospettiva psicosomatica*, Milano, Franco Angeli, 1984.

PINOL-DOURIEZ M., *Bébé agi-Bébé actif. L'émergence du symbole dans l'économie interactionnelle*, Paris, PUF, « Le fil rouge », 1984.

PIRAUX A., « Les épilepsies en Afrique centrale », *World Neurology*, 1960, 1, 510-523.

PLUTARQUE, « Jules César », *in Vie des hommes illustres*, trad. d'Amyot, Paris, Le Club français du livre, « Les Portiques », t. 2, 1953.

REICH W., « Uber den epileptischen Anfälle », *Int. Z. für Psychoanal.*, 1931, 17, 263.

RITVO E. R. et FREEMAN B.J., « A medical model of autism », *Pediatric Annals*, 1983, 13, 298-305.

RODIN R., « Prognosis of cognitive functions in children with epilepsy », *in* Hermann B. P. et Seidenberg M., *Childhood Epilepsies Neuropsychological, Psychological and Intervention Aspects*, New York, John Wiley and Sons, 1989.

ROGER J. et LESÈVRE N., « Étude psychologique d'enfants épileptiques en fonction des formes électrochimiques de leur maladie », *Rev. Neuropsychiatr. infant.*, 1957, 5, 296-311.

ROGER J., BUREAU M., DRAVET Ch., DREIFUSS F. E., PERRET A. et WOLF P., *Les Syndromes épileptiques de l'enfant et de l'adolescent*, Montrouge, John Libbey Eurotext Ltd., 1992.

ROSOLATO G., « Le signifiant de démarcation et la communication non verbale », *in Éléments de l'interprétation*, Paris, Gallimard, « Connaissance de l'inconscient », 1985, p. 63-82.

RUTTER M., « Autistic children. Infancy to childhood », *Semin. Psychiatry*, 1970, 2, 435-450.

RUTTER M., GRAHAM P. et YULE W., « A neuropsychiatric study in childhood », *Clinics in Developmental Med.*, suppl. 35, 1970.

SAUGUET H. et DELAVELEYE R., « Rôle des facteurs psychiques dans les convulsions et les paroxysmes épileptiques au cours de l'enfance et de l'adolescence », *Annales médic. psychol.*, 1956, 114, 760-827.

SILLANPÄÄ M., « Epilepsy and mental retardation », Comm. IInd European Congress of Epileptology, La Haye, 1996.

SOFIANOV N. G., « Clinical evolution and prognosis of childhood epilepsis », *Epilepsia*, 1982, 23, 85-99.

SOULAS B., « Deuil et apparition des crises épileptiques chez l'enfant », *Rev. franç. psychanal*, 1978, 42, 391-410.

SOULAYROL R., BOYER-VIDAL A. et BOYER-VIDAL N., *L'Épilepsie à l'île de la Réunion. Épidemiologie clinique et étiologies de l'épilepsie dans une île à isolats multiples*, Paris, Doin, 1974.

SOULAYROL R., « Les parents de l'enfant épileptique dans la dynamique d'une consultation d'épileptologie infantile », *Rev. neuropsychiatr. infant.*, 1977, 25, 617-626.

SOULAYROL R., « L'adolescence, creuset psychopathologique ou période critique ? », *Rev. neuropsychiatr. infant.*, 1978, 16, 519-532.

SOULAYROL R., RUFO M., BERMOND N., DRAVET C. et ROGER J., « Psychose de l'enfant et épilepsie », *Neuropsychiatrie de l'enfant*, 1980, 28, 3, 77-88.

SOULAYROL R., « Les variétés de l'écoute psychologique dans une consultation d'épileptologie infantile », *Psychologie médicale*, 1981, 13, 1031-1034.

SOULAYROL R., et CORANSON C., « L'épilepsie des psychoses infantiles », *Psychiatrie de l'enfant*, 1984, 27, 355-415.

SOULAYROL R., RUFO M., PROVANSAL F. et ANTIPOFF-CATHELINE N., « Réintégration à l'école ordinaire d'enfants dits "inadaptés scolaires". Bilan d'un septennat difficile », *Neuropsychiatrie de l'enfance*, 1985, 33, 379-386.

SOULAYROL R., « Les éclats et les occultations de l'existence épileptique. Psychopathologie de l'épilepsie », Colloque de Bry-sur-Marne, Documentation médicale Labaz, Paris, 1989.

SOULAYROL R., « L'indépendance impossible de l'enfant épileptique », *Neuropsychiatrie de l'enfance*, 1990, 38, 314-317.

SOULAYROL R., « La place des parents en psychiatrie de l'enfant », *Neuropsychiatrie de l'enfance*, 1992, 40, 323-325.

SOULAYROL R., « Perturbations dynamiques et économiques de l'enfant épileptique et leurs répercussions sur la cognition », IIᵉ Colloque de l'Association Léopold Bellan, Paris, 1993.

SOULAYROL R., « L'enfant épileptique et ses peurs. Épilepsies, quelles peurs ? », Fondation française pour la recherche sur l'épilepsie, Ciba-Geigy, 1996.

SOULAYROL R., « Enfance, corps et psychisme », *Neuropsychiatr. enfance adolesc.*, 1996, 44, 2, 511-522.

STAROBINSKI J., *L'Épée d'Ajax*, Paris, Gallimard, 1974.

STECKEL W., « Die psychisch behandlung dir Epilepsie », *Centralblatt für Psychoanalyse*, 1911, 1, 5-6.

STERN D., « Microanalyse de l'interaction mère-nourrisson », *Psychiatrie de l'enfant*, 1983, 26, 217-235.

STORES G., « School children with epilepsy at risk for learning and behaviour problems », *Developmental Medicine and Child Neurology*, 1978, 20, 502-508.

STRONG J. D., « Cognitive deficits in children adaptative behaviour and treatment technics », *Epilepsia*, 1991, 31, 54-58.

SUÉTONE, « Le divin Jules », *in La Vie des douze Césars*, trad. Pierre Klossowski, Paris, Le Club français du livre, « Les Portiques », 1959, p. 3-65.

TEKLE HAIMANOT R., « Attitudes of rural people in Central Ethiopia and Eritrea toward epilepsy », *Social Science and Medicine*, 1991, 32, 203-210.

TEMKIN O., *The Falling Sikness. An History of Epilepsies from the Greeks to the Beginning of Modern Neurology*, Baltimore, J. Hopkins, 1945.

THOM R., « Crise et catastrophe », *Psychiatrie française*, 1995, 3, 6-12.

TERRANOVA A. et RATSIFANDRIHAMANANA B., « Psychopathological and psychosocial aspect of epilepsy in a transcultural milieu », *Afr. J. Med. Sci.*, 1970, 1, 213-219.

TOROSSIAN V., « Le vécu de l'épilepsie dans les relations interindividuelles », Colloque de la **FFRE** sur « Épilepsie, quelles peurs ? », 1er juin 1994, Documentation Ciba-Geigy, 1995, 27-47.

TRIMBLE M. R., *Neuropsychiatry*, Chichester-New-York-Brisbane-Toronto, John Wiley and Sons Ltd., 1981.

UCHÔA E., CORIN E., BIBEAU G. et KOUMARÉ B., « Représentations culturelles et disqualification sociale. L'épilepsie dans trois groupes ethniques au Mali », *Psychopathol. afr.*, 1993, 25, 33-57.

VAN LIEMPT I., « Étiologies des épilepsies de l'enfant résistantes aux traitements », Comm. IInd European Congress of Epileptology, La Haye, 1996.

VANZAN-PALADIN A., « Epilepsy in twentieth century literature », *Epilepsia*, 1995, 36, 1058-1060.

VARELA F., « Épilepsie et cognition », Communication aux Journées sociales de la Ligue française contre l'épilepsie, Paris, 1996.

VARELA F., *Connaître les sciences cognitives*, Paris, Seuil, 1989.

VERCELETTO P., « La maladie de saint Paul. Extase et crises extatiques », *Rev. neurol.*, 1994, 150, 835-839.

VINCENT J.-D., *Biologie des passions*, Paris, Odile Jacob, 1986.

VOGEL P., « Von der Selbstwahrnehmung der Epilepsie der Fall Dostojewski », *Nervenartz*, 1961, 32, 438-441.

VOSKUIL P.H.A., « The epilepsy of Fyodor Mikhailovitch Dostoievsky (1821-1881) », *Epilepsia*, 1983, 24, 658-667.

WEBER M., « Histoire de l'épilepsie. Conférences lyonnaises d'histoire de la neurologie et de la psychiatrie », *Doc. méd. Oberval*, 1982, 107-134.

WEIL D., « Syndrome de West : une approche psychothérapique », *Neuropsychiatrie de l'enfance et de l'adolescence*, 1997, 45, 62-67.

WOLF P., « Epilepsy in literature », *Epilepsia*, 1995, 36, suppl. 1, 512-517.

YOUNG A., « The anthropology of illness and sickness », Amer. Rev. Anthropol., 1982, 11, 257-285.

YOURCENAR M., *Œuvres romanesques*, *Mémoires d'Hadrien*, p. 287-519 ; *L'Œuvre au noir*, p. 559-826, Paris, Gallimard, « La Pléiade », 1982.

Index

Deuxième partie

L'ENFANT ÉPILEPTIQUE : MODE D'EMPLOI
« LA FOUDRE JUSQU'À L'ÂME »

Troisième partie

L'ÉPILEPTIQUE ET LES MENTALITÉS
« LE LYS SUR L'ÉPAULE »

Quatrième partie

LE POUVOIR-VIVRE ÉPILEPTIQUE
« POUR QUE LE SCANDALE CESSE »

Imprimé par Lightning Source France
1 avenue Gutenberg
78310 Maurepas

N° d'édition : 7381-0664-Y

www.ingramcontent.com/pod-product-compliance
Lightning Source LLC
LaVergne TN
LVHW052157200726
843508LV00015B/71